こんな時どうすれば!?

腎移植
コンサルタント

監修 深川雅史 東海大学教授
編集 西 慎一 神戸大学大学院教授

金芳堂

執筆者一覧 （執筆順）

西	慎一	神戸大学大学院腎臓内科
長浜	正彦	聖路加国際病院腎臓内科
武田	朝美	名古屋第二赤十字病院腎臓病総合医療センター
石村	武志	神戸大学大学院泌尿器科
市丸	直嗣	大阪大学先端移植基盤医療学
野島	道生	兵庫医科大学泌尿器科・腎移植センター
佐藤	滋	秋田大学医学部附属病院腎疾患先端医療センター
三浦	正義	札幌北楡病院腎臓移植外科
中川	由紀	新潟大学大学院医歯学総合研究科腎泌尿器病態学分野
齋藤	和英	新潟大学大学院医歯学総合研究科腎泌尿器病態学分野
冨田	善彦	新潟大学大学院医歯学総合研究科腎泌尿器病態学分野
吉川	美喜子	神戸大学医学部附属病院腎・血管浄化センター
原田	浩	市立札幌病院腎臓移植外科
新倉	崇仁	厚木市立病院内科
小林	賛光	厚木市立病院内科
本田	康介	厚木市立病院内科
山本	裕康	厚木市立病院内科
田﨑	正行	新潟大学大学院医歯学総合研究科腎泌尿器病態学分野

原	重雄	神戸大学医学部附属病院病理診断科
岡	一雅	兵庫県立西宮病院病理診断科
中井	健太郎	加古川東市民病院腎臓内科
角田	隆俊	東海大学医学部付属八王子病院腎内分泌代謝内科
藤井	秀毅	神戸大学大学院腎臓内科
後藤	俊介	神戸大学大学院腎臓内科
後藤	憲彦	名古屋第二赤十字病院腎臓病総合医療センター
升谷	耕介	九州大学病院腎・高血圧・脳血管内科
今井	直彦	川崎市立多摩病院腎臓高血圧内科
谷澤	雅彦	聖マリアンナ医科大学腎臓・高血圧内科
伊藤	洋輔	医療法人社団にれの杜クリニック
山崎	惠介	東邦大学医学部腎臓学講座
酒井	謙	東邦大学医学部腎臓学講座
岩井	友明	大阪市立大学大学院医学研究科泌尿器病態学
長沼	俊秀	大阪市立大学大学院医学研究科泌尿器病態学
秋山	政人	公益財団法人新潟県臓器移植推進財団
河野	圭志	神戸大学大学院腎臓内科

序

　本邦の腎移植は少しずつ増加してきたが，未だ国際的にみて決してその数は多くない．しかし，移植後の生着率は国際的に比較しても高く，優れた移植成績を示している．移植外科医の先生方の努力でこの成績に達したと考えられる．また，新しい免疫抑制薬の登場，腎移植病理診断法の進歩，鋭敏なドナー特異抗体（DSA）の検出方法の開発なども移植成績を押し上げてきた．

　一方で，近年増加している中高齢者の先行的腎移植（PEKT），依然として解決されない長期待機患者つまり長期透析患者の献腎移植では，糖尿病，高血圧，心血管系疾患などの内科合併症，骨ミネラル代謝異常を始めとする長期透析合併症が，移植前後の管理においてリスク因子となっている．この点に関しては，腎移植を理解している腎臓内科医の関与が安全な腎移植を実施するためには不可欠となってきている．

　本書「腎移植コンサルタント」は，腎移植に携わる移植外科医と腎臓内科医が，腎移植の重要なポイントを理解し，よりよい相互協力が達成できることを念頭に企画・編集した．移植外科医が腎臓内科医に留意して欲しいポイント，腎臓内科医が移植外科医に理解して欲しいポイントを設問方式でまとめた．著者の先生方には具体的症例も提示していただき，その症例の問題点を解決する基礎知識，参考となるガイドラインなどもできる限り記載してもらった．

　腎移植においては，まだまだ未解決の問題点も多い．例えば，DSA陽性の慢性活動性抗体関連型拒絶反応症例の治療，BKウイルス腎症の治療，慢性腎臓病（CKD）に伴う心血管系障害，特に冠動脈病変の検査と治療法，副甲状腺機能亢進症の移植後の対応などは解決されていない．本書ではこのような未解決問題も取り上げ，現在選択されている解決法を記載している．

　本書は，最初から最後まで順番に通読していただく必要はない．腎移植に興味のある先生方が日常診療で疑問に思われるであろう疑問点を，移植外科医と

腎臓内科医のエキスパートの先生方に分かりやすく解説していただいている．よってマニュアル的に利用していただければ幸いである．

　この本を手に取り，腎移植を腎代替療法の一つとして真摯に勉強しようという意欲のある移植外科医と腎臓内科医が一人でも多く育ってくれればこれに代わる喜びはない．

　本書は，シリーズ責任監修の深川先生と腎移植に関して討論する中からアイデアが生まれ，編集責任の一切は西に託され製作させていただいた．企画にあたり貴重なアドバイスを戴いたことに感謝する．

神戸大学大学院腎臓内科教授

西　慎一

目　次

略語一覧 ……………………………………………………………………… *viii*

【腎移植の現状】

コンサルト1	腎移植の基本事項 ………………………………	西　慎一	*2*
コンサルト2	腎移植の現況―本邦と世界 ……………………	長浜正彦	*8*
コンサルト3	移植に関わる腎臓内科医のあり方―本邦と世界の比較 ……	長浜正彦	*14*
コンサルト4	Banff 分類と拒絶反応の種類 …………………	武田朝美	*19*

【HLA ミスマッチとクロスマッチ試験】

コンサルト5　HLA ミスマッチがあっても腎移植成績には問題はないのか

…………………………………………………………… 石村武志　*28*

コンサルト6　どのようなクロスマッチ試験が腎移植時には行われるのか

…………………………………………………………… 石村武志　*33*

コンサルト7	移植後にもクロスマッチ試験は必要なのか ………	石村武志	*39*
一口メモ8	骨髄幹細胞移植の場合のクロスマッチ試験 ………	西　慎一	*43*

【拒絶反応】

コンサルト9	抗体関連拒絶反応とはなにか …………………	市丸直嗣	*46*
コンサルト10	T 細胞関連拒絶反応とはなにか ………………	市丸直嗣	*51*
コンサルト11	拒絶反応のモニタリングはどうする …………	市丸直嗣	*56*

【急性期の移植免疫抑制療法】

コンサルト12	シクロスポリンとタクロリムス導入の使いわけは ………	野島道生	*62*
コンサルト13	エベロリムスはどのように使うのか ………………	野島道生	*67*
コンサルト14	代謝拮抗薬はなぜ MMF 中心となっているのか ……	佐藤　滋	*72*
コンサルト15	ステロイド減量療法はどれ程有効なのか …………	佐藤　滋	*76*

コンサルト16　ABO 不適合と DSA 陽性症例の免疫抑制療法はどのように

行うのか …………………………………………………… 三浦正義　*80*

【慢性期の移植免疫抑制療法】

コンサルト 17　慢性期の移植患者が腎臓内科に紹介されてきたら ………… 石村武志　88

コンサルト 18　海外で移植を受けたいという患者が外来受診してきたら ‥ 石村武志　92

コンサルト 19　慢性期の DSA 陽性症例の管理はどうするのか ……………… 三浦正義　95

【ハイリスク症例の移植】

コンサルト 20　ハイリスク症例に対する薬剤による術前脱感作療法

　　　　　　　……………………………………………… 中川由紀 / 齋藤和英 / 冨田善彦　102

コンサルト 21　体外循環による術前減感作療法 ……………………… 吉川美喜子 / 西　慎一　107

コンサルト 22　ハイリスク症例に対する移植後免疫抑制療法は施設により

　　　　　　　考えが異なる ……………………………… 中川由紀 / 齋藤和英 / 冨田善彦　110

一口メモ 23　腎臓内科医が使用できない移植免疫抑制薬

　　　　　　　…………………………………………………… 吉川美喜子／西　慎一　117

【腎移植のタイミング】

コンサルト 24　腎移植に関する IC は CKD のどの段階から行うべきか ‥‥ 原田　浩　120

コンサルト 25　先行的腎移植例を紹介するときは，腎臓内科はどこまで

　　　　　　　術前検査をすべきか …………………………………………… 原田　浩　125

コンサルト 26　先行的腎移植で気をつけるべき CKD 合併症はなにか

　　　　　　　………………………………………… 新倉崇仁 / 小林賛光 / 本田康介 / 山本裕康　131

コンサルト 27　先行的腎移植は腎機能がどの程度で行うのが適切か

　　　　　　　………………………………………… 新倉崇仁 / 小林賛光 / 本田康介 / 山本裕康　138

【移植腎生検】

コンサルト 28　移植腎生検はいつするのか

　　　　　　　………………………………… 田崎正行 / 中川由紀 / 齋藤和英 / 冨田善彦　144

コンサルト 29　Banff 分類は腎臓内科に役に立つのか

　　　　　　　………………………………………… 新倉崇仁 / 小林賛光 / 本田康介 / 山本裕康　148

【拒絶反応以外のグラフト病理所見】

コンサルト30　薬剤性腎障害とは ……………………………………… 原　重雄　*154*

コンサルト31　IF/TAとは何か ………………………………………… 岡　一雅　*160*

【移植前後のCKD-MBD管理】

コンサルト32　副甲状腺機能亢進症は移植前にどのように管理されている
　　　　　　　べきか ……………………………………………… 中井健太郎　*168*

コンサルト33　移植前にシナカルセトを内服しているときは，なにに気を
　　　　　　　つけるべきか ……………………………………… 中井健太郎　*173*

コンサルト34　移植後高カルシウム血症と移植後低リン血症はどう管理
　　　　　　　すべきか ……………………………………………… 角田隆俊　*177*

コンサルト35　移植後副甲状腺機能亢進症の手術適応は ………………… 角田隆俊　*182*

【移植前後の心血管系疾患管理】

コンサルト36　冠動脈病変はどのような方法で評価されていれば安全なのか
　　　　　　　…………………………………………………………… 藤井秀毅　*188*

コンサルト37　脳梗塞既往患者の腎移植はどのように管理すればいいのか
　　　　　　　…………………………………………………………… 藤井秀毅　*192*

コンサルト38　抗凝固薬，抗血小板薬を服用している症例はどのように管理
　　　　　　　すればいいのか …………………………………… 中井健太郎　*195*

【再発性腎炎の予防と治療】

コンサルト39　FSGS症例には移植前に血漿交換が必要なのか ………… 後藤俊介　*202*

コンサルト40　再発性IgA腎症の予防と治療に口蓋扁桃摘出術は有効なのか
　　　　　　　…………………………………………………………… 後藤俊介　*206*

【感染症】

コンサルト41　C型肝炎感染者の移植は可能か ………………………… 後藤憲彦　*212*

コンサルト42　B型肝炎キャリアの移植は可能か ……………………… 後藤憲彦　*220*

コンサルト43　移植前後での予防接種はどのようにすればいいのか ……… 後藤憲彦　*226*

コンサルト44　移植前サイトメガロウイルス抗体価の測定はなぜ必要か … 升谷耕介　*232*

コンサルト45　移植後ウイルス腎症にはどのようなものがあるか ………… 升谷耕介　*236*

【移植後内科合併症管理】

コンサルト 46　移植後高血圧にどのような降圧薬が有効なのか ……………… 今井直彦　242

コンサルト 47　移植後糖尿病に対する適切な血糖降下薬はなにがよいか

　　　　　　　…………………………………………………………………… 谷澤雅彦　246

コンサルト 48　移植後高コレステロール血症にはどのようなスタチン処方が

　　　　　　　適切か ……………………………………………………… 伊藤洋輔　253

コンサルト 49　移植後高尿酸血症にフェブキソスタットは有効なのか ……… 伊藤洋輔　258

コンサルト 50　腎性貧血と移植後貧血はどのように管理すべきか

　　　　　　　…………………………………………………… 山崎惠介 / 酒井　謙　263

コンサルト 51　移植後の悪性腫瘍管理はどのようにすべきか …… 岩井友明 / 長沼俊秀　267

コンサルト 52　移植後骨作動薬の管理 ……………………………………… 中井健太郎　273

一口メモ 53　　移植に関わるコーディネーターはどのような仕事をするのか

　　　　　　　……………………………………………………………… 秋山政人　278

【ドナー選択と術後管理】

コンサルト 54　糖尿病・高血圧症を有するドナーはドナーとなりうるか

　　　　　　　…………………………………………………… 河野圭志 / 西　慎一　284

コンサルト 55　移植後ドナーの管理はどのように行うべきか … 河野圭志 / 西　慎一　288

索　引 ………………………………………………………………………………………… 291

略語一覧

①腎臓学用語集（日本腎臓学会編）等を参考にして本書用の略語一覧を作成しました．
②正式な略語でない場合もあります．あくまでも本書用の略語としてご利用ください．

ankle brachial index	ABI	足関節上腕血圧比
American College of Cardiology	ACC	米国心臓病学会
angitotensin converting enzyme inhibitor	ACE-I	アンジオテンシン変換酵素阻害薬
Advisory Committee on Immunization Practices	ACIP	米国予防接種諮問委員会
American Diabetes Association	ADA	米国糖尿病学会
American Heart Association	AHA	米国心臓協会
antibody mediated rejection	AMR	抗体関連拒絶
angitotensin receptor antagonist	ARB	アンジオテンシン受容体拮抗薬
American Society of Transplantation	AST	米国移植学会
antithymocyte globulin	ATG	抗（ヒト）胸腺細胞グロブリン
American Urological Association	AUA	米国泌尿器科学会
azathioprine	AZ(A)	アザチオプリン
chronic active antibody mediated rejection	CAAMR	慢性活動性抗体関連型拒絶反応
chronic allograft nephropathy	CAN	慢性移植腎症
calcium channel blocker	CCB	カルシウムチャネル遮断薬（拮抗薬）
center for disease control	CDC	疾病対策センター
chronic kidney disease	CKD	慢性腎臓病
CKD-mineral bone disease	CKD-MBD	慢性腎臓病骨ミネラル代謝異常
cytomegalovirus	CMV	サイトメガロウイルス
calcineurin inhibitor	CNI	カルシニューリン阻害薬
cyclophosphamide	CPA	シクロホスファミド
creatinine	Cr	クレアチニン
cardiovasuclar disorder	CVD	心血管系障害（疾患）
ciclosporin (cyclosporine) A	CYA	シクロスポリン A
drug eluting stent	DES	薬剤溶出型ステント
double filtration plasmapheresis	DFPP	二重膜濾過血漿交換
donor specific antibody	DSA	ドナー特異抗体

erythropoiesis stimulating agent	ESA	赤血球造血刺激因子製剤
end stage kidney disease	ESKD	末期腎疾患
fresh frozen plasma	FFP	新鮮凍結血漿
fibroblast growth factor 23	FGF 23	線維芽細胞増殖因子 23
hepatitis B virus	HBV	B 型肝炎ウイルス
hepatitis C virus	HCV	C 型肝炎ウイルス
human leucoyte antigen	HLA	ヒト白血球抗原
intravenous immunoglobulin	IVIG	免疫グロブリン大量療法／大量静注
Japan Transplant Coordinator Organization	JATCO	日本移植コーディネーター協議会
Japan Organ Transplant	JOT	公益社団法人日本臓器移植ネットワーク
lymphocyte cytotoxicity test	LCT	リンパ球細胞傷害性試験
mycophenolate mofetil	MMF	ミコフェノール酸モフェチル
novel oral anticoagulant agents / non-vitamin K antagonist oral anticoagulants	NOACs	新規経口抗凝固薬
new onset diabetes after transplantation	NODAT	移植後新規発症糖尿病
preemptive kidney transplantation	PEKT	先行的腎移植
plasmapheresis	PEX	血漿交換
post-transplant anemia	PTA	移植後貧血
peritubular capillary	PTC	傍尿細管毛細血管
post transplant diabetes mellitus	PTDM	移植後糖尿病
parathyroid hormone	PTH	副甲状腺ホルモン
post-transplant lymphoproliferative disorder	PTLD	移植後リンパ増殖性疾患
parathyroidectomy	PTX	副甲状腺摘出術
resistance index	RI	抵抗係数
renal replacement therapy	RRT	腎代替療法
single antigen beads	SAB	シングル抗原ビーズ
sustained virological response	SVR	ウイルス学的著効
tacrolimus	TAC	タクロリムス
thrombotic microangiopathy	TMA	血栓性微小血管症

腎移植の現状

コンサルト 1　腎移植の基本事項

1. 献腎移植こそ腎移植の基本

> ・移植医療においては，脳死あるいは心停止後の臓器提供移植が基本の姿である．
> ・日本で多い生体腎移植では，ドナー管理は極めて重要である．

　移植医療においては，亡くなった方からの臓器提供が基本である．生体移植は健康なドナーを傷つける行為であり，本来は望ましい移植形態ではない．本邦の腎移植は，生体腎移植が主体であり，献腎移植が極めて少なく，国際的にみてもこのような国は他に類を見ない．腎移植に携わる医療スタッフは，この点をわきまえて移植医療に向き合わなければならない．生体腎移植には様々な問題点があるが，ドナーの術後問題こそが死体臓器提供とは異なり大きな問題点である．

2. 腎移植後の慢性腎臓病（CKD）管理

> ・生体腎移植はドナーもレシピエントも CKD 患者となる．
> ・CKD 管理と免疫抑制薬治療はコンフリクトする面もある．

　腎移植の成功には，腎臓内科医（renal physician）と腎移植外科医（transplant surgeon）の高いレベルでの連携と相互理解が必須であることを再認識してもらうことを本書の目的としている．この観点からして，生体腎移植が主流である本邦では，腎移植後は腎移植ドナーとレシピエントはともに慢性腎臓病（CKD）患者となり，その双方の術後管理が重要であることを，腎臓内科医と腎移植外科医が共に強く意識する必要がある．

　しかし，腎移植ドナーの CKD 管理が十分であるかと言うと，決してそうではないと思われる．現在，腎移植ドナーも全例経過観察が義務付けられているが，その継続管理率は高くない．また，腎移植レシピエントの継続的な全国レベルの長期的

管理データが日本にはない．この点に関しては，腎臓内科医と腎移植外科医の更なる協力体制が必要であるが，これを確立するには大きな壁がまだあるように感じる．ドナー及びレシピエントの永続的な全例管理体制を実現するためには，日本腎臓学会と腎移植関連学会が本気になって協力体制をとる必要がある．また，免疫抑制薬は，その副作用のために，高血圧管理，血糖管理，脂質代謝異常管理，尿酸管理などとコンフリクトする．この点が，移植後 CKD 管理で難しい点でもある．

3. 腎移植において考えるべき課題

　献腎移植は増加傾向にはなく，特に 2015 年現在，心停止後の腎提供が減少する傾向があり，ますます献腎移植は減少する恐れがある[1]．腎臓内科医と腎移植がどのように連携すればこの問題を解決できるのか，十分に話し合う機会もないのが現状である．日本腎臓学会，日本透析医学会にも腎移植を推進するための委員会があるが，この点に十分に貢献しているとは言えない．また，腎移植関連学会でも懸念はしているが，現状打開のための対策にまで乗り出せている訳ではない．厚生労働省の担当者も含めて関係する全ての機関が協力して，現状分析と対策立案を行う方向に向かわなければならない．

　献腎移植が日本で普及しない要因の一つとして，臓器提供数不足が挙げられる．そのために待機時間があまりにも長く（平均 17 年前後），この間に透析合併症が進行し，また加齢に伴う疾患が出現し，実際に献腎移植候補となった待機患者が腎移植を辞退してしまうことが多い．移植候補となった患者の辞退が続出することもあり，移植までの総阻血時間が大きく延びてしまう．そのため，移植腎機能が低下することは悲劇である．筆者が遭遇した最長総阻血時間は 72 時間である．幸い移植は成功し，ある程度の移植腎機能を得ることに成功したが，恐らくその後のグラフト寿命はやや短いのではないかと危惧される．献腎登録をしている長期透析患者を管理しているのが腎臓内科医であれば，いつでも移植手術ができるスタンバイを支援する役目があるが，言うは易く簡単にはできない現実もある．

　普及しないもう一つの要因として，待機時間の算出方法の基本を理解しておくことは必要である．以下に，待機時間の計算方法を記載する（表 1）．結果的に，待機年数が最も大きく影響することが分かる．もちろん長年待ち続けた患者が移植を受ける権利があることは否定できない条件である．ただし，高齢者待機患者が移植を受ける利点，若年待機患者が移植を受ける利点を天秤にかけた議論は十分になされていない．超高齢社会を迎える日本において，労働人口と成り得る小児あるいは

表1 腎臓移植希望者（レシピエント）選択基準

1．前提条件

（1）ABO式血液型

ABO式血液型の一致（identical）及び適合（compatible）の待機者を候補者とする．

（2）リンパ球交叉試験（全リンパ球またはTリンパ球）陰性

2．優先順位

（1）搬送時間（阻血時間）

同一都道府県内　12点

同一ブロック内　6点

＊ 移植希望者の登録地域は移植希望施設の所在地（都道府県）とする．

（2）HLA適合度

DR座の適合 （ミスマッチ数）	A座及びB座の適合 （ミスマッチ数）	点　数
0	0	14
0	1	13
0	2	12
0	3	11
0	4	10
1	0	9
1	1	8
1	2	7　　×1.15点
1	3	6
1	4	5
2	0	4
2	1	3
2	2	3
2	3	1
2	4	0

（3）待機日数計算

待機日数（N）≦4014日：待機日数ポイント＝N/365点

待機日数（N）＞4014日：待機日数ポイント＝10＋log1.74（N/365−9）点

（4）未成年者

16歳未満については14点を加算する．

16歳以上20歳未満については12点を加算する．

3．具体的選択法

適合条件に合致する移植希望者（レシピエント）が複数存在する場合には，優先順位は，以下の順に勘案して決定する．

（1）臓器の移植に関する法律第6条の2の規定に基づき，親族に対し臓器を優先的に提供する意思が表示されていた場合には，当該親族を優先する．

（2）ABO式血液型が一致（identical）する者を適合（compatible）する者より優先する．

（3）2．の（1）〜（4）の合計点数が高い順とする．ただし，これらの条件が同一の移植希望者（レシピエント）が複数存在した場合には，臓器搬送に要する時間，医学的条件に配慮する．

若年者が献腎移植を受けるチャンスを増やすことも，国家的観点からみても重要なのではないかとする考えもある．大いに議論すべき点である．

4. 移植施設の課題

> ・日本の分散型移植施設の在り方では，移植施設ごとに，移植外科医以外の移植内科医，移植コメディカルスタッフを増やす努力が必要である．

　腎移植施設のあり方についても，日本という国家単位で考える必要がある．国によっては，移植施設が限定されており，数か所の腎移植施設で集中して腎移植を実施している．そのような施設には，移植医はもとより，移植内科医，移植病理医，移植医療コメディカルスタッフが充実して揃っており，質の高い移植医療が可能である．移植医療は何といっても集学的医療であり，多くの合併症に対応できる能力のある施設で実施されることが望ましい．一方で，限定された施設でしか腎移植ができない環境では，病院アクセスの不便さから移植を断念してしまう症例も増加する．

　日本の腎移植施設は，ほぼ各県に存在する．東京，名古屋，北九州などの施設の年間移植数は多く，100例前後であり，これらはセンター化された施設と言えよう．その他の県で，年間10例から30例程度の移植数があれば移植を積極的に行っている施設と言える．

　このように全国どこでも腎移植術を受けることができる環境は，患者の病院アクセスが容易であるという点では評価できるが，一方，これらの施設に移植外科医以外の移植内科医，移植病理医が全て揃っているわけではない．日本の移植施設環境をどのような形態にするのか，これは議論をしながら将来像を模索していく必要がある．現状では，各移植施設に少なくとも移植内科医，移植コーディネーターとしての知識をもつ医師やスタッフを増やしていく努力は必要である．

5. 腎移植における拒絶反応についての基本事項

　腎移植は，拒絶反応を乗り越えて，ドナー臓器をレジピエント体内に生着させる治療である．よって，この点に関わる医学的基本事項の知識が重要である．また，生体腎移植が主体である本邦では，腎移植の中で，腎臓内科医と腎移植外科医が共に認識を深めていかなければならない医学的注意点が幾つかある．

A. 生体適合性

　HLA抗原とnon-HLA抗原に対するBリンパ球，Tリンパ球，抗原提示細胞などの免疫反応と形質細胞からの抗体産生促進が拒絶反応の姿である．抗原と抗体が結合し，免疫複合体が形成されれば補体経路も活性化される．移植前に，拒絶反応が発症しやすいかどうか予測する試験が生体適合性試験である．

　腎臓内科医にとって，移植前のこの生体適合性検査の内容が分かりにくいと言われる．近年，急速な検査方法が進歩し，感度と特異度が異なる検査法が利用されるようになった．また，ドナーとレシピエントの双方の血液が必要であった過去のリンパ球混合試験から，ドナー血液の不要な検査法が確立し汎用されている．その点は，本書の後半に詳細な解説が記載されている．是非，腎臓内科医は熟読して理解していただきたい．

B. CKD合併症

　腎移植レシピエントはCKD状態にあり，そのために様々な内科的合併症を有している．また，移植後にはこれらの内科的合併症が全て改善するわけではない．高血圧，糖尿病，高脂血症，高尿酸血症，肥満，メタボリックシンドロームなどの合併症は，治療薬剤，食事指導などによる治療介入方法が比較的明確であるため，移植外科医にとっても分かりやすい合併症であると思われる．

1）慢性腎臓病骨ミネラル代謝異常（CKD-MBD）

　移植外科医にとって分かりにくく，実は腎臓内科医にとっても対応しにくい内科的合併症がある．それは，心血管系疾患と続発性副甲状腺機能亢進症に関連する慢性腎臓病骨ミネラル代謝異常（CKD-MBD）である．CKDが進行すると血管，心臓弁膜などの石灰化が進行する．移植外科医にとっては，グラフト血管をレシピエント血管に吻合する際にこの問題に悩まされる．この問題は，骨盤内の血管石灰化にとどまらない，頸動脈，冠動脈，大動脈など全身の血管に石灰化が進行していることを示唆する．そして，そのような血管石灰化が進行している症例は，生命予後が悪いことも指摘されている．その背景にあるのは，CKD-MBDである．

　腎移植することで，この血管石灰化の進行速度は遅くなることは報告されているが[2]，移植後CKDが進行すれば再び血管石灰化も進行する．血管石灰化が進行している症例は，心臓に関して後負荷が亢進するため，心筋肥大や拡張障害が進行することになる．そのために拡張障害と冠動脈，心臓弁の石灰化が進行した特殊な心血管系疾患が進行しているのがCKD症例である．このような移植後心血管系の石灰化を抑制する治療法，あるいはCKD-MBD管理の適切な目標が定かでない．腎

臓内科医がもっと積極的にこの分野に介入し，対策を確立していく必要がある．

2）心機能障害

　特別な心疾患ではなく，いわゆる透析心と思われる病態で収縮能が低下している症例は，移植前に循環器専門医と十分な事前相談や事前検査がなされる．

　移植後にこの収縮能障害は改善するので，移植に対して軽度の収縮能障害は問題ないという認識もある．しかし，この拡張能障害の評価とその対策は循環器専門医でも難しい．高血圧症例の水管理が不十分であると簡単に心不全症状が出現する．移植後に一度体液過剰状態となる．そのような移植後の循環動態が特殊であることを理解している循環器医が多い訳ではない．一般的な手術と同様に考え，移植可能と判断している場合もある．海外では，移植専門循環器医がおり，術前評価をしている国もある．慢性腎臓病心血管系疾患（CKD-CVD）とも言われる独特の心血管系合併症があるCKD患者が腎移植を受ける場合，この病態を熟知している内科医がサポートをしていく必要がある．何といっても移植後の死因の上位は，やはり心血関係疾患である．

6．おわりに

　腎移植後には，移植外科医と移植内科医が強く連携していく必要がある．本書では，双方の立場の医師の理解が深まることを期待して，先生方に執筆をお願いしたことを再度強調したい．

参考文献

1）http://www.jotnw.or.jp/datafile/offer/2015.html
2）Moe SM, et al: Natural history of vascular calcification in dialysis and transplant patients. Nephrol Dial Transplant 19:2387-2393, 2004.

8

コンサルト 2

腎移植の現況—本邦と世界

1．本邦の腎移植現況

　本邦の腎移植現況を表1に示す[1]．現在，本邦では年間約1500件の腎臓移植が行われており，その90%が生体腎移植で，脳死からの献腎移植はわずか5.5%にとどまる．また，ドナー不足を背景にして生体腎移植の約1/4がABO不適合移植である．移植施設は全国に約130あり，年間移植件数が5件以下の施設が約40%も占める一方で，年間20件以上の施設は約10%しかない．しかし，その10%のハイボリューム施設が本邦の移植総数の約半数を移植しているという二極化が起きている．レシピエントの平均年齢は生体腎，献腎ともに約45歳，ドナーの平均年齢は生体腎で約55歳，献腎で約40歳となっている．

表1　日本の腎移植現況

移植件数／年	総数	1586件		
	生体腎	1431件（90%）		
	献腎	心臓死：67件（4.6%），脳死：88件（5.5%）		
ABO不適合件数	374件（27.4%）			
移植施設数	133施設			
移植数別施設数	1〜4件／年	49施設（36.8%）		
	5〜9件／年	30施設（22.6%）		
	10〜19件／年	39施設（29.3%）		
	20件以上／年	15施設（11.3%）		
平均年齢			生体腎	献腎
	レシピエント		45.3 ± 15.4歳	47.6 ± 15.7歳
	ドナー		56.9 ± 10.7歳	43.2 ± 14.0歳
予後		生存率	生着率	
1年		生体腎：98.8%　献腎：97.5%	生体腎：97.8%　献腎：93.9%	
5年		生体腎：96.2%　献腎：91.2%	生体腎：92.8%　献腎：83.9%	
10年		生体腎：93.8%　献腎：80.2%	生体腎：84.9%　献腎：66.3%	

（文献1より改変）

移植後の成績は1年生着率，生存率ともに97〜98％と世界的に見てもトップレベルである．また，10年生着率が生体腎で80％以上，献腎でも60％以上と，特に本邦は中長期予後が良好である点も特徴である．

2010年の改正臓器移植法施行後は，脳死からの臓器提供が徐々にではあるが増加しており，本邦の移植医療がより活性化されることが期待されている．

2. 世界の腎移植件数と生体腎移植，献腎移植の比率

腎移植件数を世界比較する際に，単純に数で比較するよりも人口100万人あたり（per million population：PMP）で比較すべきである．図1は各国における腎移植数（生体腎移植および献腎移植）のPMP値である．各国によってPMP値も，生体腎，献腎の比率もさまざまである[2]．

献腎PMP値のトップはクロアチアで47.7だが，同国の生体腎PMP値は0.7とほぼ最下位に位置している．生体腎PMP値のトップはトルコの31.4だが，同国の献腎PMP値は7.8と下位の方に位置している．このように，各国で生体腎移植と献腎移植の比率はさまざまであるが，アジアや中東では生体腎移植の割合が多い傾向にある．

本邦のPMP値は献腎移植が1.2とほぼ最下位であるが，生体腎移植は11.3と上位1/3程度には位置している．本邦の移植件数は少ないと指摘されがちであるが，生体腎移植件数は人口比で決して少なくなく，献腎移植が突出して少ないことが分かる．

韓国はアジアの中ではPMP値が高く，生体腎移植で20.5とかなりの上位に位置し，献腎移植でも15.2と中位に位置する．韓国で腎移植が多い理由はABO不適合移植の普及と脳死下で臓器提供を行なった著名人による影響と言われている．

一方，ヨーロッパでは献腎移植の割合の高い国が多い．献腎移植件数は脳死に対する考え方，また臓器提供を支援する社会基盤が整っているか否かによって影響を受けるため，臓器提供の意思表示に対して「オプトイン」と「オプトアウト」のどちらを採用しているかによって大きく異なることが多い．

「オプトイン」が臓器提供に賛成の意思表示をしない限り臓器提供が行われないのに対して，「オプトアウト」は臓器提供に反対の意思表示をしない限り，臓器提供が行われる．当然，オプトアウトの方が臓器提供は多くなるはずで，実際に献腎移植のPMP値で上位6位までは全てオプトアウトを採用している国である．その点，第7位のアメリカがオプトインであるのは注目に値する．

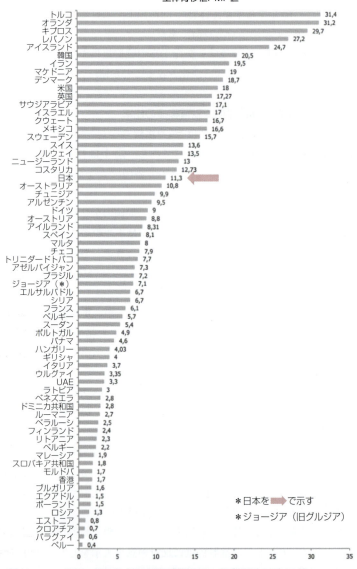

図1 各国における生体腎移植，献腎移植のPMP値
(IRODaT，2013より改変)[2]

献腎移植 PMP 値

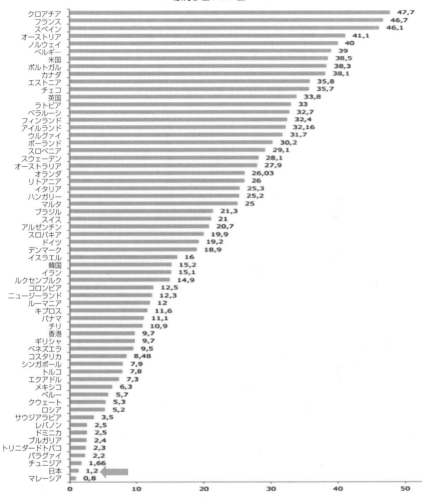

図1（つづき）

本邦は，本人の意思表示と家族の承諾の両方を満たす最も厳格な「オプトイン」であったが，2010年の改正臓器移植法施行後に本人の意思表示がなくとも家族の承諾で臓器提供が可能な，言わば「拡大されたオプトイン」へ移行した．これはオランダ，アメリカ，イギリス，オーストラリア，ドイツなどでも採用されている．

表2　オプトイン，オプトアウト

オプトイン：Opting in	オプトアウト：Opting out
選択して参加する．	選択して参加しない．
本人が生前に臓器提供の意思表示をするか，家族が同意した場合に限り，臓器提供が行われる．	本人が生前に臓器提供に反対の意思表示をしていない限り，臓器提供を行う（家族の反対意見は考慮される）．
例：オランダ，アメリカ，イギリス，オーストラリア，韓国，日本	例：クロアチア，フランス，スペイン，オーストリア，ノルウェー，ベルギー

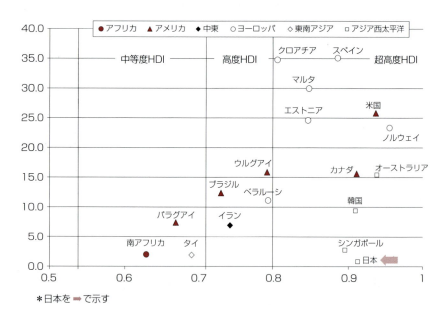

＊日本を→で示す

図2　献腎移植のPMP値とHDIの関係

(GODT，2012より改変) [3]

3. 世界の腎移植件数と人間開発指数（HDI）

HDI（human development index）は平均寿命，教育，GDP の包括的な経済社会指標である．図2は献腎移植の PMP 値と HDI の関係を示したものであるが，一般的に献腎移植の PMP 値と HDI は相関する[3]．なぜなら，献腎移植を支援する社会的サポートは社会的成熟を示す HDI が高くなければ整備できないからである．日本はその傾向から大きく外れた国の１つであると言わざるを得ない．

参考文献

1）腎移植臨床登録集計報告 (2014)，2013 年実施症例の集計報告と追跡調査結果，日本移植学会・日本臨床腎移植学会．移植 49:240-260,2014.

2）The International Registry of Organ Donation and Transplantation（IRODaT）Newsletter 2013（http://www.irodat.org/img/database/grafics/newsletter/IRODaT%20Newsletter%20 2013%20.pdf）

3）2012 Activity Data, Global Observatory on Donation and Transplantation（GODT） （http://issuu.com/o-n-t/docs/2012ad）

コンサルト 3 　移植に関わる腎臓内科医のあり方 ―本邦と世界の比較

1．腎移植医療における内科系医師の役割：米国と比較して

　腎移植医療における内科系医師の役割を考える上で，本邦と米国との違いに言及する．日米の移植医療は相違点がいくつかあるが，その重要項目の1つに内科医の関与がある．米国における腎移植医療は，手術や周術期管理は主に外科が，移植前評価や移植後外来フォローは主に内科が中心となった集学的医療を実践しているからだ[1]．例えば，米国では生体腎移植の場合，術後5日程で退院するのがルーチンであり，退院後は基本的に内科が患者を管理する．

　腎臓内科医が積極的に関与している米国の腎移植医療と比較して，本邦における内科医の移植医療への関与は少ない．図1に示す通り，学会会員，及び移植認定医の中で内科系医師の比率は15〜20％であることから，本邦の腎移植医療における内科系医師の関与は1，2割程度と類推することができる．本邦の移植医療は外科系医師を中心に行われているというのが現状である．

　本邦の腎移植医療が「数」においても「質」おいても，さらに成長するために，内科医の関与は必要不可欠であることは明白である．まず，移植医療の「数」に関

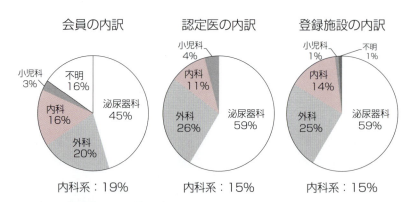

図1　本邦の腎移植に内科系医師が関わる頻度（日本臨床腎移植学会・日本移植学会移植集計センターより，2012年8月現在）

（長浜，2012より改変）[1]

してだが，仮に，本邦が米国並みの移植数を目指した場合，人口比を換算しても移植手術数が現在の6倍，外来患者数が10倍になる[2]．これだけの移植件数を維持しつつ，移植外科の教育や研究を進めようとしたら，外科医は少なくとも術前評価や術後外来患者は内科医に振り分けた方がよい．

　さらに，移植患者の長期管理には内科的観点が重要という認識が強くなってきている昨今，内科と外科が協働で行う米国の移植医療は理想的であると言える．しかし，その米国でも移植の黎明期にあっては外科医が中心となって移植医療を切り開いてきた．内科医の果たす役割が徐々に広がる中，1998年に移植内科専門医の臨床専門研修（フェローシップ）が設立され，標準化したトレーニングが行われ始めた．従って，現時点で外科医を中心とする本邦の移植医療は特殊ではなく，今後，内科と外科が協働で行うスタイルを構築していけば良い．

2．腎移植に関わる腎臓内科医のあり方

　腎移植に関わる腎臓内科医のあり方として重要なポイントは3点である．まず，「ドナーのフォロー」，次に「長期予後を見据えた内科的管理」，そして「包括的慢性腎臓病（CKD）医療としての腎移植」である．

A．ドナーのフォロー

　腎移植患者と言えば，まずレシピエントを思い浮かべるわけだが，生体腎移植の比率が突出している本邦では，生体腎ドナーの移植後フォローも重要である．術前検査が適切であればドナーの生命予後は一般人と変わらないことが示されているし[3]，移植後は腎機能が安定しているドナーが大半を占める．しかし，安定しているからという理由でドナーの定期外来が不要とは全く言えないし，ドナーの健康を担保するという生体腎移植の原則からすれば，片腎で定義上CKDであるドナーの外来管理は当然である．そして，これはCKD管理に精通した腎臓内科が中心になって行うべき重要な仕事である．

　腎移植領域でドナーに関するガイドラインは存在しなかったが，現在KDIGOが「Guideline on the Evaluation and Follow-Up Care of Living Kidney Donors」を策定中で，2016年には発行予定である．腎提供前の評価や意思確認から始まり，実際の腎提供後のフォローまで含む包括的なものである．とりわけドナーのフォローに関してはエビデンスレベルが高いとは言えないが，参考にすべきである．

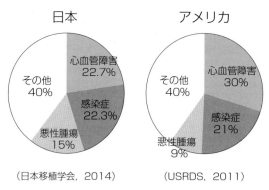

図2 腎移植患者の死亡原因

(長浜,2012より改変)[4]

B. 長期予後を見据えた内科的管理

腎移植に移植内科として関与するために必要な専門知識を考える指標として図2に腎移植患者の死亡原因を示す[4]．免疫抑制薬の進歩により，腎移植のトピックは短期予後から長期予後へと移っており，移植患者の長期管理という意味で，このデータは意義深い．日米ともに，移植患者の長期管理には慢性腎臓病管理に加え，感染症，心血管合併症予防が重要となってきていることが分かる．米国では移植外科医はこれら感染症，心血管合併症への対応を内科医に求めている．従って，本邦でも移植医療における腎臓内科医の役割としてこれらは重要である．

腎臓内科医は感染症や心血管合併症の専門家ではないという意見もあるかもしれない．しかし，腎臓内科医はそもそも日常的に免疫抑制薬を使用しており，その合併症対策には精通しているはずである．また，高血圧やCKDなど循環器合併症のハイリスク集団に対する知識，経験は豊富である．もちろん，腎臓内科だけで手に負えない場合は適切な専門科にコンサルトするが，少なくともその架け橋になることはできる．

C. 包括的CKD医療としての腎移植

今後の慢性腎臓病・腎不全医療の形として「包括的CKD医療」という考え方は重要である（図3）[4]．これは，CKD医療の「保存期腎不全」，「透析」，「移植」を包括的，総合的に管理するという考え方である．現在のCKD医療は保存期腎不全，透析，移植を行なっている医療スタッフや施設の連携が決して密ではないために，

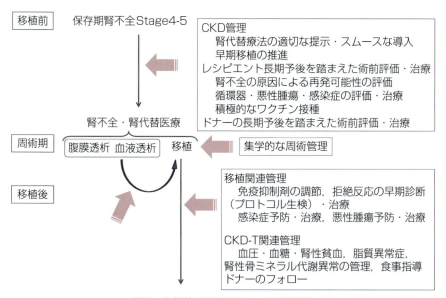

図3　包括的CKD医療としての腎移植

(長浜, 2012より改変)[4]

　特に腎移植に関しては腎代替療法選択の時点で情報提供さえ行われていないことが珍しくない．透析施設によって，献腎移植登録率にも大きなばらつきがある．

　腎移植に関わる腎臓内科の仕事として移植後が取り上げられやすいが，このように移植を含めた腎代替療法選択を提示するのはこの時期であること，またCKDの管理が将来の移植予後に影響することを考えると，移植医療に直接関与する移植前から腎臓内科の果たすべき役割は大きい[5]．保存期腎不全管理をしている腎臓内科医や透析管理をしている透析医が，移植施設の移植医と連携を密にとることは，今後の腎不全医療全体を発展させる上で重要である．

　さらに，移植後の安定している患者の受け皿も重要である．腎臓内科医は免疫抑制薬の使用と合併症管理，さらにCKD管理の専門家であることを考えると，特に腎移植に精通していなくとも，移植後に安定している患者をフォローすることは十分に可能である．移植施設と密に連携を取りながら，少なくとも安定している移植患者をフォローすることで移植施設の負担を軽減させることができる．

参考文献

1）長浜正彦：米国の腎移植医療における内科医の役割．今日の移植 25：399-404, 2012.

2）長浜正彦：腎移植医療における内科医の役割と将来展望．泌尿器外科 25：2359-2363, 2012.

3）Ibrahim HN1, Foley R, Tan L, et al: Long-term consequences of kidney donation. N Engl J Med 360:459-69, 2009.

4）長浜正彦：腎移植とチーム医療：移植内科医の立場．臨床透析 28：1491-1495, 2012.

5）川口武彦，長浜正彦：腎移植前の内科管理．移植前に腎移植患者の予後は決まる．日臨腎移植会誌 1：133-142, 2013.

4 Banff 分類と拒絶反応の種類 19

腎移植の現状

コンサルト

Banff 分類と拒絶反応の種類

4

　拒絶反応は免疫学的機序によって起こる移植腎に特有な病変である．免疫抑制薬とくにカルシニューリン阻害薬の登場によって急性拒絶反応は激減しさらに軽症化し，臨床的に診断することが困難になったが，今でも移植腎機能障害を招く最も大きな要因であることに変わりはない．ベースラインから移植腎機能低下（血清 Cr 値の上昇）を認めて，発熱，尿量減少，移植腎部の圧痛といった特徴的な所見を伴っていれば，臨床的に急性拒絶反応も疑われるが，近年は臨床所見を欠くことが殆どである．

　従って，移植腎生検による病理組織学的な検討が急性拒絶反応診断のゴールドスタンダードとなる．移植腎機能障害が急激に出現した場合には，移植腎血管，尿路系の形態的異常を除外しつつ，カルシニューリン阻害薬など薬剤性腎障害や感染症を臨床検査で鑑別し速やかに移植腎生検が施行されるべきである．移植腎生検により迅速に正確に拒絶反応を診断して（拒絶反応以外の病態を鑑別し）治療方針を立てることが，移植腎機能を保持するうえで重要となる．

1. 拒絶反応の種類

　拒絶反応は移植腎に特有な免疫学的機序により引き起こされる障害であり，表 1 に示すように臨床病期，病理学的，免疫学的機序によって分類される．移植後拒絶反応の出現する時期により臨床的病期で分類し，病態については病理・免疫学的機序による Banff 分類を使用し治療方策を立てる．

・超急性拒絶反応：移植術直後（血流再開後まもなく）から 24 時間以内に生じる拒絶反応で，輸血や妊娠，移植などによって産生されていたグラフトに対する抗体

表 1　拒絶反応の種類

I．臨床病期分類：超急性拒絶反応，促進型急性拒絶反応，急性拒絶反応，慢性拒絶反応
II．病理組織学的分類：間質細胞型拒絶反応，血管型拒絶反応，混合型拒絶反応
III．免疫学的分類：T 細胞関連型拒絶反応，抗体関連型拒絶反応

（前感作抗体）に惹起される．移植腎は血流再開直後のピンク色で緊満した状態から，みるみるうちに青黒くまだらな柔らかい腎臓となる．血流再開と同時に前感作抗体がグラフトの血管内皮に存在する抗原と反応し，補体の活性化とともに多核白血球の浸潤が起こり，血管内皮細胞障害が進行して凝固壊死に至る．移植前にリンパ球交差試験および HLA 精製抗原による抗体検査を用いて前感作抗体の有無を確認することで，超急性拒絶反応は回避される．

・**促進型急性拒絶反応**：移植後 24 時間以降で 1 週間以内のごく早期に生じる拒絶反応であり，通常の検査では確認できない弱い前感作抗体が関与しているものと考えられる．急激な無尿と移植腎機能低下をもって発症する．緊急に診断して治療を行わねば，移植腎予後は不良である．

・**急性拒絶反応**：概ね移植後 1 週間から 3 ヵ月後までに発症する拒絶反応であるが，免疫抑制療法が不十分となった状況では移植後のどの時期でも起こりうる．尿量の減少，血清 Cr 値の上昇で気づかれる．免疫抑制薬の進歩により急速に移植腎喪失に至るような激しい急性拒絶反応は稀となり，軽症化した急性拒絶反応の診断および治療が長期予後に影響を与えるようになった．

・**慢性拒絶反応**：移植後数ヵ月を経過して進行性に血清 Cr 値が上昇し蛋白尿・高血圧を伴って，慢性に移植腎機能障害する状態を慢性拒絶反応と定義している．免疫学的な機序に伴う狭義の慢性拒絶反応については，Banff 分類で T 細胞関連型および抗体関連型慢性拒絶反応として診断基準を示している．臨床的には，再発・新生腎炎，薬剤性腎障害，感染症，動脈硬化症など非免疫学的機序により進展する慢性移植腎機能障害の合併を鑑別していく必要があり，これにも移植腎生検が大きな役割を果たす．

2. Banff 分類について

　拒絶反応の診断および移植腎機能障害の病態解明のためには移植腎生検診断は必須のものである．従来，移植腎病理診断には国際的に統一された基準がなくそれぞれの診断担当者が異なった基準で診断し多くの不都合を生じていたため，移植腎病理診断の共通言語となる国際統一診断基準の必要性が強調されてきた．

　1991 年にカナダ・バンフで移植腎病理診断の共通言語となる国際統一診断基準を作成するための会議が開催され，1993 年に Banff 分類として急性拒絶反応の病理診断基準が発表された．急性拒絶反応の病態を i（間質細胞浸潤），t（尿細管炎），v（動脈内膜炎），g（糸球体炎）に分けて，その重症度を 0〜3 に半定量化し，急性

4 Banff 分類と拒絶反応の種類　*21*

拒絶反応の重症度と予後・治療方針を関連づけた。この Banff 分類により臨床医と病理診断医の相互理解が可能となった。

1997 年 Banff 分類では，急性拒絶反応の項目に抗体関連型拒絶反応が追加されて，現在までの急性拒絶反応診断基準の基盤ができた[1]。2001 年には急性抗体関連型拒絶反応の詳細な診断基準とともに C4d の意義が明らかにされた[2]。2005 年Banff 分類では，拒絶反応を T 細胞関連型と抗体関連型に分類し，急性拒絶反応に加えて慢性拒絶反応の診断基準が整えられた[3]。その後 2 年ごとの Banff 会議において拒絶反応の病態解明の進歩とともに病理診断基準は改訂されてきている。

3. 拒絶反応の病理診断
1）T 細胞関連型拒絶反応（急性・慢性）の病理診断
拒絶反応はその病態から T 細胞関連型拒絶反応と抗体関連型拒絶反応に大別され，Banff 分類においては病理所見も区分されている。ここでは T 細胞関連型拒絶反応を診断する際に基本となる病変を Banff 分類に沿って示す。

・尿細管炎 tubulitis（t）score
尿細管炎は急性 T 細胞関連型拒絶反応において基準となる病変である。尿細管上皮間に浸潤細胞がとどまった状態を指し，その程度を Banff 分類では尿細管横断面あたりの浸潤細胞数でスコアリング（t0，t1，t2，t3）している。10 個の尿細管上皮細胞を有する尿細管横断面に 1〜4 個の浸潤細胞をみるものが t1 であり，5〜10 個の浸潤細胞をみるものが t2 で，10 個以上の浸潤細胞をみるか 2 ヵ所以上に破壊性尿細管炎をみるものを t3 としている。標本内で最も強い変化をその症例の t スコアとすることになっている。

・間質細胞浸潤 mononuclear cell interstitial inflammation（i）score
急性 T 細胞関連型拒絶反応は，尿細管間質型（AR-I）と血管型拒絶反応（AR-II，III）に区分される。尿細管間質型は間質への細胞浸潤と尿細管炎が主病変である。間質への単核球浸潤の程度を i スコアとしている。瘢痕部を除く実質部への10〜25％までの細胞浸潤を i1 とし，26〜50％までを i2，50％以上を占める場合を i3 としている。浸潤細胞の種類で好酸球や多核白血球，形質細胞が著明に多い場合には明記すべきであり，高度な血管型拒絶反応や抗体関連型拒絶反応，腎盂腎炎，ウイルス感染症，移植後リンパ増殖性疾患（PTLD）などとの鑑別を要することもある。

・動脈内膜炎 intimal arteritis（v）score
　急性血管型拒絶反応は動脈内膜炎を主病変とする．動脈内膜下へのリンパ球の浸潤から，高度なものになると全層性血管炎やフィブリノイド壊死を呈してくる．1個以上の動脈横断面で軽度から中等度の内膜炎を見るものをv1，動脈内腔の25％以上を占める高度な動脈内膜炎が1個以上の動脈で見られるものをv2とし，フィブリノイド壊死を認めるか，中膜平滑筋細胞の壊死を伴う全層性血管炎が存在すればv3とする．皮質壊死や間質出血の存在は，観察切片内に動脈が含まれていない場合にも動脈病変の存在を疑わせる所見である．

・ボーダーライン変化
　動脈内膜炎は伴わず，急性T細胞関連型拒絶反応が疑わしい状態を指す．ごく少ない間質細胞浸潤（i0，i1）しか伴っていない限局性の尿細管炎（t1，t2，t3）を見る場合や，軽微な尿細管炎（t1）のみを伴う間質細胞浸潤（i2，i3）の場合はIAやIBの急性拒絶反応と診断せずにボーダーライン変化とすべきであることが明確にされた．

・急性T細胞関連型拒絶反応 acute T-cell mediated rejection（ATMR）（図1）
　尿細管炎（t），間質細胞浸潤（i），動脈内膜炎（v）の各病変の有無と程度から，急性T細胞関連型拒絶反応のtype（間質細胞型：I，血管型：II，III）とgradeを分類している．

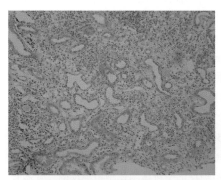

図1　急性T細胞関連型拒絶反応：AR-IB i3 t3．間質の浮腫を伴ってびまん性に単核球浸潤を認め，高度な尿細管炎を呈している．

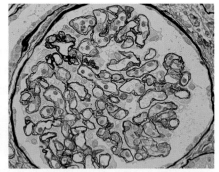

図2　慢性活動性抗体関連型拒絶反応：cg3．globalな移植糸球体炎を伴っている．

IA.　i2 または i3 の間質細胞浸潤に，中等度の尿細管炎（t2）を伴う

IB.　i2 または i3 の間質細胞浸潤に，高度な尿細管炎（t3）を伴う

IIA.　軽度から中等度の動脈内膜炎（v1）を伴う

IIB.　高度な動脈内膜炎（v2）を伴う

III.　中膜細胞部へのリンパ球浸潤やフィブリノイド壊死を呈する全層性動脈炎（v3）を伴う

・慢性活動性 T 細胞関連型拒絶反応 chronic, active T cell mediated rejection（CATMR）

　2005 年の Banff 分類から慢性拒絶反応の診断基準が明確にされ，慢性拒絶反応も T 細胞関連型と抗体関連型に区分し，chronic allograft arteriopathy を認めるものを慢性活動性 T 細胞関連型拒絶反応と分類した．慢性拒絶反応の存在を疑う所見として T 細胞関連型では動脈内膜病変が認められやすいと理解する程度が妥当かもしれない．chronic allograft arteriopathy は，内弾性板の内側に新生の内膜が形成されるもので，泡沫細胞や単核球浸潤を伴っての線維化で血管内腔が狭小化し，内弾性板の断裂もみることが多い．Banff 分類では，fibrous intimal thickening（cv）score として，動脈内腔の 25％までの狭小化なら cv1，26〜50％の狭小化を cv2，内腔の 50％以上を狭小化する高度なものを cv3 とスコアリングしている．

　この動脈内膜病変の診断には，高度な動脈硬化性変化での内弾性板多層化を区別するために Elastica 染色が有用である．近年は慢性活動性抗体関連型拒絶反応でも動脈内膜病変を呈しうるという認識になっているが，この基準以降は慢性活動性 T 細胞関連型拒絶反応の診断についての進歩はなく，機序の解明が進んで新たな診断基準が提案されることが期待される．

2）抗体関連型拒絶反応（急性・慢性）の病理診断

　抗体関連型拒絶反応は，抗ドナー抗体の検出法の進歩や C4d などの知見の集積によって概念が確立されてきた．2001 年 Banff 分類から抗体関連型拒絶反応を独立した病変として取り扱うようになり，2005 年 Banff 分類においては急性・慢性拒絶反応ともに T 細胞関連型と抗体関連型に病理所見も区分して提示された．近年は抗体関連型拒絶反応をいかに初期から正確に診断できるかを目指しての病理診断基準作りが議論され，Banff 分類が改訂されてきている[4,5]．

　抗体関連型拒絶反応を診断するには，抗ドナー抗体と微小循環内皮細胞との反応により生じる病変を的確に捉えることが重要であり，Banff 分類では糸球体と傍尿細管毛細血管（PTC）の病変を基準としている．

・**移植糸球体炎** early type of allograft glomerulitis（g）score

移植糸球体炎（transplant glomerulitis）は糸球体係蹄内への細胞浸潤であり，高度な移植糸球体炎は抗体関連型拒絶反応を示唆する所見のひとつと位置づけられる．2013年Banff分類ではこれまで曖昧だった移植糸球体炎が定義され，白血球集積および内皮細胞腫大により一つの糸球体係蹄が閉塞に近い状態を呈する状態とされた．Banff分類のスコアリングでは，移植糸球体炎の広がりを重視し25％以下の糸球体に移植糸球体炎が存在すればg1，25〜50％の糸球体にみられればg2，半分以上の糸球体に存在すればg3としている．

・**傍尿細管毛細血管病変** peritubular margination of inflammatory cells（ptc）score

2005年Banff分類から急性拒絶反応の病態を示すとして取り入れられた所見であるが，抗体関連型拒絶反応の診断における微小循環の炎症所見を移植糸球体炎とともに表している．PTCの拡張と管腔内への白血球の集積，内皮細胞の腫大がみられる．急性抗体関連型拒絶反応ではPTC腔内への好中球を主とした集積が特徴である．

・**急性抗体関連型拒絶反応** acute/active antibody-mediated rejection（AAMR）

抗ドナー抗体の存在下において抗体関連型拒絶反応は引き起こされる．典型的には急激な移植腎機能障害を伴って病理組織所見で確認されるいわゆる超急性拒絶反応や促進型拒絶反応と呼ばれるものであるが，Banff基準では抗ドナー抗体の存在下でその抗体に関連する拒絶反応，少なくとも一部は関与した拒絶反応を急性抗体関連型拒絶反応としている．2013年のBanff分類において，急性抗体関連型拒絶反応の診断基準が明確にされた（表2）．

移植手術前には抗ドナー抗体の有無を検査し，明らかな抗ドナー抗体陽性例の移植は行われないため現在では超急性拒絶反応を経験することはまずない．しかし，ABO血液型不適合やごく弱い抗ドナー抗体陽性例で術前処理を行って移植を行う場合には移植後数日以降に抗体関連型拒絶反応が出現する可能性はある．この場合，抗体のグラフトへの吸着により抗ドナー抗体の上昇を認めないことやABO血液型不適合例ではC4dが非特異的陽性になることから，臨床所見と組織病変のみで抗体関連型拒絶反応の診断を行わねばならないことも多い．

・**移植糸球体症** allograft glomerulopathy（cg）score

近年のBanff会議の主題はもっぱら慢性活動性抗体関連型拒絶反応の診断基準の改訂であった．移植糸球体症（cg病変）は，内皮細胞障害から生じる糸球体係蹄の二重化病変であり，慢性抗体関連型拒絶反応の主たる組織病変と考えられている

4 Banff 分類と拒絶反応の種類 25

表2 急性抗体関連型拒絶反応（AAMR） 3つの特徴を全て満たすもの

---

1. 急性組織障害の形態学的証拠，以下の3つのうち1つ以上．
  ・微小循環の炎症所見（g ＞ 0 and/or ptc ＞ 0）
  ・動脈内膜炎（v ＞ 0）
  ・急性 TMA 所見（拒絶反応以外に原因がない場合）
  ・急性尿細管障害（拒絶反応以外に明らかな原因がない）
2. 血管内皮細胞と抗体の反応がこれまでおよび現在に起こっている証拠を少なくとも1つ認める．
  ・PTC に C4d の線状陽性（凍結切片では C4d2 または C4d3，パラフィン切片では C4d ＞ 0
    を陽性とする）
  ・少なくとも中等度以上の微小循環炎症所見（[g + ptc] ≧ 2）
  ・生検組織での検索において内皮細胞障害を示す遺伝子転写物の増加を認める
3. 血清学的に抗ドナー抗体（HLA または他の抗原）が確認される．

（図2）．2013 年 Banff 会議では cg 病変を電顕所見まで含めて取り入れ，より早期の移植糸球体症を捉えることを重視している．硬化のない糸球体係蹄での最大病変で判定することとし，光顕・電顕で全く cg 病変のないものが cg0 となる．25％までの係蹄に cg 病変を認める cg1 は，cg1a：光顕では変化ないが電顕で3つの係蹄以上で係蹄壁二重化や内皮細胞障害を見るもの，cg1b：光顕で少なくとも1つの係蹄で二重化を認めるものとされた．25～50％までの係蹄に二重化があれば cg2，50％以上に二重化を見れば cg3 としている．

・C4d 陽性基準

C4d 陰性抗体関連型拒絶反応の存在を認める一方で，PTC の C4d 陽性とする基準も改訂された．C4d のスコアリングは PTC 線状陽性を示す実質領域の割合から，0％：C4d0，1～10％：C4d1，10～50％：C4d2，＞ 50％：C4d3 となる．凍結切片での蛍光抗体法と，パラフィン切片での免疫組織学的手法の感度の違いから，凍結切片では 10％以上の領域で陽性と判断し（C4d2，C4d3），パラフィン切片では 1％以上の領域で染色されれば陽性と判断できる（C4d1，2，3）．

・慢性活動性抗体関連型拒絶反応 chronic, active antibody-mediated rejection（CAAMR）

CAAMR の診断基準（2013 年）を表3に示す．

これまでは，抗ドナー抗体の存在下に，特徴的な糸球体基底膜の二重化病変とともに移植糸球体炎を認め，PTC の多層化病変とともに PTC 炎を認めることが活動性の慢性抗体関連型拒絶反応の組織学的特徴とされてきた．2013 年 Banff 分類からは，動脈の増殖性内膜病変も形態学的証拠に含まれ，C4d 陰性 AMR の存在を認め

表3 慢性活動性抗体関連型拒絶反応（CAAMR） 3つの特徴を全て満たすもの

1. 慢性組織障害の形態学的証拠，以下の3つのうち1つ以上．
   ・慢性TMAの証拠がなく，移植糸球体症（TG）を認める（cg＞0）
   ・電顕観察で高度なPTC基底膜の多層化を認める
   ・他の原因を除く新規に発症した動脈の線維細胞性内膜病変
2. 血管内皮細胞と抗体の反応がこれまでおよび現在に起こっている証拠を少なくとも1つ認める．
   ・PTCにC4dの線状陽性（凍結切片ではC4d2またはC4d3，パラフィン切片ではC4d＞0を陽性とする）
   ・少なくとも中等度以上の微小循環炎症所見（[g＋ptc]≧2）
   ・生検組織での検索において内皮細胞障害を示す遺伝子転写物の増加を認める
3. 血清学的に抗ドナー抗体（抗HLAまたは他の抗原）が確認される．

て抗体関連型の発症機序からの証拠が診断基準に取り入れられた．実際の病理診断においては，こうしたBanff分類でのCAAMR診断基準を踏まえつつ，cg病変を呈する例ではC4dがPTCだけでなく糸球体係蹄に線状に陽性所見をとることが多いことや，PTC基底膜の多層化病変は光顕レベルでも適切な切片での詳細な検討では診断が可能であることなどがCAAMRを診断する有用な手段となる．

　2015年のBanff会議において示された抗体関連型拒絶反応診断基準は2013年と本質的な変わりはないが，抗ドナー抗体の存在が必須とされていた項目に「抗体関連型拒絶反応の診断基準である組織学的特徴を認めてC4dがPTCに陽性であれば（強く抗体関連型拒絶反応を疑い），速やかに抗ドナー抗体のチェックを行うべきである」と付記された．

参考文献

1）Racusen LC, Solez K, Colvin RB, et al:The Banff 97 working classification of renal allograft pathology. Kidney Int 55:713-23, 1999.

2）Racusen LC, Halloran PF, Solez K:Banff 2003 meeting report: new diagnostic insights and standards. Am J Transplant 4:1562-6, 2004.

3）Solez K, Colvin RB, Racusen LC, et al:Banff 07 classification of renal allograft pathology: updates and future directions. Am J Transplant 8:753-60, 2008. Epub 2008 Feb 19.

4）Mengel M, Sis B, Haas M, et al:Banff 2011 meeting report: new concepts in antibody-mediated rejection. Am J Transplant 12:563-70, 2012.

5）Haas M, Sis B, Racusen LC, et al:Banff 2013 meeting report: inclusion of c4d-negative antibody-mediated rejection and antibody-associated arterial lesions. Am J Transplant 14:272-83, 2014.

HLA ミスマッチと
クロスマッチ試験

コンサルト 5 HLA ミスマッチがあっても腎移植成績には問題はないのか

61歳，女性，O型．糖尿病性腎症による腎不全で血液透析歴5年．59歳，O型，夫をドナーとする生体腎移植を希望して紹介となった．レシピエントは2度の妊娠出産歴を有する．レシピエント，ドナー，それぞれのHLAタイピング結果とクロスマッチの結果は図1のとおりであった．本症例のHLAミスマッチカウントはいくらか．腎移植の適応に問題はないか．

HLA 続柄	A		B		DR	
ドナー（夫）	24	26	35	48	4	12
レシピエント（本人）	2	24	46	62	8	9

Cross match（%）

LCT法		Flowcytometry法	
Tw	Bw	FCXM-T	FCXM-B
0 (−)	0 (−)	12.75 (−)	10.46 (−)

図1　ドナー，レシピエントのHLA型，クロスマッチ検査結果

回答 HLAミスマッチカウントとしては5ミスマッチで共有するHLAはわずか1つのみであるが，クロスマッチは陰性であり，腎移植適応ありとして問題ない．

■判断のよりどころ

　HLA（ヒト白血球抗原 human leukocyte antigen）は，臓器移植において拒絶反応の原因となる組織適合抗原のひとつである．HLAは白血球だけでなく腎臓を構成する細胞にも発現しているため，レシピエントがそのHLAに対する抗体を持っている場合は拒絶反応の原因となる．HLAミスマッチがあるというのはHLA型が異

なることを意味し、その場合異なる HLA 型に対する抗体、つまり抗 HLA 抗体を有しているか否かが腎移植の適応を決定するために重要となる.

・HLA は分子構造の違いによりクラス I、クラス II に分類され、組織適合抗原としてクラス I（HLA-A, B, C）、クラス II（HLA-DR, DP, DQ）がある.

　クラス I 抗原は T、B リンパ球を含むほぼ全ての有核細胞の細胞膜上に存在し、その機能は細胞内のウイルス蛋白などのペプチドと結合して CD8 陽性 T 細胞に提示することで細胞障害性 T リンパ球を誘導することである. クラス II 抗原はマクロファージ、単球、樹状細胞などの抗原提示細胞や B リンパ球に発現しており、その機能は外来抗原蛋白質由来のペプチドと結合し、CD4 陽性ヘルパー T リンパ球に提示することである.

・HLA タイピングは、従来血清学的に決定される HLA 抗原型（表現型）で表現されてきたが、最近では PCR 法によって判明する HLA-DNA 型（遺伝子型）で表現される.

　例に挙げると遺伝子型 HLA-A*24:02 は表現型としては HLA-A24 のように表記されることとなる [1]. 一般的に腎移植における組織適合度を判断する場合、HLA 表現型としては HLA-A, B, DR の 3 つの遺伝子座に関する組み合わせで判断されることが多い. つまり例えば表現型でいうと、HLA-A24, B39, DR4 と HLA-A26, B13, DR15 の 2 つの対立遺伝子を有する場合、HLA-A24,26　B13,39 DR4,15 のごとくであり、レシピエントのドナーに対する HLA ミスマッチのカウントは、それぞれ A、B、DR について 0 ～ 2 つ、計 0 ～ 6 つということになる.

　表現型として A、B、O、AB の 4 種類しかない赤血球表面抗原と異なり、HLA 型は、HLA-A で約 670 種類、HLA-B で 1000 種類など非常に多彩な多型を認めるため、理論上数万種類の組み合わせが存在する [2].

　よって血縁関係以外で遺伝子型までが完全に一致する確率は非常に稀である. また親子関係の場合、子は親のどちらか片方の対立遺伝子を受け継ぐことになるため A、B、DR はセットになって受け継がれる. このような状況を 1 ハプロタイプ一致と表現する. 遺伝の法則から、兄弟間の場合は 2 ハプロタイプ一致（0 ミスマッチ）が 25 ％、1 ハプロタイプ一致（3 ミスマッチ）が 50 ％、0 ハプロタイプ一致（通常 6 ミスマッチ）が 25 ％となる.

・0 ミスマッチの組み合わせであればドナー特異的な HLA 抗原は理論上生じえないため拒絶反応は起こりにくい.

　HLA ミスマッチが存在し、かつ何らかの原因で術前にレシピエントが非自己

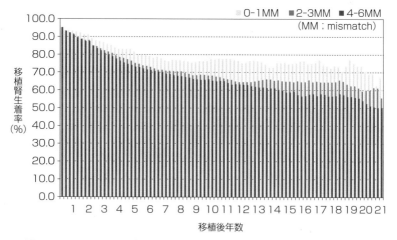

図2　HLAミスマッチ数別の生着率―海外の報告―（MM; mismatches）

(Fosterら，2014)[3]

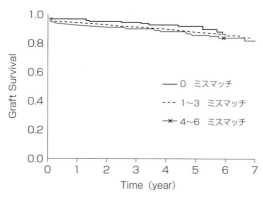

図3　HLAミスマッチ数別の生着率―本邦の生体腎移植に関する報告―

(高原ら，2010)[4]

HLAに感作されていた場合（輸血，移植，妊娠など），抗HLA抗体がレシピエント血清内に存在している可能性がある．このように既存抗HLA抗体がドナー特異抗体（donor specific antibody；DSA）の場合はクロスマッチが陽性となる，つまり急性抗体関連拒絶反応の原因となりうる．また既存抗体がない場合でも，移植され

た腎臓の HLA により感作されることで，移植後の長期経過での過程で，新規に DSA（de novo DSA；通常はドナー特異抗 HLA 抗体を意味して用いることが多い）が産生されることで慢性抗体関連拒絶反応の原因にもなりうる．

・このように HLA ミスマッチの数により，種々の拒絶反応が起こりうる可能性があるため，それらは結果として生着率の差となり現れる．

　しかし近年の免疫抑制剤進歩により腎移植全体としての生着率の向上したため，その差は実質わずかである．図2に海外の，図3に本邦の HLA ミスマッチ数別の腎移植生着率のデータを示すように，これらの成績の差は腎移植適応を左右するほどのものではないとの一般的認識がある[3,4]．よって HLA ミスマッチの多い症例，極端には6ミスマッチの組み合わせであっても，少なくとも術前のクロスマッチが陰性であれば腎移植は許容されると言える．

■実際の対応

　HLA タイピングはドナー，レシピエント末梢血から抽出された DNA を用いて同定される．上記のようにミスマッチの状況によって腎移植の適応が変わることはないが，レシピエントがミスマッチ HLA に対する抗体を有する場合は，その程度によって腎移植適応が左右される可能性や，術前に抗体を取り除くための減感作処置が必要となる可能性があるため注意が必要である．それを調べる検査がクロスマッチ試験であるが，詳細はコンサルト⑥を参照してほしい．

　前述のごとく，移植前に輸血，移植，妊娠の既往があり，非自己 HLA に暴露されている時は，ドナー特異的か否かは別として抗 HLA 抗体を有する可能性が増加する．特に二次移植の場合は，以前に同一家系内のドナーからの生体腎移植の既往がある場合は，一次移植ドナーと二次移植ドナーが共通の HLA を有している可能性があり，ドナー特異抗 HLA 抗体を有する確率は高くなる．

・レシピエントに妊娠歴がある場合も，子供は夫の HLA を1ハプロタイプ受け継いでいるのでそれにより感作されている可能性がある．よって経産婦でドナーが夫の場合は，ドナー特異抗 HLA 抗体を有する確率は高くなる．

・HLA ミスマッチに起因する de novo DSA が引き起こす慢性抗体関連拒絶反応に関しては，術前に予測し有効な対策を講じることは困難であるが，これもまた長期生着率の差が生じる原因として近年重要性が強調されている．

提示症例への対応

　妻がレシピエント，夫がドナーの夫婦間生体腎移植の組み合わせで妻に妊娠出産の既往がある．HLA タイピングの結果は図 1 に示すよう共通する HLA 抗原はA24 のみで 5 ミスマッチである．なおこの場合の HLA-A の 1 マッチは偶然であるが，人種等によって HLA 型の出現頻度に偏りがあるため偶然一致していることは決して稀ではない．

　上記のように妊娠出産により，夫の HLA に対する既存 DSA の存在が危惧されたが，クロスマッチは陰性であり，少なくとも腎移植の適応は適合度の観点からは問題ないと言える．ただし DSA を有する可能性の高いハイリスクな組み合わせではあり，クロスマッチでとらえられない微量のドナー特異抗 HLA 抗体の検索のため，さらに念のために single antigen beads（SAB）により精査するかは方針の分かれるところであるが，一般的には腎移植適応ありとされる組み合わせである．

参考文献

1）http://www.asas.or.jp/jst/pdf/info_20130115.pdf
2）http://www.ebi.ac.uk/imgt/hla/
3）Foster BJ, et al: Impact of HLA mismatch at first kidney transplant on lifetime with graft function in young recipients. Am J Transplant 14: 876–885, 2014.
4）高原史郎，他：腎移植臨床登録集計報告（2010）．2009 年経過追跡調査結果．移植 45: 608–620, 2010.

コンサルト 6　どのようなクロスマッチ試験が腎移植時には行われるのか

> 54歳，男性，A型．IgA腎症による腎不全で血液透析歴3年．49歳，O型，妻をドナーとする生体腎移植を前提に，適応決定のため検査を行っている．レシピエント，ドナーのHLAタイピング結果とクロスマッチの結果は図1のとおりで，LCT-T，B共に陰性だがFCXM-T陰性，B陽性であった．腎移植適応はあるか．

続柄 ＼ HLA	A		B		DR	
ドナー（夫）	2	24	48	60	4	8
レシピエント（本人）	2	26	46	62	8	9

Cross match（%）

LCT法		Flowcytometry法	
Tw	Bw	FCXM-T	FCXM-B
0（−）	0（−）	8.9（−）	77.54（+）

図1　ドナー，レシピエントのHLA型，クロスマッチ結果

回答　FCXM-B陽性であり，ドナー特異的ClassII抗HLA抗体がレシピエント血清中に存在する可能性がある．腎移植適応決定のために，可能であれば更なる抗体関連検査を行った上で，減感作療法の必要性を含めて慎重に決定する必要がある．

■判断のよりどころ

　腎移植における組織適合検査は，コンサルタント⑤で説明したように HLA タイプ（型）をレシピエント，ドナー間で比較することが第一歩である．ただし抗血液型抗体と異なって抗 HLA 抗体が自然に獲得される可能性は低く，HLA タイプが異なるだけでミスマッチ抗原に対する抗体がレシピエント血清中に存在し拒絶反応を引き起こすわけではない．腎移植適応決定の際に問題となる，つまり急性期の抗体関連拒絶反応の原因となりうる状態とは，ドナー腎の組織に発現している HLA を含む抗原に対する抗体，いわゆるドナー特異抗体（DSA）がレシピエント血清中に存在する場合で，クロスマッチ検査はこの DSA の有無を検索するために行われる．
・DSA を検索するための検査として用いられるクロスマッチ検査としては，リンパ球細胞傷害性試験（lymphocyte cytotoxicity test; LCT）によるクロスマッチ，フローサイトメトリーを用いたクロスマッチ（flow cytometry cross-match; FCXM）がある．

　またクロスマッチが陽性で DSA の存在が疑われた場合，その DSA が抗 HLA 抗体か否か，抗 HLA 抗体であれば Class I か II か，あるいはさらに詳細にどの HLA 型に対応する抗体であるかを調べる検査として，抗 HLA 抗体スクリーニング（FlowPRA screening や LABScreen PRA，PRA screening あるいは，単に PRA と称されることが多い）や，single antigen 同定検査（FlowPRA single antigen や LABScreen single antigen，single antigen beads（SAB）あるいは，single antigen や DSA と称されることが多い）がある．これらの検査は，言葉の定義として厳密にはクロスマッチ検査とは言えないが，いずれもドナー特異抗体を検出するための一連の検査と見なして本項で説明する．それぞれの検査の特徴を表 1 に示す[1,2]．
・LCT-XM と FCXM は，ドナー特異抗体が存在する場合に陽性となり，その多くは抗 HLA 抗体であるが抗 Non-HLA 抗体の可能性もありうる．

　FCXM の方がより鋭敏，つまり抗体量が少なくても陽性となりうる．LCT-XM と FCXM ともに，T リンパ球，B リンパ球を用いた検査が行われる．クラス I 抗体は，T，B リンパ球ともに陽性，クラス II 抗体は，T リンパ球陰性，B リンパ球陽性となる．LCT-XM，FCXM のそれぞれの T，B が陽性，陰性のパターンとして表 2 の場合が考えられ，その解釈は表内に示すようになる．

　ただしいずれかが陽性となった場合は，次に述べる PRA screening，SAB で抗 HLA 抗体やドナー特異抗体の有無を検索し，それらの検査結果を併せて判断することが望ましい．

表1　クロスマッチ検査（抗体検査の種類と特徴）

	使用HLA抗原	検査原理	通称、略語	品　名	検査結果の意義	用途や制限
クロスマッチ	ドナーリンパ球	リンパ球細胞傷害試験(LCT)	LCT-XM	—	ドナー特異的抗体	補体依存性。自己抗体やIgMの可能性。
		flowcytometry	FCXM	—	ドナー特異的抗体	IgG, IgMを区別できる
抗体検査 抗HLA抗体スクリーニング (Class I and II)	抽出HLA抗原	flowcytometry	PRA screening	FlowPRA Screening	Class I もしくは II 抗HLA抗体	高感度。native antigen(HLA)と同じ立体構造を保持していないepitopeに対する抗体を検出する可能性。
		Luminex		LABScreen PRA Lifecodes Lifescreen Deluxe WAKFlow HLA抗体 MR		
抗体検査 single antigen 同定検査	recombinant HLA抗原	flowcytometry	single antigen beads (SAB) donor specific antibody(DSA)	FlowPRA single antigen	single antigen別の抗HLA抗体	高感度。native antigen(HLA)と同じ立体構造を保持していないepitopeに対する抗体を検出する可能性。
		Luminex		LABScreen single antigen Lifecodes LSA single antigen WAKFlow HLA抗体クラスI HR		

表2　クロスマッチ検査の種類と解釈

LCT-T	LCT-B	FCXM-T	FCXM-B		抗体関連拒絶 反応のリスク
+	+	+	+	高力価 Class I 抗体 もしくは高力価 Class I, II 抗体	＋＋＋＋＋
−	+	+	+	低力価 Class I 抗体 および低～高力価 II 抗体	＋＋＋
−	−	+	+	低力価 Class I 抗体 もしくは低力価 Class I, II 抗体	＋＋
−	+	−	+	低～高力価 Class II 抗体 および / もしくは極低力価 Class I 抗体	＋
−	−	−	+	極低力価 Class II 抗体	±～＋
−	+	−	−	低力価 Class I IgM 抗体 もしくは自己 IgM 抗体	−～±
+	+	+	−	低力価 Class I IgM 抗体 もしくは自己 IgM 抗体	−～±

・PRA screening は，クロスマッチが陽性でドナー特異抗体の存在が疑われる場合に行われることが多い．

　存在が疑われているドナー特異抗体が抗 HLA 抗体か，またそうであれば Class I か Class II かを鑑別するのに有用である．

　なおクロスマッチが陰性であっても本検査を行うと Class I あるいは Class II が陽性となる結果もあり得る．それはすなわちドナー特異的でない抗 HLA 抗体を有するということであり，輸血や妊娠の既往のある場合にはあり得ることである．拒絶反応の原因には理論上はなり得ないが，非常に高力価の場合は交差抗原性を有する抗原に対する反応（cross reactive epitope group；CREG）や免疫応答の高感度状態，いわゆる High Responder である可能性に留意する必要があるかもしれない．

・SAB は，前述の検査でドナー特異抗 HLA 抗体の存在が疑われた場合，それがドナー HLA のうちどの型に対するものかを半定量的に検索し得る．

　すなわち，例を挙げると，ミスマッチ抗原である HLA-DR4 に対する抗体を有することがわかったりする．現状で最も感度および特異度の高い抗体関連検査ではあるが，コスト等の問題で全例に施行することは現実的でない．また，ドナー特異的な抗 Non-HLA 抗体を検出することは出来ず，クロスマッチ検査の結果と併せて適応判断を行う．

6 どのようなクロスマッチ試験が腎移植時には行われるのか **37**

　本検査は半定量的でもあるため，減感作療法の効果判定や長期経過観察中の慢性抗体関連拒絶反応を疑う場合の診断等にも有用である[3]．

■実際の対応

　クロスマッチの結果のみから判断した，DSA の有無に関する解釈は上記の様であるが，実際はいずれかが陽性の場合は，さらに PRA screening もしくは SAB，あるいはその両者を行う．

　通常，絶対的に腎移植適応外とされることが多いのは，LCT-T が陽性でかつそれが抗 HLA 抗体によるものと判断される場合である．多くは DSA を調べると非常に高力価のドナー特異的抗 HLA 抗体が存在し，現行の減感作療法ではそれらが全て取り除けず，腎移植を行うことで重度の抗体関連拒絶反応が起こり早期移植腎廃絶の危険性が非常に高いと判断するからである．

　またそれ以外のパターンでクロスマッチが陽性となった場合は，PRA screening，SAB の結果から，抗 HLA 抗体あるいは抗 Non-HLA 抗体のいずれと推測されるかで方針が異なる．

・クロスマッチ陽性の原因となったドナー特異抗体が抗 HLA 抗体と解釈される場合，通常は血漿交換，抗 CD20 抗体などの減感作処置や抗体除去療法を行い，抗体力価を減らしてから腎移植を行うことが多い．減感作療法前，後の抗体力価による腎移植適応の判断は施設ごとに方針は異なる．

・また抗ドナー抗体が抗 Non-HLA 抗体と判断した場合の対処も施設により異なる．抗 Non-HLA 抗体が原因となった抗体関連拒絶反応も少なからず報告されていることを根拠に，抗 HLA 抗体の場合と同様に減感作処置を行う場合や，抗 Non-HLA 抗体のなかでも拒絶反応を起こしうると判明している抗体の有無が存在するかを調べる場合や，特に処置を必要としないと判断される場合もある．

提示症例への対応

　FCXM-B が陽性であったため，FlowPRA screening，FlowPRA single antigen で精査したところ，FlowPRA Class II が陽性であり，ドナー HLA のうちミスマッチ抗原である DR4 に対する抗体が存在した．抗体力価を定量的に表す MESF 値は 985 と軽度高値であった．移植前 2 週間からの免疫抑制剤投与，抗 CD20 抗体投与，血漿交換を行った後に腎移植を行った．

　通常ドナー特異的抗 HLA 抗体を有する場合でも，低力価であったり ClassII 抗体

であったりする場合には，減感作処置を行うことで腎移植は可能と判断されるが，もともと抗ドナー抗体を有さない場合と比べると術後の抗体関連拒絶反応発症の可能性は高いため，注意は必要である．

参考文献

1) http://www.asas.or.jp/jst/pdf/info_20130115.pdf
2) http://jshi.umin.ac.jp/certification/lecture_text/lecture_text2008.pdf
3) 佐治博夫：各臓器移植についての拒絶反応の解説・移植の新しい治療法の紹介（第4回）移植における液性免疫制御の重要性と HLA 血清学—直接クロスマッチから HLA タイプ＆スクリーンへ—．MHC（Major Histocompatibility Complex）18: 31-46, 2011.

【解説】
MESF 値（molecules of equivalent soluble fluorochrome　可溶性蛍光色素分子等量）：フローサイトメトリーを用いてドナー特異抗体（DSA）を検出した場合，得られた結果（蛍光強度）は半定量的である．この結果に定量性を持たせるために，蛍光色素濃度既知の 4 種類のビーズで標準曲線を書き，同一機器設定条件で測定した被検サンプルの蛍光強度に変換した値を MESF 値という．同義ではないが DSA の抗体量と理解してよいかと考える．

コンサルト 7 移植後にもクロスマッチ試験は必要なのか

23歳，男性，A型．低形成腎による腎不全で保存的に加療されてきたが，eGFR 12 mL/分となり，54歳，B型，父親をドナーとする先行的生体腎移植を受けた．血液型不適合であり，レシピエントの抗B抗体価は初診時IgM×32，IgG×256であった．またHLAタイピングは1ハプロタイプ一致であった．クロスマッチはLCT-T，B陰性であったが，FCXM-T陰性，B陽性で，single antigen beads（SAB）ではドナー特異的な抗HLA抗体は認めず，FCXM-B陽性の原因として，何らかのドナー特異non-HLA抗体の存在か非特異的反応を疑った．血液型不適合腎移植であったため，術前にリツキシマブを含む減感作療法を行い，血漿交換による抗体除去療法後に腎移植を施行した．移植後6日目まで順調に利尿を認め血清Cr値1.1まで低下したが，移植後7日目早朝から尿量が極端に低下しほぼ無尿となり，超音波ドップラー法で拡張期血流の途絶を認めた．原因検索のため行うべき検査は何か．

回答 臨床経過から促進型抗体関連拒絶反応が疑われる．組織学的確定診断のために移植腎生検を行い，また原因となる抗体を同定するために抗B抗体価，クロスマッチ，抗体検査によるドナー特異的抗体を検索することが望ましい．

■ 判断のよりどころ

・腎移植周術期に起こりうる拒絶反応には，表1のように，①急性T細胞関連拒絶反応と②急性抗体関連拒絶反応がある[1,2]（詳細はコンサルト⑨，⑩参照）．

一般的に，症状や腎機能増悪程度，術前の組織適合度などからある程度鑑別が可能である．しかし①急性T細胞関連拒絶反応の主な治療は，ステロイドパルス療法で治療反応性は比較的良好であることが多いのに対し，②急性抗体関連拒絶反応では，それに加え血漿交換等が必要になることが多く，難治性のことも少なからず

表1 Banff分類2013の概要―急性・慢性抗体関連拒絶反応の診断基準―

・Acute/active ABMR（下記3項目すべてを満たす）
1. 急性組織障害を示唆する組織所見（以下の1つ以上）
   毛細血管炎症（g＞0 and/or ptc＞0）
   動脈炎（v＞0, intimal or transmural）
   急性TMA（他の原因を除外）
   急性尿細管障害（他の原因を除外）
2. 内皮細胞活性化の根拠（以下の1つ以上）
   PTCのC4d線状陽性像（IFでC4d2 or 3, IHCでC4d＞0）
   中等度以上の毛細血管炎症（[g＋ptc]≧2）
   内皮細胞障害を反映する遺伝子の発現増加（正確な実証が必要）
3. DSA陽性（HLAあるいはその他の抗原）

・Chronic, active ABMR（下記3項目すべてを満たす）
1. 慢性組織障害を示唆する組織所見（以下の1つ以上）
   移植糸球体症（cg＞0）（慢性型TMAを除外）
   高度のPTC基底膜多層化（要電顕評価）
   新たに出現した動脈内膜の線維性肥厚（他の原因を除外）
2. 内皮細胞活性化の根拠（以下の1つ以上）
   PTCのC4d線状陽性像（IFでC4d2 or 3, IHCでC4d＞0）
   中等度以上の毛細血管炎症（[g＋ptc]≧2）
   内皮細胞障害を反映する遺伝子の発現増加（正確な実証が必要）
3. DSA陽性（HLAあるいはその他の抗原）

・C4d staining without evidence of rejection（下記3項目すべてを満たす）
1. PTCのC4d線状陽性像（IFでC4d2 or 3, IHCでC4d＞0）
2. G＝0, ptc＝0, cg＝0（光顕, 可能であれば電顕で）, v＝0, TMAなし, PTC基底膜多層化なし, 急性尿細管障害なし（他の原因を除外）
3. 急性T細胞性拒絶反応（type IA以上）, 境界型病変の所見なし

cg：移植糸球体症スコア, DSA：抗ドナー抗体, ENDAT：endothelial activation and injury transcripts, g：移植糸球体炎スコア, IF：凍結切片での蛍光免疫染色, IHC：パラフィン切片での酵素抗体法による免疫染色, PTC：傍尿細管毛細血管, ptc：PTC炎症スコア, TMA；血栓性微小血管症, v：動脈炎スコア

あり，治療方針が異なるため可能な限り確定診断をつけてから治療を決定する．①，②の確定診断をつけるため必要な検査は，腎生検と抗体に関する検査である．
　また，①急性抗体関連拒絶反応であった場合に，治療反応性の指標としても，原因となっている抗体の種類を特定することは重要である．表1に示したように，①急性抗体関連拒絶反応の診断基準として血清学的に抗体の存在を証明することが条件となっている．そのためには血液型不適合腎移植の場合は抗血液型抗体を，そ

れ以外の抗体関連拒絶反応を疑う場合はクロスマッチと single antigen beads（SAB）を行い，抗ドナー抗体（抗 HLA 抗体もしくは抗 non-HLA 抗体）を調べる．
・長期経過観察中に移植腎機能が増悪した場合に，慢性活動性抗体関連拒絶反応を疑うことがある．

　表1に示されるように，同様に血清学的に抗体の存在を証明することが条件となっている．つまり，まずは SAB でドナー特異抗体（DSA）*の有無を調べ，腎生検を行い，慢性活動性抗体関連拒絶の所見があるかを精査する．また左記がサブクリニカルに進行しつつあり，定期腎生検で診断されることもありうる．このような場合もやはり SAB を追加で行い，診断が確定した後に，抗 CD20 抗体，ステロイドパルス，血漿交換を行うことが一般的かと思われるが，治療方針は一定ではない．

　〔*一般的には，慢性活動性抗体関連拒絶反応の原因となる抗体を指す場合は，腎移植後新規に産生された抗 HLA 抗体であることを前提に述べられることが多い〕

■実際の対応

　尿量低下や超音波ドップラー法で拡張期血流の途絶を認める程度の比較的高度の拒絶反応の場合，急性抗体関連拒絶反応であることが多い．本症例は減感作処置を行ったとは言え，血液型不適合腎移植であり抗血液型抗体が存在することや，抗 non-HLA 抗体ではあるがドナー特異抗体の存在が疑われていたため，いずれかの抗体が原因となっている可能性がある．術前のクロスマッチ等で検出されていないとは言え，HLA ミスマッチが存在する以上は，ドナー特異抗 HLA 抗体の関与も否定はしきれない．

　腎生検を行うと同時に，原因となるドナー特異抗体の存在を証明することが重要である．急性抗体関連拒絶反応が組織学的に診断されたが，抗血液型抗体，ドナー特異抗 HLA 抗体が検出されなかった場合は，何らかのドナー特異抗 non-HLA 抗体が原因とも考えられ，クロスマッチが診断補助となりうる．

　ただし，そのようなドナー特異抗 non-HLA 抗体はリンパ球に発現しないものも多く，クロスマッチ検査が陰性であってもその存在を完全に否定しうるわけではない[2]．

提示症例への対応

　直ちに腎生検を行い，抗血液型抗体の測定とクロスマッチ，SAB を提出した．結果が判明するまでに数時間かかることから empiric にステロイドパルス療法を開始した．腎生検の HE 染色染色結果で，傍糸球体毛細血管に好中球を含む浸潤細胞を認め，急性抗体関連拒絶反応を疑うとの報告があり，同日血漿交換を引き続き行った．

　当日中にクロスマッチの結果が判明し，術前と同様やはり FCXM-B のみが陽性であり，ドナー特異抗 HLA 抗体は全て陰性のままであった．何らかのドナー特異抗 non-HLA 抗体が原因となった抗体関連拒絶反応と判断した．

　腎生検の正式報告では，やはり急性抗体関連拒絶反応の診断であった．幸いなことに血漿交換を行うとすぐに利尿が得られ，引き続き計 3 日間のステロイドパルスと血漿交換で寛解を得た．

参考文献

1）原 重雄：Banff 分類 2013．新たな抗体関連型拒絶反応診断基準と Banff 分類が今後目指すもの．日臨腎移植会誌 2：15-22, 2014.

2）Haas M, et al: Banff 2013 meeting report:inclusion of c4d-negative antibody-mediated rejection and antibody-associated arterial lesions. Am J Transplant 14: 272-83, 2014.

骨髄幹細胞移植の場合のクロスマッチ試験

一口メモ 8

臓器あるいは組織移植の中には様々な移植があるが，骨髄幹細胞移植は，一般の移植と比較するとドナーとレシピエントの組織関係が逆である点が特徴である．

①腎移植では，ドナーの組織が腎臓という組織であり，この腎臓内に発現するHLAに対してレシピエントのリンパ球あるいは抗原提示細胞が攻撃を加えるのが拒絶反応である．一方，骨髄幹細胞移植では，ドナー組織が骨髄細胞であり，レシピエント臓器が血管系細胞と言ってよい．

レシピエントの血管内皮細胞上のHLA抗原に対して，ドナー血液細胞（リンパ球）が攻撃を加えることにより拒絶反応がおこる．骨髄幹細胞移植の拒絶反応は，移植片対宿主拒絶反応（GVHD；graft versus host disease）と言われる．

②腎移植では，抗ドナー抗体あるいはレシピエントリンパ球が，移植された腎臓のみを標的にして拒絶反応を発症させる．一方，骨髄移植の場合は，ドナーリンパ球あるいは抗レシピエント抗体が全身組織を標的にしてしまうことになる．GVHDは，皮膚，消化管，肝臓などを中心に様々な臓器に障害が出現する．

③現在，HLAに対する抗体の存在は，リンパ球クロスマッチ試験の他に，より感度のよい検査である，フローリンパ球サイトメトリー試験，フローPRA試験，シングルビーズPRA試験などで判定される（コンサルト⑤参照）．

腎移植では，ドナーのHLAに対する抗体がレシピエント血中に存在するかどうかこれらの試験で検査される．一方，骨髄幹細胞移植では，レシピエントのHLAに対する抗体がレシピエント体内に存在するかどうか検査される．この点が大きく異なる点である．

④最近の腎移植では，抗ドナーHLA抗体を移植後も経時的に検査していくことで，慢性抗体関連拒絶を早期発見し早期治療することを目指している．一方，骨髄幹細胞移植では，経時的な抗レシピエントHLA抗体の検査はあまりなされていないようである．

しかし，この抗レシピエントHLA抗体が原因で，慢性的なGVHDが出現す

ることも話題となっている．また，腎臓に関して言えば，骨髄移植後腎症（bone morrow transplantation nephropathy）という疾患がある．骨髄移植後腎症では，膜性腎症が多いことが知られている[1]．また，糸球体内皮細胞剥離，メサンギオリーシスなどの所見から，血栓性微小血管障害（thrombotic microangiopathy）に相当する病理所見と思われる症例の報告もされている[2]．あたかも，内皮細胞を標的としている糸球体障害にもみえる．これら骨髄移植後腎症は，レシピエント細胞に対する抗体産生が引き金となって発症している腎症ではないかと推測する意見もある[3]．

参考文献

1）Iguchi E,et al:A case of membranous nephropathy associated with chronic GVHD successfully treated with rituximab. Bone Marrow Transplant 47:132-134, 2012.

2）Hébert MJ, et al: Mesangiolysis associated with bone marrow transplantation: new insights on possible etiogenic factors. Am J Kidney Dis 23:882-883, 1994.

3）Singh N, et al: Kidney complications of hematopoietic stem cell transplantation. Am J Kidney Dis 61:809-821, 2013.

拒絶反応

コンサルト 9 抗体関連拒絶反応とはなにか

47歳，女性．腎移植前のクロスマッチ検査は陰性で，血清抗ドナー抗体は Luminex single antigen beads（SAB）法も含めてすべて陰性であった．4年前に姉をドナーとして生体腎移植を施行し，経過良好で血清 Cr 値 1.0 mg/dL で退院した．維持免疫抑制療法はタクロリムス，ミコフェノール酸モフェチル，プレドニゾロンで行い，経時的に漸減した．そののち腎移植後 1 年以内に急性拒絶反応を 2 回生じ，ステロイドパルス療法によりそれぞれ軽快した．腎移植後 3 年目から徐々に血清 Cr 値と尿蛋白が漸増してきた．血清抗ドナー抗体は陽性となり，移植腎の病理組織検査では糸球体基底膜の二重化や C4d 染色陽性などの所見を認め，慢性抗体関連拒絶反応であった．

回答　レシピエント血清中のドナーに対する抗体（donor specific antibody；DSA）により，移植腎に抗体関連拒絶反応を生じる．腎移植前から存在する抗ドナー抗体（既存抗体；pre-formed antibody）と腎移植後に新規に生じる抗ドナー抗体（*de novo* DSA）に大別される．ドナー HLA の class I あるいは class II に対する抗体（抗 HLA 抗体）が最も重要である[1]．ABO 不適合腎移植では抗 A あるいは抗 B 抗体による拒絶反応の対策を行う．

他に主要組織適合遺伝子複合体クラス I 関連鎖 A（MHC class I-related chain A；MICA）抗原に対する抗体（抗 MICA 抗体），angiotensin II type-1 receptor に対する抗体（抗 ATR 抗体）などの non-HLA 抗体による抗体関連拒絶反応などが知られている．

9 抗体関連拒絶反応とはなにか　47

■判断のよりどころ

　抗 HLA 抗体は，輸血や妊娠および移植などで同種抗原に感作されて産生される（表 1）．B 細胞は APC（抗原提示細胞）が提示したドナー由来のペプチド抗原を認識し，CD4$^+$T 細胞が産生した IL-4 などのサイトカイン刺激により抗体産生細胞へ分化する．また，ドナー由来の抗原が B 細胞受容体を介して B 細胞に取り込まれ，CD4$^+$T 細胞と応答して抗体産生を促進する経路もある．

・腎移植前の既存抗体が高力価だと，腎移植手術中に移植腎に血栓が急速に生じて移植腎が機能しないいわゆる超急性拒絶反応を起こすことがあり，移植腎廃絶の危険性が高い．腎移植前にはクロスマッチ検査で既存抗体の有無を確認する．代表的な抗 HLA 抗体検査とリンパ球クロスマッチを表に示す（表 2）．

　①抗 HLA 抗体検査：表面に HLA 抗原をつけた beads と血清を反応させてフローサイトメトリーやルミネックスなどの機器で測定することにより，抗 HLA 抗体を高感度に検出できる．特に，Luminex single antigen beads（SAB）法では，抗 HLA-IgG 抗体のドナー特異性を判定して定量できる．

　②クロスマッチ：クロスマッチ検査として従来から行われてきたリンパ球細胞障害試験（LCT あるいは CDC）では補体依存性の IgG 抗体を検出するが，IgM 抗体

表1　抗HLA抗体が生じる原因

輸血
妊娠
移植歴

表2　代表的な抗HLA抗体検査とリンパ球クロスマッチ

1. 抗 HLA 抗体検査
　・flowPRA screening（PRA; panel reactive antibody）
　・Luminex single antigen beads（SAB）法

2. クロスマッチ
　・リンパ球細胞障害試験（LCT，CDC）
　・flow cytometry cross-match（FCXM）
　・ICFA 法（immunocomplex capture fluorescence analysis）

も検出した. flow cytometry cross-match は, より高感度に IgG 抗体を検出する. ICFA 法はドナー HLA 抗原に対する IgG 抗体を検出する. IgG のサブクラスのうち, IgG2 や IgG4 サブクラスの DSA と比較して特に IgG3 サブクラスの DSA があると抗体関連拒絶反応を生じやすい. また, HLA のアミノ酸配列からエピトープを予想するソフトウエアを使用した HLA 抗原のエピトープ解析が行われるようになってきた[2]. 今後の研究の進歩が待たれる.

・腎移植後に免疫抑制薬減量などに伴い, *de novo* DSA が生じると, 慢性期の移植腎機能低下と移植腎廃絶につながりやすい. 臓器移植ファクトブックによるとわが国における 2001 年以降の移植腎喪失原因の中で, 慢性拒絶反応が 19.7% であるとされており, 最も多い[3]. この慢性拒絶反応の多くは, 抗体関連拒絶反応により起こる.

・抗 HLA 抗体以外の non-HLA 抗体による拒絶反応の重要性も指摘されている. MICA/MICB は, 染色体上で HLA の近傍にあり, MICA 抗体による抗体関連拒絶反応の報告が増えつつある. MICA 抗体陽性例は腎移植成績が不良であると報告されており, 慢性期においてモニタリングが必要であると思われる[4].

■実際の対応 ⋯⋯⋯⋯⋯⋯⋯⋯⋯⋯⋯⋯⋯⋯⋯⋯⋯⋯⋯⋯⋯⋯⋯⋯⋯⋯⋯⋯⋯

1. 腎移植前

　献腎移植では, 腎移植術前検査で T 細胞クロスマッチ検査が陽性の場合は, レシピエント選定の際に候補者から除外される. 生体腎移植では腎移植前に DSA が陽性の場合は, 術前に減感作療法を行ってから腎移植手術を行うか, 別の生体ドナー候補からの移植を考慮する.

　DSA 陽性症例の免疫抑制療法は, DSA の程度に応じて, 血漿交換などによる抗体除去, リツキシマブやボルテゾミブによる B リンパ球や形質細胞の抑制, カルシニューリン阻害薬やミコフェノール酸モフェチルおよびステロイド薬などの術前十分な投与, を組み合わせて行う. 詳細はコンサルト⑳・㉑に譲る.

2. 腎移植後

　抗体関連拒絶反応の診断は, 種々の組織適合性検査と移植腎生検での病理組織検査で行う. 近年, 移植腎生検における抗体関連拒絶反応の診断基準の標準化が急速に進んだ[5]. また, 種々の組織適合性検査も普及した. 特に HLA の DNA タイピングと Luminex single antigen beads（SAB）法により, ドナー特異的 HLA 抗体の検

9 抗体関連拒絶反応とはなにか　49

表3　抗体関連拒絶の治療

血漿交換（PE）
二重膜濾過血漿交換（DFPP）
リツキシマブ
ボルテゾミブ
免疫グロブリン大量療法(IVIG)
デオキシスパーガリン

出と定量化が実用化されて以降，抗体関連拒絶反応への治療戦略は急速に進歩した．
・腎移植後に新規に生じる抗ドナー抗体（*de novo* DSA）は，HLA class II に対する抗体のことが多い．*de novo* DSA による慢性抗体関連拒絶反応の治療は一般に困難で，予後も不良である．保険適応内の治療としては，血漿交換（PE あるいは DFPP）やデオキシスパーガリン投与が行われ，ミコフェノール酸モフェチルやエベロリムスなどの維持免疫抑制薬が増量される．保険適応外であるが，リツキシマブ，ボルテゾミブ，免疫グロブリン大量療法（IVIG）などによる治療の選択肢がある（表3）．
・慢性抗体関連拒絶反応を発症した後の治療は困難なため，抗体関連拒絶反応を生じる前に免疫抑制薬の薬物濃度モニタリングや免疫モニタリング下に十分な維持免疫抑制療法を行なって *de novo* DSA をできるだけ生じさせないことが望ましい[6]．
　腎移植後維持期に生じるこのような抗体関連拒絶反応は，服薬ノンアドヒアランスが原因のことも多い．移植医，レシピエント移植コーディネーター，看護師，薬剤師，家人などによる包括的な患者指導も重要である．

提示症例への対応

　本症例においては，血漿交換とリツキシマブ投与を行った．蛋白尿は消失し，血清 Cr 値も低下した．抗 HLA 抗体検査のフォローアップを行い，必要時には移植腎生検も改めて行うことを患者と家族に説明した．維持免疫抑制薬としてエベロリムスを少量追加して，外来経過観察中である．ただし *de novo* DSA による慢性抗体関連拒絶反応は完治が難しいことが多い．
　振り返って反省すれば，免疫抑制薬を経時的にプロトコールに従って減量するのではなく，維持免疫抑制薬の薬物濃度管理をさらに厳重に行い，腎移植後早期の急

性拒絶反応を予防することが重要であった.

参考文献

1) Terasaki PI, Cai J: Human leukocyte antigen antibodies and chronic rejection: from association to causation. Transplantation 86:377-83, 2008.
2) Silva E, Alba A, Castro A, et al: Evaluation of HLA Matchmaker compatibility as predictor of graft survival and presence of Anti-HLA antibodies. Transplant Proc 42:266-9, 2010.
3) 米田龍生, 吉田克法: 腎臓. 臓器移植ファクトブック 2014 [cited; Available from: http://www.asas.or.jp/jst/pdf/factbook/factbook2014.pdf]
4) Zou Y, Stastny P, Susal C, et al: Antibodies against MICA antigens and kidney-transplant rejection. N Engl J Med 357:1293-300, 2007.
5) 両角國男, 武田朝美: 特集 Banff 分類, 移植腎病理診断の基礎と Banff 分類の変遷. 移植 49:1-5, 2014.
6) Bradley JA, Baldwin WM, Bingaman A, et al: Antibody-mediated rejection--an ounce of prevention is worth a pound of cure. Am J Transplant 11:1131-9, 2011.

コンサルト 10 T細胞関連拒絶反応とはなにか

23歳，男性．アルポート症候群による慢性腎不全に対して，8年前に母親をドナーとして先行的腎移植（透析療法開始前の腎移植）を施行し，経過良好であった．維持免疫抑制療法は，シクロスポリンMEPC（micro emulsion preconcentrate），ミコフェノール酸モフェチル，プレドニゾロンの3剤併用療法で行い，これまで重大な合併症もなかった．

半年前に大学を卒業して大学院生となり，親元を離れて一人暮らしを始めた．連日早朝から深夜まで実験を熱心に続けており，食事や服薬は不規則になりがちであった．腎移植外来の予約や検査予約を無断でキャンセルすることが続いたため，たびたび本人と母親に電話連絡して来院を促した．このたび，来院時の血清Cr値が，1ヵ月前の1.22 mg/dL から3.76 mg/dL まで急上昇していたため，緊急入院となった．

回答 腎移植において，ドナー抗原をドナー由来の抗原提示細胞（antigen presenting cell; APC）が提示してレシピエントTリンパ球（T細胞）が認識し活性化することにより，Interleukin-2（IL-2）などのサイトカイン産生や細胞傷害性T細胞による組織傷害などの免疫応答が生じる．T細胞関連拒絶反応は，従来は腎移植術後早期に経験する代表的な拒絶反応であった．腎移植周術期に，近年の十分な免疫抑制効果をもつ導入免疫抑制療法を行うことにより，多くのT細胞関連拒絶反応を防げるようになってきた．

T細胞関連拒絶反応が生じた際には，移植腎病理組織検査などによる確定診断の後に，治療としてステロイドパルス療法やサイモグロブリンあるいはデオキシスパーガリン投与などが行われる．

■ **判断のよりどころ**

　腎移植術後には，移植腎内に残存するAPCがレシピエントのリンパ組織に移行することにより，T細胞が認識（直接認識）し活性化してIL-2などのサイトカインを産生したり細胞傷害性T細胞に分化したりする[1]．活性化したドナー抗原特異的な細胞傷害性T細胞は移植腎のドナーMHC class I抗原を標的に傷害を起こす．細胞性拒絶反応の際には，移植腎病理組織検査において間質への細胞浸潤と血管内皮や尿細管の傷害が認められる．直接認識によるT細胞の活性化は急性拒絶反応の主因と考えられている．

・腎移植周術期には，この免疫応答を抑制するため強力に免疫抑制薬を投与する必要がある．移植直後には大量ステロイドや高用量のカルシニューリン阻害薬と代謝拮抗薬などを投与し，バシリキシマブなどの抗体製剤を併用することもある．その後，経時的に免疫抑制薬を漸減して維持免疫抑制療法へと移行する（図1）．

・また，移植腎由来の同種抗原をレシピエントのAPCが提示して同様にT細胞が

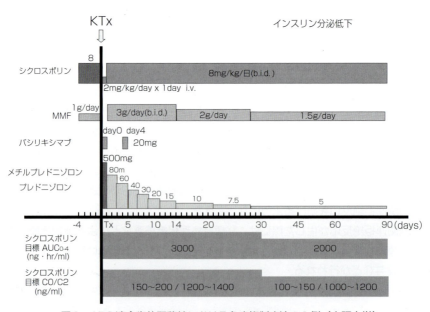

図1　ABO適合生体腎移植における免疫抑制療法の1例（大阪大学）
　　　　KTx:腎移植手術，MMF:ミコフェノール酸モフェチル

認識（間接認識）して活性化し，増殖・分化する経路もある．間接認識は慢性期の抗体関連型拒絶反応と関連すると考えられている．リンパ球の活性化を抑制するために維持期においても充分な免疫抑制が必要である．

■実際の対応

1．導入免疫抑制療法

旧来の免疫抑制療法で使用されていたアザチオプリンなどの代謝拮抗薬とステロイド薬だけでは，骨髄抑制や感染症が高頻度で，十分な免疫抑制を行うことができなかった．

シクロスポリンの登場以降は，登場以前と比較して腎移植後早期の急性細胞拒絶反応は激減した．シクロスポリンやタクロリムスなどのカルシニューリン阻害薬は，腎移植周術期から維持期まで現在も多くの腎移植症例で投与されている．これらの薬剤は，カルシニューリンを阻害することにより T 細胞の増殖に関与する IL-2 などのサイトカインの産生を抑えて，T 細胞関連拒絶反応を防ぐ．

IL-2 受容体 α 鎖に対する抗体（抗 CD25 抗体）であるバシリキシマブも IL-2 の作用を抑制する．腎移植後周術期に静注して用いる．

ミコフェノール酸モフェチルは，プリン代謝系の核酸合成を抑制し，T および B 細胞などの増殖を抑制する代謝拮抗薬である．従来のアザチオプリンと比較して拒絶反応抑制効果が強力で，現在主流の代謝拮抗薬として用いられる．

mTOR（mammalian target of rapamycin）阻害薬であるエベロリムスは T および B 細胞と血管平滑筋細胞の増殖を抑制する．また，T 細胞活性化のためのシグナル伝達には，CD40-CD40L（CD154）などの共刺激シグナルが不可欠であり，欠如すると T 細胞は不応答となる．海外ではこの経路に作用する免疫抑制薬も用いられている．

・実臨床での免疫抑制療法においては，これらの数種の作用機序の異なる免疫抑制薬を組み合わせて，多剤少量併用療法が行われる．生体移植と脳死・心停止移植，ABO 不適合移植，抗 HLA 抗体陽性移植などにより免疫抑制療法のプロトコルは異なり，免疫抑制薬の組み合わせ・投与量やタイミングが異なる．

2．急性 T 細胞関連拒絶反応の治療

拒絶反応を疑う場合は，移植腎生検を行い Banff 分類に基づいた病理組織診断で確定する[2]．急性 T 細胞関連拒絶反応の治療としてステロイドパルス療法，サイモ

表1　T細胞拒絶反応の代表的な治療

ステロイドパルス療法 サイモグロブリン（rATG） デオキシスパーガリン

グロブリン，デオキシスパーガリン投与などを行う（表1）.

・サイモグロブリン（ウサギ抗胸腺細胞グロブリン，rATG）は，T細胞表面抗原（CD2，CD3，CD4，CD5，CD7，CD8，CD25，TCRαβ）と白血球表面抗原（CD11a）に強い親和性を示すポリクローナル抗体である．強力なT細胞阻害作用を持ち，急性T細胞性拒絶反応の治療などに静注薬として用いられる.

提示症例への対応

　本症例は緊急入院後に移植腎生検を施行したところ，Banff分類で急性Tリンパ球関連型拒絶反応IIAであった．本人に確認したところ，大学院入学後は多忙となり親元から独立したこともあって，それまで確実に内服していた免疫抑制薬を怠薬していたとのことだった．免疫抑制薬の服薬ノンアドヒアランス（非遵守）のため生じた急性T細胞関連拒絶反応と考えられた．本症例ではサイモグロブリン投与により治療したが，血清クレアチニン値は1.8 mg/dL程度までしか改善しなかった．今後は抗ドナーHLA抗体が新規に出現する（de novo DSA）可能性もあるため，厳重な外来管理が必要である.

・免疫抑制薬の進歩により，腎移植後拒絶反応は激減し移植腎予後は改善してきた．現在の免疫抑制療法下の腎移植患者においてT細胞関連拒絶反応と診断する機会は減ってきている．ただし免疫抑制薬を怠薬すれば，拒絶反応の危険性は増し移植腎予後が悪化するのは当然である．移植腎喪失にいたる拒絶反応の半分以上は服薬ノンアドヒアランスが関与していると考えられている[3].

　服薬ノンアドヒアランスのリスク因子として，小児期から思春期にかけて服薬管理の主体が保護者から患者本人に移行（transition）する時期，移植後年数が長い，服薬回数が多い，服薬の種類が多いなどが知られている．患者の自己管理の比重が高いため服薬に関して十分に対策するのは難しいが，患者への教育や支援などを通した服薬ノンアドヒアランスへの対応が腎移植に関わる医療者には求められる.

参考文献

1) 寺岡　慧：腎移植の免疫反応（高橋公太：腎移植のすべて，pp242-253，東京，メジカルビュー社，2009.

2) 両角國男，武田朝美：特集 Banff 分類，移植腎病理診断の基礎と Banff 分類の変遷．移植 49:1-5, 2014.

3) Sellares J, de Freitas DG, Mengel M, et al：Understanding the causes of kidney transplant failure: the dominant role of antibody-mediated rejection and nonadherence. Am J Transplant 12:388-99, 2012.

> コンサルト
> # 11

拒絶反応のモニタリングはどうする

> レシピエントは 1 型糖尿病による糖尿病性腎症の 32 歳，女性．58 歳の父親
> をドナーとして ABO 適合生体腎移植術を施行した．腎移植術中より十分な利
> 尿を得て，血清 Cr 値は術後 5 日目に 1.14 mg/dL まで下降した．導入免疫
> 抑制療法は，タクロリムス，ミコフェノール酸モフェチル，プレドニゾロン，
> バシリキシマブの 4 剤併用で行った．タクロリムスとミコフェノール酸モフェ
> チルは，薬物濃度モニタリング下に投与量を調整したが血中濃度の調整に難渋
> した．他に重篤な合併症なく術後 22 日目に経過良好にて血清 Cr 値 0.97
> mg/dL で退院し，外来通院となった．
> このたび，腎移植後 3 ヵ月目のプロトコル移植腎生検目的で入院した．

> 回答　尿量や体液量および移植腎部腫脹などの身体所見，血清 Cr 値や尿蛋白な
> ど臨床検査所見，ドップラー超音波などの画像所見などから拒絶反応のス
> クリーニングを行い，組織適合性検査や移植腎病理組織検査で確定診断する．鑑別
> を要する病態が多く，その知識が必要である．近年は臨床所見を呈さない拒絶反応
> (subclinical rejection) の重要性が認識されてきており，プロトコル移植腎生検
> を行う施設が多い [1]．

■ 判断のよりどころ

1．拒絶反応のモニタリングと診断

　拒絶反応のモニタリングの際は，身体所見，血液および尿検査，画像検査，移植
腎病理組織検査，組織適合性検査などの指標を組み合わせて判断する（表 1 ①〜
⑥参照）．

　①拒絶反応時の身体所見としては，尿量減少，体重増加，浮腫，移植腎部の腫
脹・疼痛などが生じうる．

11　拒絶反応のモニタリングはどうする　**57**

表1　拒絶反応のモニタリングの指標

①身体所見	尿量 体重 浮腫 移植腎部の腫脹・疼痛
②血液所見	血清 Cr 値 血清シスタチン C 値 LDH
③尿検査	尿蛋白，尿中アルブミン 尿中 L-FABP 尿中 NAG
④画像検査	ドップラー超音波 CT 核医学検査（MAG3 シンチ）
⑤病理組織検査	光顕，免疫染色，電顕
⑥組織適合性検査	FCXM ICFA Luminex single antigen beads（SAB）法

　②血液検査では移植腎機能低下のため血清 Cr 値や血清シスタチン C 値および LDH の上昇.

　③尿検査では蛋白尿やアルブミン尿の増加，尿中 L-FABP や尿中 NAG の増加が生じうる.

　④画像検査では，ドップラー超音波で拡張期血流の低下や resistance index（RI）および pulsatility index（PI）の上昇が生じうる. CT では移植腎の腫脹と移植腎周囲脂肪織のケバダチが観察される. これらの所見は拒絶反応の際に移植腎で生じる間質の浮腫，血管抵抗増加，腎血流減少，糸球体と尿細管間質障害，腎機能低下，移植腎と周囲の炎症などを反映しているものと考えられる. 拒絶反応を直接証明しているわけではないため，拒絶反応の際に鑑別が必要な病態でも同様の所見を呈する.

・拒絶反応の確定診断は，類似所見を呈する拒絶反応以外の病態を鑑別するとともに，Banff 分類に基づいた移植腎病理組織検査と種々の組織適合性検査を組み合わせて行う[2]. Banff 分類やクロスマッチなど組織適合性検査の詳細はコンサルト④～⑦に譲る.

・近年では，免疫抑制療法の進歩に伴い激烈な臨床所見を呈することはなくなりつ

つある反面，拒絶反応の早期診断が困難になりつつある．このような臨床所見がわかりにくい拒絶反応（subclinical rejection）を早期に診断し治療するために，腎移植後のプロトコル検査として，⑤移植腎病理組織検査や，⑥種々の組織適合性検査が行われる[3]．

2. 拒絶反応と鑑別を要する病態

　拒絶反応と類似した所見を呈する病態は多く，実臨床ではこれらの病態と拒絶反応の鑑別を要する（表2①〜⑥参照）．

　①周術期，猛暑期，水様性下痢の際には脱水を生じる．体重，胸部XPでの心胸比，BNP，中心静脈圧や下大静脈径などから鑑別する．

　②腎移植患者では種々の薬剤を併用する．薬物毒性や血清Cr値上昇を呈する主な薬剤として，シクロスポリンやタクロリムスなどのカルシニューリン阻害薬，ニューモシスチス肺炎や尿路感染対策として用いられるST（sulfamethoxazole/ trimetoprim）合剤，高血圧や蛋白尿治療に用いられるACE（angiotensin coverting enzyme）阻害薬やARB（angiotensin II receptor blocker）などが挙げられる．必要に応じて該当薬剤の減量や中止および他剤への変更が行われる．

　③献腎移植など腎移植時の阻血時間が長かった症例などで，急性尿細管壊死（ATN）が生じうる．ATNの場合は十分な輸液を行って脱水に注意し，カルシニューリン阻害薬などの腎毒性を呈する薬剤の血中濃度が高くならないように管理して，術後1〜2週程度で改善することが多い．

表2　拒絶反応と鑑別を要する病態

①脱水	
②薬物	ST合剤 カルシニューリン阻害薬 ACE阻害薬，ARB
③急性尿細管壊死	虚血
④腎血流障害	動静脈の狭窄や屈曲
⑤水腎症	
⑥BKウイルス腎症	
⑦尿路感染症	
⑧原疾患の再発	
⑨ hyperfiltration	ネフロン数ミスマッチ

11 拒絶反応のモニタリングはどうする　59

④移植腎血管吻合の手術手技に伴う吻合部狭窄や屈曲などにより，腎血流が低下する．慢性期にも動脈吻合の内膜肥厚などで徐々に吻合部狭窄が生じることがある．移植腎超音波ドップラー検査や単純 MR angiography で診断する．腎移植後間もない周術期であれば再手術を行い，慢性期であれば IVR（interventional radiology）によるバルーン拡張や血管内ステント留置が考慮される．

⑤水腎症

⑥強力な免疫抑制療法の普及により BK ウイルス腎症を経験することが増えてきているが，尿沈渣でのウイルス感染細胞，尿細胞診での Decoy 細胞，尿中および血中の BK ウイルス realtime PCR，移植腎生検での光顕所見および SV40 免疫染色などで，BK ウイルス腎症を診断する．免疫抑制薬の減量や抗ウイルス薬投与などを行う．

⑦細菌性の尿路感染症を繰り返すと，移植腎予後は不良となる．末期腎不全患者は膀胱機能が低下していることがあるため，排尿検査や蓄尿検査を行う．病態に応じて，排尿指導や薬物療法あるいは手術療法を選択する．

⑧元々の腎不全の原因となった腎炎などの原疾患が，移植腎に再発することがある．原疾患に応じて検査と治療を行う．

⑨移植腎に新規に発症する腎炎（de novo 腎炎）にも注意が必要である．腎移植患者は機能する腎臓が 1 つであるためドナーとレシピエントに体格差や年齢差がある組み合わせの場合は，ネフロン数ミスマッチによる過濾過（hyperfiltration）をきたしやすい．高血圧などのメタボリックシンドローム対策と食事指導や肥満対策を行い，ACE 阻害薬や ARB 投与なども考慮される．

・腎移植患者管理に携わる医療者が，病棟あるいは外来で拒絶反応をモニタリングする際には，拒絶反応だけでなくこれらの鑑別を要する病態の知識が要求される．

■ 実際の対応

腎移植後には拒絶反応のモニタリングが必須である．腎移植術直後は連日モニタリングし，徐々に観察間隔を延長していく．経過良好で維持期の患者においても 1〜3 ヵ月毎には必ず通院して採血や尿検査を行い，移植腎が生着する限りモニタリングを継続する．

提示症例への対応

本症例は糖尿病を合併して下痢や便秘を繰り返していたこともあり，免疫抑制薬の薬物濃度を適正に維持することが困難な症例であった．それまで術後経過良好であり臨床所見では重大な異常を認めなかったにも関わらず，腎移植後3ヵ月目のプロトコール移植腎生検の際にはBanff分類でborderline変化を認め，Tリンパ球関連型急性拒絶反応が疑われた．

本症例にはメチルプレドニゾロン500 mg/日を3日間投与するステロイドパルス療法を行った．今後も免疫抑制薬の薬物濃度管理を綿密に継続し，次回は腎移植後1年目にプロトコル腎生検を行う予定である．

参考文献

1）Legendre C, Thervet E, Skhiri H, et al：Histologic features of chronic allograft nephropathy revealed by protocol biopsies in kidney transplant recipients. Transplantation 65:1506-9, 1998.

2）Haas M, Sis B, Racusen LC, et al: Banff 2013 meeting report: inclusion of c4d-negative antibody-mediated rejection and antibody-associated arterial lesions. Am J Transplant 14:272-83, 2014.

3）Tait BD, Susal C, Gebel HM, et al: Consensus guidelines on the testing and clinical management issues associated with HLA and non-HLA antibodies in transplantation. Transplantation 95:19-47, 2013.

急性期の
移植免疫抑制療法

コンサルト 12 シクロスポリンとタクロリムス導入の使いわけは

【症例A】

先行的血液型不適合生体腎移植，レシピエントは50歳，女性．原疾患はIgA腎症，ドナーは51歳，夫である．移植前のリンパ球クロスマッチ検査は陰性であったがflow PRAのclass Iが陽性であった．レシピエントの術前精査では虚血性心疾患や耐糖能障害はなかった．

【症例B】

献腎移植，レシピエントは65歳，男性，原疾患は2型糖尿病性腎症，ドナーは40歳代男性である．移植前のリンパ球クロスマッチ検査は陰性であった．レシピエントは既往歴に冠動脈ステント留置歴がある．

症例AおよびBで導入時のカルシニューリン阻害薬は何を使用すべきであろうか？他の免疫抑制はミコフェノール酸モフェチル・ステロイド・バシリキシマブを使用する．

症例A：タクロリムスを使用する．免疫抑制を強めにかけた方がいいと思われる症例なのでタクロリムスを選択する．
症例B：シクロスポリンを使用する．冠疾患の既往があり狭心症や心筋梗塞リスクが高いためタクロリムスの心筋毒性がこれらの合併症を惹起しないよう配慮する．

■判断のよりどころ

基本的にカルシニューリン阻害薬（CNI）はシクロスポリンあるいはタクロリムスのどちらを使ってもよい．その中で症例に応じた選択をすることが望ましい．

1．免疫抑制について

腎移植で使用する導入時免疫抑制薬には3種類の内服薬があり，カルシニューリン阻害薬（シクロスポリン：ネオーラル®とタクロリムス：プログラフ®またはグラセプター®），代謝拮抗薬（主としてミコフェノール酸モフェチル：セルセプト®），副腎皮質ステロイド（プレドニゾロンまたはメチルプレドニゾロン）を使用している．導入期のみに使用する薬剤としてインターロイキン2受容体阻害薬（バシリキシマブ：シムレクト®）がある．

また，抗ドナー抗体陽性のレシピエントに対する脱感作を目的として，リツキシマブ（リツキサン®）も広く使用されている．

本項ではCNIのどちらを使用するかについて述べる．

表1　KDIGO clinical practice guideline for the care of kidney transplant recipients: a summary 2009

Chapter 2: INITIAL MAINTENANCE IMMUNOSUPPRESSIVE MEDICATIONS
　2.1: We recommend using a combination of immunosuppressive medications as maintenance therapy including a CNI and an antiproliferative agent, with or without corticosteroids. (1B)
　2.2: We suggest that tacrolimus be the first-line CNI used. (2A) 2.2.1:We suggest that tacrolimus or CsA be started before or at the time of transplantation, rather than delayed until the onset of graft function. (2D tacrolimus; 2B CsA)

表2　EAU guideline 2014

Recommendations
The choice of Calcineurin-inhibitors depends on the immunological risk, recipient characteristics, concomitant immunosuppression, and socio-economic factors. (A)
Meta-analysis of tacrolimus and cyclosporine has demonstrated similar outcomes with respect to overall patient and graft survival (8) (LE: 1a). Some analyses have shown that tacrolimus provided better rejection prophylaxis and was associated with slightly better graft survival, when censored for death in some analyses. Renal function was favourable for tacrolimus-treated patients, but did not reach statistical significance in most analyses. Several more recent trials have confirmed that rejection prophylaxis is better with tacrolimus (22,24,25), but failed to show any benefit with respect to patient and graft survival. Thus, in summary, both Calcineurin-inhibitors (CNIs) can be used for the effective prevention of acute rejection (LE: 1a).
Despite their side-effects, CNIs have been a cornerstone of modern immunosupressive regimens.

2．ガイドラインによる推奨について

KDIGO ガイドライン[1] によれば導入時の第 1 選択はタクロリムスとされているが EAU ガイドライン[2] では「どちらかを選択する」となっている．実際には CNI の選択には地域性が大きく関与しており，アメリカでは腎移植の 80％にタクロリムスが使用されているが欧州ではシクロスポリン使用率が約 50％となっている．

■実際の対応 ……………………………………………………………………………………

・本頃における推奨

免疫抑制作用はタクロリムスがより強力であるとされているが，多剤併用免疫抑制療法が基本であることから総合的に選択を判断すればよい．選択の根拠となる事項は以下の通りである．

①免疫抑制作用：ハイリスク症例はタクロリムスを選択する因子となる．ただし，どのような症例がハイリスクであるかということについては慎重に検討する必要がある．

例えば，血液型不適合はハイリスク症例の範疇に入ることは確かだが，移植後に発生する急性抗体関連拒絶反応（AAMR）はその大部分が抗 HLA 抗体に起因し，血液型抗体（赤血球凝集素）が原因となることが少ないということが判明している．この結果は，血液型不適合をハイリスク症例と考えて強力な免疫抑制を施したことによりもたらされた可能性があるが，抗ドナー HLA 抗体（DSA）陽性症例では血液型不適合と同様かそれ以上に強力な脱感作を行っているにも関わらず移植後の AAMR 発生率が高いことから，血液型不適合の方が抗 HLA 抗体陽性症例よりも免疫抑制により拒絶反応の抑制が得られやすいと考えられる．

したがって，「血液型不適合はハイリスクであるからより強力なタクロリムスで導入すべきである」というのは，正しいとは言えないと考えられる．実際にシクロスポリンとタクロリムスで導入した血液型不適合腎移植の予後に有意差が認められていない．

その一方で，DSA 陽性症例，特に DSA 抗体価が高い症例では CNI を含め強力な免疫抑制が必要であるため，タクロリムスを選択することが多い．しかし，あくまで生命予後に関わる合併症を回避することが優先されるため，後述③の心疾患がある場合には，シクロスポリンを選択することになる．

②潜在的耐糖能障害：術前の耐糖能低下は移植後新規発症糖尿病（NODAT）を発生するリスクを回避するためにシクロスポリンを選択する因子となる．ただし，糖

尿病性腎症の場合にはどちらを選択してもよい．CNI の選択に関わらず移植後も糖尿病治療が必要なためである．

③心疾患：虚血性心疾患および心不全はシクロスポリンを選択する因子となる．タクロリムスには心毒性があるがシクロスポリンにはないためである．特に移植後早期でタクロリムスの血中濃度が高値となった場合には，狭心症様症状が発生することもあるので要注意である．

④妊娠の可能性：妊娠を希望している患者はどちらを選択してもよいが，後述のように使用には十分な注意と患者に対する説明が不可欠である．

　日本語の添付文書によれば，シクロスポリン・タクロリムスともに「妊婦又は妊娠している可能性のある婦人には投与しないこと．動物実験（ウサギ）で催奇形作用，胎児毒性が報告されている」と記載されているが，移植学会ホームページには「最近までの免疫抑制剤を使用しながらの妊娠・出産の報告をまとめますと，シクロスポリン，タクロリムスを使用しながらの妊娠における奇形発生率は一般の奇形発生率を大きく増加させることはないと考えられています．むしろ薬を適切に使用せずに妊娠中に拒絶反応などを起こすことは，母児ともに大きな影響を与えることになりますので，妊娠中も適切な投薬，治療を受けていただくことが重要です．」と記載されている[3]．

　また，米食品医薬局（FDA）の HP にあるシクロスポリン（ネオーラル®）の添付文書[4]では「There are no adequate and well-controlled studies in pregnant women therefore, Neoral should not be used during pregnancy unless the potential benefit to the mother justifies the potential risk to the fetus.」と記載され，日本の添付文書と記載内容が異なっている．

　重要なことは，どちらの薬剤も血中濃度の目標値を定め，移植後初期は連日血中濃度を見ながら投与量を調節することが原則である．また，血中濃度すなわち体内薬物動態（TDM）が CNI 投与の基本であるが，一方で他の指標により，移植腎機能と副作用発現状態から投与量の変更あるいは投与を中止して他の CNI に変更することも必要となる．

提示症例への対応

【症例 A】

　血液型不適合であることと，夫がドナーであることから免疫学的にハイリスク症例と考えられる．既往に虚血性心疾患や耐糖能障害がないことからタクロリムスを選択してよいと考えられる．脱感作を含むその他の導入時免疫抑制は術前に血漿交換とリツキシマブ投与を実施，タクロリムス・ミコフェノール酸モフェチル・ステロイドは術前投与を早期から行い，術後も継続した．バシリキシマブは通常通り使用した．

【症例 B】

　既往に冠疾患があるため安全を期してシクロスポリンを使用した方がよいと考えられる．献腎移植のため術前投与として移植当日にミコフェノール酸モフェチルを1回内服し，移植前からシクロスポリン持続静注を開始した．ステロイドとバシリキシマブは通常通り手術中から投与開始した．

　症例 A，B とも CNI の血中濃度を術中も測定し，持続静注の間も異常高値とならないように投与量の調整を行った．

参考文献

1）http://www.kdigo.org/clinical_practice_guidelines/pdf/TxpGL_publVersion.pdf
2）http://uroweb.org/wp-content/uploads/27-Renal-Transplant_LRV2-May-13th-2014.pdf
3）http://www.asas.or.jp/jst/general/introduction/qa6.html
4）http://www.accessdata.fda.gov/drugsatfda_docs/label/2012/050715s029,050716s030lbl.pdf 2）

13 エベロリムスはどのように使うのか 67

コンサルト

13

エベロリムスはどのように使うのか

急性期の移植免疫抑制療法

【症例 A. 新規移植】

> これから移植をする患者に対して，導入時免疫抑制としてエベロリムスをどう使うか.

【症例 B. 維持期】

> 移植後安定期にある患者に対して，エベロリムスをどう使うか.

回答 　症例 A. 新規移植症例の場合：他の免疫抑制薬と異なり，エベロリムスは移植後 2 週間〜3 ヵ月後に使用開始する．投与量は 1.5 mg/ 日で開始し目標血中濃度（trough 値）を 3〜8 ng/mL として投与量を増減する．通常は 1〜3 mg/ 日の範囲である．エベロリムス開始時にはカルシニューリン阻害薬(CNI)を減量するが，減量の程度は開始時期，免疫学的リスクによって異なる．
症例 B. 維持期患者への追加投与の場合：追加の目的は CNI による腎毒性の軽減，悪性腫瘍発生リスクの抑制（後述のごとくエビデンスには乏しい）などである．エベロリムス投与量は 1〜1.5 mg/ 日で，過剰免疫抑制とならないようにするためエベロリムス開始に伴い CNI 投与量を 30〜50％減量する．
・エベロリムスは CNI と同様，原則として食前空腹時に内服する．

■ 判断のよりどころ

1. エベロリムス使用の考え方

　エベロリムスは現在使用できる免疫抑制薬の中では使用歴が短く，どのような使用法が最適か結論は出ていない．導入時の免疫抑制療法にエベロリムスを加えるかどうかのコンセンサスは得られていない．また，維持期におけるエベロリムスの追

加投与あるいは変更についても一定の傾向が定まっておらず，各施設の方針に基づいて投与されている現状がある．

　エベロリムスには以下に記載する特徴があり，特に腎毒性の抑制を期待して使用する症例が増加している．本項では2015年現在におけるエベロリムスの評価と使用の考え方を述べるが，臨床経験の蓄積により今後変化する可能性が十分にあることをご理解いただきたい．

　①維持免疫抑制薬の一つとして使用する．エベロリムスは多剤併用免疫抑制療法の一環として使用するので単剤で使用することはまずない．

　②カルシニューリン阻害薬（以下CNI）のかわりに免疫抑制の主軸となるかどうかについては懐疑的である．

　③CNIと異なり腎毒性がないと考えられている．そのため，エベロリムスを追加しCNIを減量または中止することで腎毒性の軽減が期待されている．

　④創傷治癒遅延の可能性があるので周術期の使用を避ける場合が多い．使用時期については結論が出ていない．同様の理由で移植前には使用しない場合が多い．

　⑤高用量では抗悪性腫瘍効果が認められる．そのため，腎移植でも悪性腫瘍発生に対する抑制効果が期待されている．一方で腎移植における通常使用量で抗腫瘍効果が得られるかどうかは疑問である．

　⑥抗ウイルス効果，特にサイトメガロウイルスに対する増殖抑制効果がある．

　⑦血管平滑筋細胞，線維芽細胞の増殖を抑制することで慢性拒絶や心血管系リスクの抑制が期待される．

　⑧副作用として蛋白尿，高脂血症，口内炎が明らかで，これらの副作用により減量や中止を要する場合もある．

　⑨先行して主に欧州で使用されているが一定の見解は出ていない．欧州ではCNIまたはミコフェノール酸モフェチル（以下MMF）のかわりにエベロリムスを投与するプロトコル，あるいはCNIを減量してエベロリムスを追加するプロトコルなど様々な臨床試験が組まれたが，「CNI毒性が軽減された」「免疫抑制効果が弱いために抗ドナー抗体産生率が上昇した」等の結果が報告されている．

　⑩日本でも様々な使用法が試みられている．新規移植患者に対する導入時投与と維持期の移植患者に対する追加投与である．現在の課題は導入免疫抑制においてはエベロリムスをどう組み合わせるか，いつから開始するか，と維持期では対象症例の選択，CNIの減量率，エベロリムスの投与量と至適血中濃度が検討事項となっている．

2. ガイドラインによる推奨について

KDIGO ガイドライン[1]（表1）によればエベロリムスは安定期に開始することが望ましいとされている．腎機能障害がある維持期症例には CNI を中止してエベロリムスを投与することが推奨されている．

EAU ガイドライン[2]（表2）でも同様にエベロリムスは免疫抑制効果で CNI に劣ること，創傷治癒遅延があることから移植後初期の免疫抑制として CNI の代わ

表1 KDIGO clinical practice guideline for the care of kidney transplant recipients: a summary 2009

Chapter 2: INITIAL MAINTENANCE IMMUNOSUPPRESSIVE MEDICATIONS
2.5: We recommend that if mTORi are used, they should not be started until graft function is established and surgical wounds are healed. (1B)

Chapter 3: LONG-TERM MAINTENANCE IMMUNOSUPPRESSIVE MEDICATIONS
3.2: We suggest that CNIs be continued rather than with- drawn. (2B)

Chapter 7: TREATMENT OF CHRONIC ALLOGRAFT INJURY
7.2.1: For patients with CAI, eGFR 〉 40 mL/min/1.73 m^2, and urine total protein excretion o500mg per gram creatinine (or equivalent proteinuria by other measures), we suggest replacing the CNI with a mTORi. (2D)

表2 EAU guideline 2014

Recommendations
6.2.5.3 Conversion from CNIs to m-TOR inhibitors
Despite an encouraging earlier metaanalysis (60), recent studies suggest m-TOR inhibitors cannot replace CNIs in the initial phase after transplantation due to lower efficacy and a less favourable side-effect profile, particularly wound healing problems and lymphoceles (2, 3, 24, 57-60) (LE: 1a). Other research suggests that m-TOR inhibitors can safely replace CNI at later stages, e.g. 3 months after transplantation, with improvements in renal function (2, 3, 57-60, 62) (LE: 1a). However, especially early after transplantation, there is a slightly increased risk of rejection, which may be offset by the benefit of the non-nephrotoxic immunosuppression. Despite higher rejection rates, one study showed better long-term survival, better renal function and fewer malignancies under dual therapy with sirolimus and steroids compared to the more nephrotoxic therapy with cyclosporine, steroids and sirolimus. (2, 3, 57-60, 62) (LE: 1b).

りにはならないと記載されている．一方で移植後 3 ヵ月以上経過した症例における
エベロリムス投与と CNI 中止は腎機能の改善と拒絶反応の増加という功罪両面が
指摘されている．

■実際の対応

1．エベロリムス使用の背景

　免疫抑制療法の進歩により移植成績が向上し 5 年生着率は 95％を超えている．
しかしながら 10 年以上の長期成績は満足なものとなっておらず，CNI による腎毒
性が大きな要因となっている．2011 年 12 月，腎移植後の免疫抑制薬としてエベロ
リムスが新たに承認された．

　mTOR 阻害薬であるエベロリムスは細胞増殖抑制に作用するとともに腎毒性を持
たないことが大きな特徴で，エベロリムス投与に伴い CNI の減量によって腎毒性
を軽減し，移植腎の長期維持に貢献することが期待され，先行して使用されている
欧州では移植腎機能の改善が報告されている．その一方でエベロリムスの投与法は
確立されておらず，様々な使用法が試みられているのが現状で，腎毒性は軽減した
が拒絶反応発生率が上昇したとの報告も見られる．

2．本項における推奨

　①新規移植症例（症例 A）：エベロリムス投与は創傷治癒遅延とリンパ瘻の危険
がなくなってから投与する方が安全と考えられるので移植後 1〜3 ヵ月経過してか
ら投与する．また，エベロリムス投与に伴う CNI の減量については腎毒性の軽減
と拒絶反応の回避の両面から考える必要があり，免疫学的に低リスクと考えられる
症例でも初期免疫抑制は十分に効かせることが重要である．エベロリムスを投与す
ることで CNI の減量が可能となるが，免疫抑制が軽くなりすぎないように注意す
べきである．

　欧米のガイドラインでは前述のように 3 ヵ月以上経過することが投与条件となっ
ているが，その時期はほぼ全例で使用されているバシリキシマブの効果が切れる時
期（40〜50 日）と重なるため，拒絶反応の発生リスクが上がる可能性がある．

　サイトメガロウイルスの難治例反復例については抗ウイルス効果を期待して積極
的にエベロリムスを導入することが勧められる．

　②維持期症例（症例 B）：CNI 腎毒性，または慢性の腎機能障害症例で，移植腎
生検で CNI 毒性あるいは IF/TA（慢性の間質線維化と尿細管萎縮）が見られた症例

が対象となる．また，悪性腫瘍の既往，ウイルス感染，虚血性心疾患もエベロリムス投与の適応と考えられる．

③新規あるいは維持期どちらにおいてもエベロリムス追加投与のデメリットも考慮する必要がある．まず，免疫抑制薬の種類が増えることによる煩雑化がある．内服する患者にとって負担増加となり，血中濃度測定およびそのコストも増加する．また，エベロリムスを追加することで患者に対する免疫抑制効果が全体として過剰にならないように配慮する必要がある．

CNI，MMF，エベロリムスに加え少量のステロイドを併用する現在の試みは，少なくとも維持期の患者にとって移植腎機能の改善をもたらすことが示されている[3]が，腎機能に対する長期の効果は今後の解析を待つ必要がある．また，安全性，利便性，経済性についても十分に検討し評価することが求められる．しかし，ドナーが絶対的に不足している現状では移植腎機能をできる限り長く維持することが重要であり，エベロリムスをうまく使いこなすことが一つの鍵となると考えられる．

参考文献

1）http://www.kdigo.org/clinical_practice_guidelines/pdf/TxpGL_publVersion.pdf
2）http://uroweb.org/wp-content/uploads/27-Renal-Transplant_LRV2-May-13th-2014.pdf
3）野島道生，白石裕介，樋口喜英：維持期腎移植患者に対するエベロリムス投与の検討．日臨腎移植会誌 1:133-142, 2013.

コンサルト 14 代謝拮抗薬はなぜ MMF 中心となっているのか

> 54歳，女性．IgA 腎症から次第に腎機能が低下し，現在血清クレアチニンン値 6.8mg/dL の保存期腎不全状態．夫をドナーとする夫婦間先行的腎移植を希望している．夫の血液型は A 型，妻は O 型．夫婦の間にはすでに成人した子供が2人いる．移植前の諸検査で，身体的には腎移植可能と判断した．しかし，レシピエントの抗 A 抗体は IgG 128倍，IgM 64倍．ルミネックス法で強いドナー特異抗体（DSA）があることも判明．そのため脱感作療法が必要である．

回答 移植3〜4週間前に抗 CD20 抗体のリツキシマブを1回静注するとともに，ミコフェノール酸モフェチル（MMF）服用を開始する．図1に秋田大学の抗体陽性（ハイリスク）例に対する術前と術後1ヵ月までの免疫抑制法を示す[1]．

現在，大多数の移植施設では抗体陽性移植の脱感作療法に限らず，リスクの少ない抗体陰性症例でも移植前から移植後，そして維持期においても MMF が使用されている．表1に各免疫抑制薬の腎移植患者への使用頻度を示す．MMF の使用頻度は年々増加しており，2014年で 96.7% とステロイドを除き最も使用頻度の高い免疫抑制薬である．

■ MPA

　ミコフェノール酸（MPA）は 1896 年にペニシリン属の発酵生産物として発見され，抗ウイルス作用，抗腫瘍作用，免疫抑制作用があることが明らかにされてきた．MPA の体内動態を改善する目的で，プロドラッグである MMF が合成され，本邦では 1994 年7月難治性拒絶反応の治療薬として指定され，その後拒絶反応抑制薬として本邦のみならず世界的に急速に普及した[2]．移植成績は同じ代謝拮抗薬

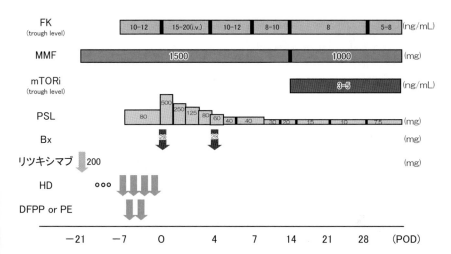

*ABO血液型不適合腎移植では抗血液型抗体価はIgM, IgGとも移植直前に32倍以下を目標とし，脾摘は施行しない．

図1 秋田大学における免疫学的ハイリスク腎移植における免疫抑制プロトコル

表1 国内腎移植患者への免疫抑制薬使用状況

免疫抑制薬		In 2015 (N=1094)	In 2013 (N=1169)	In 2014 (N=1214)
カルシニューリン阻害薬	シクロスポリン	23.0%	20.7%	15.4%
	タクロリムス	76.9%	79.0%	84.4%
核酸合成阻害薬	MMF	91.7%	93.0%	96.7%
	ミゾリビン	3.6%	4.8%	2.0%
ステロイド薬	プレドニゾロン	99.0%	98.9%	97.8%
mTOR阻害薬	エベロリムス	8.8%	14.2%	12.0%

(移植 48: 346-361, 2013　移植 49: 240-260, 2014　移植 50: 138-155, 2015)

であるアザチオプリン（AZA）より優れている[3]．しかし，下痢を主とする消化管症状，サイトメガロウイルス（CMV）やBKウイルス感染率が高いと報告されている．また，MPAの薬物動態（PK）には著しい個人差や投与時期での違いがある．
・生体内でのプリン代謝は，salvage系と de novo 系の2系統の生合成経路が存在する．MPAは de novo 系律速酵素であるイノシンモノホスフェイト脱水素酵素

（IMPDH）を可逆的かつ特異的に阻害する．リンパ球でのプリン代謝は *de novo* 系生合成に強く依存しているため，MPA の作用によりグアノシンヌクレオシド・プールが枯渇し，活性化 T リンパ球と B リンパ球に対し代謝抑制効果が強く現れる[2]．すなわち，AZA と異なりリンパ球活性を選択的阻害する．

・MMF は 250 mg のカプセル製剤のみである．成人腎移植例の用法・容量は 1 回 1,000 mg から 1,500 mg（最大 1 日 3,000 mg まで）を 1 日 2 回，12 時間毎の服用である．糸球体濾過率が 25 mL/ 分 /1.73 m^2 以下の重度慢性腎不全では 1 回 1,000 mg，1 日 2 回までである．小児では 1 回 300～600 mg/m^2，1 日 2 回 12 時間毎で最大 1 日 2,000mg までとなっている[2]．

・下痢・嘔吐等の消化器症状，白血球減少や貧血といった造血障害が 20～30％以上の高頻度に認められ，この他に CMV や BK ウイルス感染率が高い傾向がある[2]．しかし，3 つの大規模試験では，MPA 暴露量と MMF 関連有害事象との間に有意な関連はみられなかった[4]．ただ，MMF の減量・中止によって MMF 関連有害事象が軽減，改善することは経験則から理解できる．

■国際的コンセンサス

MPA とカルシニューリン阻害薬との併用は強力な免疫抑制療法となり，移植早期の成績は向上している．そのため国際的にも多数の施設で，腎のみならず心，肺，肝の移植で MMF が使用され，多くのエビデンスが得られている．これによって，2014 年初刊となった「免疫抑制薬 TDM 標準化ガイドライン（臓器移植経編）」[5] においても，代謝拮抗薬は MPA のみ記載され，AZA やシクロホスファミド，ミゾリビンに関する記載はない．

提示症例への対応

図 1 に示した免疫抑制プロトコルどおりに腎移植を行い，抗体関連型拒絶反応が出現することなく，順調な経過である．

14 代謝拮抗薬はなぜ MMF 中心となっているのか   75

参考文献

1) 齋藤　満：免疫学的ハイリスク腎移植における導入免疫抑制プロトコール．日本泌尿器科学会 2015 年卒後教育テキスト 20：56-62, 2015.

2) 佐藤　滋, 他：ミコフェノール酸モフェチル．腎疾患治療マニュアル 2013-2014, 腎と透析 74 増刊号．（編）「腎と透析」編集委員会, 東京医学社, 東京, pp727-730, 2013.

3) Satoh S, et al: The influence of mycophenolate mofetil（MMF）versus azathioprine（AZA）and mycophenolic acid（MPA）pharmacokinetics on the incidence of acute rejection and infectious complications after renal transplantation. Transplant Proc 37: 1751-1753, 2005.

4) Kuypers DRJ, Meur YL, Cantarovich, et al: Consensus reports on therapeutic drug monitoring of mycophenolic acid in solid organ transplantation. Clin J Am Soc Nephrol 5: 341-358, 2010.

5) 日本 TDM 学会・日本移植学会編：免疫抑制薬 TDM 標準化ガイドライン 2014［臓器移植編］, pp8-21, 金原出版, 東京, 2014.

急性期の移植免疫抑制療法

コンサルト 15 ステロイド減量療法はどれ程有効なのか

58歳，男性．20年前に糖尿病を指摘され，経口糖尿病薬を服用中．一時インスリン療法も受けていた．次第に腎機能が低下し，現在血清Cr値5.5 mg/dLの保存期腎不全状態．妻をドナーとする夫婦間先行的腎移植を希望している．夫婦ともにO型で血液型一致．移植前の諸検査で，身体的には腎移植可能と判断した．移植後にインスリン療法再開の可能性は大であるが，副腎皮質ステロイド（以後，ステロイド薬）の減量・中止を検討する必要がある．

回答 糖尿病性腎症を原疾患とする移植例のみならず，移植後免疫抑制薬によってインスリン分泌が低下し移植後新規発症糖尿病（NODAT）になる例も含め，移植後糖尿病（PTDM）症例は少なくない[1]．このような症例ではステロイド薬減量や早期中止を行う施設が多い．また，近年ではPTDMに限らず移植後早期にステロイド薬を減量・中止するプロトコルを採用する施設もある[2]．図1に秋田大学におけるABO血液型適合でドナー特異抗体（DSA）のない症例（非ハイリスク）での免疫抑制法を示す．図には移植後4週までを示しているが，ステロイド薬離脱が可能な例では移植3ヵ月後で中止する．原疾患が膠原病や一部のIgA腎症などの腎移植例では，ステロイド薬少量を維持期も継続投与している．

■ステロイド薬の作用

ステロイド薬には免疫抑制作用と抗炎症作用がある（図2）[2]．免疫抑制薬のなかで唯一，抗炎症作用を有するため，いまだに腎移植後の様々な臨床事象において使用される．

ステロイド薬に限らず，すべての免疫抑制薬には副作用があり，移植導入期のみならず維持期においても必要最小限の投与が要求される．ステロイド薬には，易感染性，消化管潰瘍，耐糖能異常，精神障害，骨代謝異常，動脈硬化，白内障や緑内障など多数の副作用がある．

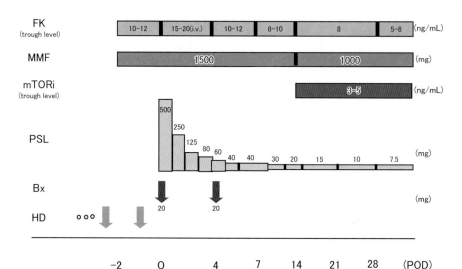

図1 非ハイリスク症例腎移植の免疫抑制法（秋田大学）

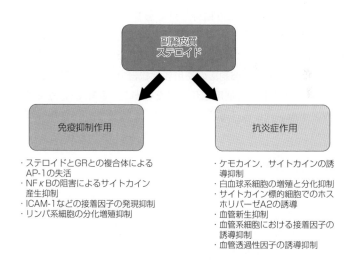

図2 ステロイド薬の免疫抑制作用と抗炎症作用
　　　GR：グルココルチコイド受容体　　　（原田, 2015）[2]

表1　ステロイド薬中止による影響

項目	影響
期待される主な影響	糖代謝の改善 脂質代謝の改善 骨代謝の改善 動脈硬化進展抑制 心血管系イベントの抑制 筋力の改善 眼科的有害事象の進展抑制 多毛，浮腫，皮膚異常，肥満などの改善 小児では身長の獲得 過剰免疫抑制からの回避
懸念される主な影響	拒絶反応（急性，慢性）の増加？ 腎炎などの再発？ 抗ドナー HLA 抗体の増加？

(原田，2015)[2]

減量・中止の利点・欠点

　ステロイド薬減量・中止により期待される影響（利点）と懸念される影響（欠点）を表1[2] に示す．糖代謝や脂質代謝および骨代謝の改善，動脈硬化進展抑制など様々な利点がある．一方で，拒絶反応や再発腎炎などのリスクは高まる可能性がある．米国における主要免疫抑制薬の使用頻度報告では，移植時および移植1年後に30％以上でステロイド薬は使用されていないが[3]，本邦では97％以上で使用されている（コンサルト⑭の表1参照）．しかし，わずかながら使用頻度は減少傾向にある．

どこまで減量するか

　mTOR 阻害薬使用前のプロトコルでは，移植維持期においてプレドニン換算10 mg 以下とし，状態に応じて1日 7.5，5，2.5 mg あるいは中止としてきた．mTOR 阻害薬導入によって維持期に使用できる免疫抑制薬が1剤増えたことで，ステロイド薬の減量中止が以前より容易になっていると考える．

　ステロイド薬を数ヵ月服用することで骨量が10％減少する[4]．プレドニン換算1日 2.5 mg 未満で椎体骨折リスク 1.55 倍，7.5 mg 以上で椎体骨折5倍，大腿骨近位骨折が2倍になると報告されている[4]．可能であれば，1日 5 mg 以下の維持期投与量が望ましく，さらに可能であれば中止することが理想的であろう．

提示症例への対応

　図1に示した免疫抑制プロトコルどおりに腎移植を行い，移植3ヵ月後にステロイド薬を中止した．インスリン治療は移植後継続して施行している．

　症例を選択すればステロイド薬中止は可能である．

参考文献

1）Numakura K, et al: Clinical and genetic risk factors for posttransplant diabetes mellitus in adult renal transplant recipients treated with tacrolimus. Transplantation 80: 419-1424, 2005.

2）原田　浩：ステロイド早期中止免疫抑制法．特集：知っておきたい腎移植の最新情報—基礎から臨床まで．（編）佐藤滋．臨泌 69: 1144-1152, 2015.

3）Matas AJ, et al: OPTN/SRTR 2012 Annual Data Report: kidney. Am J Transplant 14 （supple 1）: 11-44, 2014.

4）骨粗しょう症コラム：http://www.iihone.jp/colum/column20111118/colum_055.html.

コンサルト 16

ABO 不適合と DSA 陽性症例の免疫抑制療法はどのように行うのか

【症例 A】

血液透析歴 2 年の 61 歳，男性．輸血歴，移植歴はなし．腎不全の原疾患は腎硬化症．血液型は O 型．ドナーは 59 歳，妻．血液型は A 型．HLA は 4/6 ミスマッチ，抗ドナー抗体陰性，リンパ球クロスマッチは補体依存性細胞障害（CDC），フローサイトメトリーとも陰性．レシピエントの抗 A 抗体価は IgG 256 倍，IgM128 倍．

【症例 B】

35 歳，女性．IgA 腎症による保存期腎不全で血清 Cr 値 4.9 mg/dL．輸血歴，移植歴はないが，10 年前に妊娠出産歴がある．血液型は B 型．ドナーは 40 歳，男性，夫．HLA はフルミスマッチ，血液型は O 型．リンパ球クロスマッチは CDC，フローサイトメトリーとも陰性だが，HLA-B51 に対する抗ドナー抗体が陽性．抗 B51 抗体の平均蛍光強度は 2000 であった．

> **まとめ** 施設毎に基準，方法が異なるため，各施設のレジメンに基づき行うべきであるが，基本構成は，①抗体産生抑制のための術前減感作療法，②必要な症例に対して抗体除去療法，③術後の強化された免疫抑制療法が必要となる．

■ 判断のよりどころ

1. 拒絶反応を起こす抗体

　ガイドラインや共通レジメンはなく，施設毎に違いがあるものの，移植腎に対して拒絶反応を起こしうる抗体をどのように扱うかがポイントである．レシピエントが有さない A または B 血液型抗原を有するドナーから腎移植を受ける際に ABO 不

16 ABO不適合とDSA陽性症例の免疫抑制療法はどのように行うのか

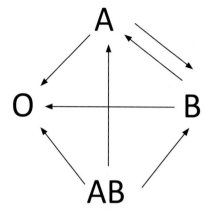

図1 ABO不適合腎移植の組み合わせ
矢印の向きに腎移植を行う場合，血液型不適合となる．矢印の向き以外の方向の場合は血液型が異なっていても不適合とはならない（不一致と呼ぶ）．

適合と呼ぶ（図1）．

　抗血液型抗体は乳児期に形成される自然抗体であり，AB型以外全員が有する．臓器の血管内皮細胞にもA・B血液型抗原が存在するため抗体関連拒絶反応の対象となりうる．なお，Rh血液型を示すD抗原は考慮する必要はない．通常，抗血液型抗体価は凝集法により測定するため，希釈倍数で表現される．レシピエントの血清を倍々に希釈していき，最大何倍で赤血球凝集反応があったかを表記する．

　また，表題のDSAとは通常抗ドナーHLA抗体のことを言う．HLA以外の抗原に対するDSAはまれであり，本稿では割愛する．DSAは自らが有さないHLA抗原に曝露された際，つまり輸血，妊娠出産，過去の臓器移植などにより免疫され，抗体が産生される．したがって，一般には血中の抗体量が多いほど強い免疫を有すると考える．

　抗体の有無，量を測定する方法は，過去には定性試験である感度の低いリンパ球クロスマッチしかなかったが，その後，より感度の高いフロークロスマッチ，そして近年では単一のHLA抗原がコーティングされたビーズに付着した抗体を測定する方法（single antigen beads；SAB）により個々のHLAに対する抗体量をほぼ定量的に測定できるようになった（コンサルト6参照）．この測定法では抗体量は通常フローサイトメーターでの平均蛍光強度（MFIと略される）で示すことが多い．しかしこの方法はとくに高価である上，保険収載がない．

2. 術前抗体除去

移植手術の際に末梢血中に腎を攻撃しうる抗体が高力価で存在すると，血流再開とともに抗体が腎の血管内皮細胞を攻撃し，毛細血管炎を起こし補体活性化により重度の場合は血栓閉塞するため（この病態を血栓性微小血管症という），腎組織は虚血障害，壊死に至る（急性抗体関連拒絶反応のメカニズム）．従って抗体量が多い場合は術前に血漿交換療法により抗血液型抗体をある程度除去する必要がある．術前血漿交換は4回までが保険収載されている．

ABO不適合の場合は抗体価が何倍まで低下したら移植手術の実施に踏み切るかの基準を定めておく必要がある．DSA陽性例の場合は，DSAがSAB法でも陰性化することを手術実施の条件とするか，SAB法では残存するがフロークロスマッチが陰性化する程度を条件とするか，フロークロスマッチが陽性でもCDCクロスマッチが陰性化していれば実施可能とするか，施設による対応が異なる点であるが，事前に定めておく．一般に少なくともフロークロスマッチが陰性化するレベルにしておかないと非常にリスクが高いと考えられている．

3. 抗体産生抑制

より重要なのは手術時に末梢血中に存在する抗体よりも，術後に産生される抗体である．術前までに抗体を除去しても，術後に抗体が急速に産生されれば速やかに急性抗体関連拒絶反応を発症してしまう．移植2〜4週前から抗体産生抑制治療を開始し，手術の時点では十分に抗体産生が抑制された状態にしておく必要がある．

抗体はB細胞系，形質細胞により産生される．細胞傷害性T細胞の抑制，B細胞の分化増殖を助けるヘルパーT細胞の抑制のためにカルシニューリン阻害薬を用いる．ミコフェノール酸モフェチル（MMF）も抗体産生抑制に重要であり，これらを早期に開始する．

B細胞，形質細胞が多数存在する脾臓摘出術がかつては移植と併施されていたが，脾臓のみならず全ての二次リンパ組織，末梢血中のB細胞を特異的に消去するリツキシマブが2004年頃から使用され，現在は執筆時点では保険未収載ながらほとんど全ての施設で使用されており，脾臓摘出に比し非常に良好な成績をおさめているため，リツキシマブを使用しない術前減感作療法は考えにくい[1]．

投与時期は，術前4週から前日までと施設により幅広く異なる．血漿交換によりリツキシマブ自体も除去されるので，十分な効果発現を待つために，血漿交換開始の数日以上前に投与することが多い．リツキシマブは形質細胞には無効なため，リ

ツキシマブのみで抗体産生が消失することはない．術前血漿交換によるリツキシマブ除去に対して，術前日血漿交換終了後に再投与する考え方がある．

これら薬剤の投与開始点，投与量，症例のリスク毎の基準などは施設により大きく異なり十分なエビデンスはないため，施設毎で集積した知見に基づき決定するべきである．

4. 術後免疫抑制

ABO 不適合移植においては，一般に術後 2 週間程度で末梢血中にドナー対する抗血液型抗体が存在するにもかかわらず抗体関連拒絶反応が起こらない免疫学的順応（アコモデーション）という状態に至る．それまでの間十分に抗体産生を抑制すればよく，その後は通常の免疫抑制に移行する．

一方，DSA 陽性例では通常アコモデーションに至らないため術後も十分に抗体産生を抑制する必要がある．ステロイドは術後離脱せず，CNI レベルは下げすぎないように注意し，MMF も多めに維持するのが一般的である．

拒絶反応リスクが高いため，移植後早期（少なくとも 3 ヵ月）はプロトコル腎生検による不顕性病変のモニタリングや DSA 検査，治療的薬物モニタリングを活用するべきである[2]．

抗血液型抗体や DSA レベルを術後早期頻繁にモニタリングし，抗体価の再上昇がないか注視する必要があるが，末梢血中の抗体価上昇よりも先に移植腎に抗体が吸着し，術後早期に発生する急性抗体関連拒絶反応では急速な腎機能障害が先行することも多い．したがって，尿量低下，血清クレアチニンの低下不良，再上昇，血小板減少，貧血進行（溶血性貧血），発熱，移植腎ドップラーエコーにおける拡張期血流の低下（血管抵抗指数の上昇）などを細かくモニタリングして，異常が見られる際は積極的に急性抗体関連拒絶反応の可能性を考えて，迅速な鑑別診断と治療を検討するべきである．

5. 維持免疫抑制

ABO 不適合移植においては，維持期は適合移植と同等の維持免疫抑制で問題がない．ただし移植前から免疫抑制を開始していること，通常より強い免疫抑制を初期に行っているので，サイトメガロウイルスなどのウイルス感染の頻度が高くなり，かつ発症が早期になりやすいので注意深い観察が必要である．

術前 DSA 陽性例においては，慢性抗体関連拒絶反応のリスクが高い[3]．そのた

め，免疫抑制レベルを通常より高めに維持する必要があると考えられる．ただし，長期の感染症リスクの上昇や悪性腫瘍発生リスク上昇とのバランスを考慮する必要もある．

慢性抗体関連拒絶反応により腎機能障害が顕在化したときにはすでに不可逆な組織障害が進行している．そのため，定期的なDSAのモニタリングや定期腎生検により潜在病変の検出が推奨されている．ただし，一旦発症した慢性抗体関連拒絶反応を治癒せしめる治療法は今のところない（コンサルト⑲参照）．

■実際の対応

・ABO不適合腎移植の場合

通常の血漿交換でのIgG除去は1回あたり2管程度となるため，血漿交換後にリバウンドによる抗体価上昇がないと仮定しても，保険収載されている4回の血漿交換で除去できる抗体価には限界がある．治療前の抗体価が極めて高い場合はその点に留意する必要がある．

また，血漿交換で除去しても翌日には抗体価が強く再上昇するリバウンド例では，抗体産生抑制が不十分な可能性があり，術後に強い抗体産生を引き起こす可能性があるので移植を中止するべきという意見もある．

血漿交換には二重膜濾過血漿交換と全血漿交換があるが，二重膜濾過血漿交換が新鮮凍結血漿（FFP）を使用せずアルブミンのみで行える点がよいところである一方，凝固因子も同時に大きく除去される．よって術中出血のリスクを考慮し少なくとも手術前日の血漿交換はFFPによる全血漿交換を通常用いる．

最近は術前の抗体除去はあまり重要でなく，特に抗体価があまり高値でない症例については，除去は不要で，抗体産生抑制をしっかり行えば術前抗体価は移植後経過に影響がないとする意見もある．抗体価測定自体が検査者の主観が入る方法であるため，検査者（施設）によりばらつきが出る．そのため除去の目標とする抗体価については施設毎の経験で定めておく必要がある．血漿交換回数は目標抗体価により適宜減らすことが可能であるが，血漿交換間に日数が開くと強いリバウンドを示さない症例でも抗体価がゆっくりと再上昇してしまうため，間隔を開け過ぎないことが望ましいが，連続した二重膜濾過血漿交換は過度の凝固因子除去による出血リスクが増大するためその点も考慮にいれる必要がある．

通常，術後1週間程度は毎日抗体価をモニタリングし，前述の臨床所見とともに急性抗体関連拒絶反応に注意を払う．術後1週間の時点で移植腎機能が十分安定し

ていればその後はほとんど問題なく，術後2週間程度でアコモデーションに至る．特に細菌感染症を発症すると抗体価の急上昇を来す恐れがあるため，創感染のみならず，カテーテル感染，尿路感染を発症しないように早期離床，早期回復に細心の注意を払う．

DSA陽性例については，CDCクロスマッチが陽性の場合は一般に移植禁忌と考えられている．CDCクロスマッチ陰性かつDSA陽性の場合はハイリスクだが移植は可能である．通常はフロークロスマッチが陰性化するように抗体除去を行えば，血中の既存抗体による術直後の拒絶反応は防げると考えられるが，やはり施設毎に基準を決めておく必要がある．

急性T細胞性拒絶反応のリスクも高く，2〜4週目の定期腎生検も有用である．導入抗体は本邦ではバジリキシマブしか保険収載されていないが，抗胸腺細胞グロブリンの方が拒絶反応予防に有効であると考えられている[4]．

提示症例への対応

【症例A】

ABO不適合症例であり，減感作療法として4週間前からタクロリムス（TAC），MMF，ステロイドの投与を開始し，4週間前にリツキシマブを投与（執筆時点では保険適応外），手術4日前から連日全血漿交換療法により抗体除去を行った．

抗体価は術当日朝IgG 4倍，IgM 2倍に低下したため移植手術を行った．移植手術時にはバジリキシマブを投与し，移植後はTAC，MMFとステロイドを投与し，2週間までは十分なレベルの薬剤曝露を維持した．術翌日より離床，食事開始し，術後4日目には中心静脈カテーテル，尿道カテーテルも抜去でき，術後感染を起こさず経過した．7日目まで抗体価を連日モニタリングしたが，一貫してIgG 2倍，IgM 1倍で経過した．2週目からは通常の腎移植患者と同等の免疫抑制に減量した．

【症例B】

妊娠出産が契機と思われる既感作症例である．この症例の既存抗体価は高くなく，術前の血漿交換療法の必要性は高くないが，十分な減感作療法は必要である．術前は同様に減感作療法として4週間前からTAC，MMF，ステロイドの投与を開始し，4週間前にリツキシマブを投与した．術前日のみ全血漿交換を実施した．

術後はABO不適合と同様に強化した免疫抑制を施行し，急性抗体関連拒絶反応は発症しなかったが，術後13日目に急性T細胞性拒絶反応を発症したため，抗胸腺細胞グロブリンを7日間投与して治療した．これにより腎機能は安定した．

参考文献

1）Lo P, Sharma A, Craig JC, et al：Preconditioning Therapy in ABO-Incompatible Living Kidney Transplantation: A Systematic Review and Meta-Analysis. Transplantation 2015. Epub ahead of print.

2）Tait BD, Süsal C, Gebel HM, et al:Consensus guidelines on the testing and clinical management issues associated with HLA and non-HLA antibodies in transplantation. Transplantation 95:19-47, 2013.

3）Yamanaga S, Watarai Y, Yamamoto T, et al: Frequent development of subclinical chronic antibody-mediated rejection within 1 year after renal transplantation with pre-transplant positive donor-specific antibodies and negative CDC crossmatches. Hum Immunol 74:1111-8, 2013.

4）Malvezzi P, Jouve T, Rostaing L: Induction by anti-thymocyte globulins in kidney transplantation: a review of the literature and current usage. J Nephropathol 4:110-5, 2015.

慢性期の
移植免疫抑制療法

コンサルト 17 慢性期の移植患者が腎臓内科に紹介されてきたら

> 61歳，男性，O型．59歳，O型，妻をドナーとする生体腎移植を受けて1年経過した．免疫抑制薬はタクロリムス，ミコフェノール酸モフェチル（MMF），ステロイド薬の3剤を内服中である．移植後1年経過したことを機に泌尿器科から腎臓内科へ外来担当を変更することとなったが，今後の免疫抑制薬を含めた外来定期通院計画はどのようにするべきか．

回答　表1～3を参考に種々の定期検査を行っていく．

表1　腎移植後定期検査項目（KDIGO推奨）

検査項目	～1週	～1ヵ月	2～3ヵ月	4～6ヵ月	7～12ヵ月	12ヵ月～
血清Cr	毎日	2～3回/週	毎週	2週間毎	毎月	2～3ヵ月毎
尿蛋白 Upro/Cr		1回		3ヵ月毎		1年毎
血算	毎日	2～3回/週	毎週		毎月	1年毎
血糖		毎週		3ヵ月毎		1年毎
脂質代謝	—	—	1回	—	—	1年毎
血圧体重			外来毎			

表2　管理目標（腎移植診療ガイドライン推奨）

	目標値
貧血	Hb>11 mg/dl
CKD-MBD	Ca×P<45
高血圧	血圧<130/80 mmHg
血糖	正常値
コレステロール	LDL-C<100 mg/dl
高尿酸血症	UA<8 mg/dl

17 慢性期の移植患者が腎臓内科に紹介されてきたら　　89

表3　悪性腫瘍，感染症に関するスクリーニング検査

感染症	BK ウイルス（尿細胞診） サイトメガロウイルス（C7HRP） HBV DNA（HBcAb 陽性者のみ）
悪性腫瘍	胸腹部 CT 腫瘍マーカー 年齢に応じて胃カメラ，子宮癌，乳癌検診
心血管	心エコー 頸動脈エコー ABI
その他	75gOGTT 骨密度

慢性期の移植免疫抑制療法

■判断のよりどころ

1．レシピエントが腎移植を受けてから数ヵ月〜半年程度の期間

　免疫抑制薬の漸減が必要であり，また急性 T 細胞性拒絶反応の発症が起こりやすいなど，外来受診のたびに注意するべき点が多い．またこの時期は各種細菌感染症やウイルス感染症の頻度も比較的高いため，通常は毎週〜数週に 1 度の頻回な外来通院をしたほうが安全であり，そのようにしている施設は多いと思われる．

2．半年〜1 年経過（維持期）

　上記のようなイベントが起こる確率は減少し，通常は 1〜2 ヵ月に 1 度程度の定期受診となることが多い．このような維持期の腎移植後患者の診察にあたっては，当然，通常の CKD 患者と同様の心血管系疾患（CVD）に関する定期検診や移植後新規発症糖尿病（NODAT）を含めた生活習慣病に関する検査，CKD-MBD に関する精査なども重要である．

　KDIGO が推奨する腎移植後定期検査項目を表 1 に示す[1]．またそれぞれの管理目標について表 2 に日本臨床腎移植学会の腎移植診療ガイドラインに記載のある推奨管理目標を示す[2]．

3. 上記以外に，定期受診をする上で通常の CKD 患者とやや相違点があり，注意すべき事項

①カルシニューリン阻害薬（CNI）を含めた免疫抑制薬の副作用，特に CNI 慢性腎毒性，②維持期に生じる拒絶反応，特に慢性活動性抗体関連拒絶反応（cAMR），③維持期に生じる感染症，④悪性疾患のスクリーニング，などがある．

CNI 慢性腎毒性，慢性拒絶反応に関しては，我々の施設ではプロトコル生検を移植後 3 ヵ月，1 年，3 年，5 年，7 年，以降は年齢や腎機能等に応じて 1〜2 年に 1 度行っている．

また，感染症，悪性疾患に関しては，プロトコル生検を行うために入院した時を利用して，表 3 の検査を行うことで除外している．

■実際の対応

・移植後 1 年経過していれば，タクロリムスの目標トラフ値は 3〜5 ng/mL 程度，ステロイドはプレドニン換算で 2.5〜5 mg 程度まで減量されていることが望ましいと思われる．

CNI 慢性腎毒性やその他のステロイド副作用などを軽減するためには，拒絶反応を来さない最低限の免疫抑制薬が望ましいと思われるが，原疾患が IgA 腎症，FSGS などの腎炎の症例や免疫学的ハイリスクな症例では減量をやや躊躇するようなことも少なくない．

また過度な減量により cAMR 等の拒絶反応が生じやすくなるのも事実であるので，その投与量の調整には多剤併用でのそれぞれの薬剤投与量バランスやそれぞれ個々の患者背景などから微妙に異なり，経験を要するとしか言いようがないのも事実である．

・また，時にサブクリニカルな病変として CNI 腎毒性や拒絶反応を早期に検出することが治療効率をあげることに役立つ．

我々の施設では，プロトコル生検で慢性 CNI 腎毒性が認められた場合はなるべく進行を抑えるべく，積極的にエベロリムスの併用を開始し CNI 投与量を減らしトラフ値を半減させることを試みている．

また cAMR の所見が認められた場合は，ドナー特異抗体（DSA）の有無を検索し，確定診断となれば積極的にステロイドパルス療法，血漿交換，リツキシマブ投与で加療を行い，可能な限り MMF を中心とした代謝拮抗薬の増量を行っている．しかしいずれも治療効果に明らかなエビデンスは認められておらず，今後方針が変

更となることも十分あり得る.

・この時期に急激な血清 Cr 値上昇を認めることはむしろ稀であるが, 徐々に有意な血清 Cr 値上昇を認めた場合などは, やはり拒絶反応, ウイルス腎症などの鑑別のために腎生検を行いその結果により方針を決定する.

提示症例への対応

　タクロリムス投与量は 4 mg/ 日でトラフ濃度は 4.4 ng/mL, MMF 1500 mg/ 日, メチルプレドニゾロン 2 mg/ 日が投与されており, それぞれの薬剤投与量, トラフ値は至適と思われる. また移植腎機能も落ち着いているようである.

　それでも上記のごときサブクリニカルな病変が存在する可能性もあるため, プロトコル生検を考慮するべきと思われる. 所見によって免疫抑制薬の変更や, 特定の治療が必要となることもあり得る.

参考文献

1）Kidney Disease: Improving Global Outcomes（KDIGO）Transplant Work Group. KDIGO clinical practice guideline for the care of kidney transplant recipients. Am J Transplant 9 Suppl 3: S1-155, 2009.

2）http://www.jscrt.jp/pdf_file/guide2011.pdf

海外で移植を受けたいという患者が外来受診してきたら

コンサルト 18

血液透析歴3年の67歳,男性が海外で腎移植を受けたいと外来を受診してきた.献腎登録をしているがなかなか移植のチャンスにはめぐまれないことを不安に思っている.生体腎移植のドナーも身近にはいない.

回答 イスタンブール宣言および日本移植学会の倫理指針内容を伝え,禁止事項に関して説明する.

■判断のよりどころ

1991年,世界保健機関(WHO)総会で,「移植ガイドライン」が採択された.しかし,1990年代から2000年代にかけて移植用臓器の不足を背景に,臓器売買や渡航移植などの問題が顕著になり,WHOはこれに対応するため,2009年の総会でのガイドラインの改訂を予定した.

2008年,ガイドライン改訂作業に参加してきた国際移植学会が,トルコのイスタンブールで "International Summit on Organ Trafficking and Organ Tourism" を開催し,78ヵ国,154名が参加した.「イスタンブール宣言」はその際に取りまとめられたが,その中では臓器取引(organ trafficking),移植商業主義(transplant commercialism),移植のための渡航移植(travel for transplantation)について述べられており,前2者は禁止されるべきであるとされている(図1)[1,2].

また渡航移植の中でも,臓器取引や移植商業主義の要素が含まれたり,外国からの患者への臓器移植に用いられる資源(臓器,専門家,移植施設)のために自国民の移植医療の機会が減少したりする場合を,移植ツーリズム(transplant tourism)とし,これに関しても禁止するべきであると述べている.WHOはこれに呼応して新しい指導指針を2010年5月に公布し,日本移植学会も,WHO指導指針を受け倫理指針を作成したが(図2),その中で臓器売買や死刑囚からの臓器提供は禁じ

18 海外で移植を受けたいという患者が外来受診してきたら　93

　臓器取引（Organ trafficking）とは，移植用臓器の摘出が搾取の目的でなされる，すなわち暴力もしくは他の強制力の威嚇または行使，誘拐，詐欺，欺罔，権力もしくは弱者の状況の悪用，ドナーに対する支配権を得るための金銭もしくは利益の第三者に対する供与または受領などの手段による，生体・死体またはその臓器の調達，輸送，譲渡，保管または受領をいう．

　移植商業主義（Transplant commercialism）とは，売買の対象としたり，物質的利得のために使用したりすることを含めて，臓器を商品として取り扱う方針や実践のことをいう．

　移植のための渡航（Travel for transplantation）とは，臓器そのもの，ドナー，レシピエント，または移植医療の専門家が，臓器移植の目的のために国境を越えて移動することをいう．移植のための渡航に，臓器取引や移植商業主義の要素が含まれたり，あるいは，外国からの患者への臓器移植に用いられる資源（臓器，専門家，移植施設）のために自国民の移植医療の機会が減少したりする場合は，移植ツーリズム（transplant tourism）となる．

5. 国や地域は，自国あるいは近隣の協力の基に，臓器を必要とする者のために必要な数の臓器を確保し，臓器提供の自給自足を達成するための努力をすべきである．国外患者への治療は，それによって自国民が受ける移植医療の機会が減少しない場合にのみ許容される．

6. 臓器取引と移植ツーリズムは，禁止されるべきである．移植商業主義は，貧困層や弱者層のドナーを標的にしており，禁止されるべきである．世界保健総会決議では，移植用の人の臓器の売買を防止するように各国に呼びかけている．

a. 禁止行為には，全ての種類の広告（電子媒体と印刷媒体を含む），移植商業主義目的の勧誘または仲介，臓器取引，移植ツーリズムを含むべきである．

b. 禁止行為の規定には，一定の行為に対する処罰を含むべきである．それらの行為とは，ドナーや臓器に対する医学的なスクリーニング，臓器を移植する行為など，臓器取引や移植ツーリズムを支援奨励し，またそれらによって生まれた成果を利用する行為である．

c. 弱者である個人や集団（識字能力をもたない人々，貧困に苦しむ人々，不法滞在の移民，受刑者，政治的経済的亡命者など）を生体ドナーになるよう誘導する行為を許すことは，臓器取引や移植ツーリズム，移植商業主義に反対する立場からは認められない．

図1　臓器取引と移植ツーリズムに関するイスタンブール宣言（抜粋）

ている[3]．

　なお，このように実質禁止されている臓器取引（organ trafficking），移植商業主義（transplant commercialism），移植ツーリズム（transplant tourism）の問題には含まれなくとも，かつて日本人臓器移植希望者を受け入れていた欧州や豪州は，自国内でのドナー供給を推奨するWHO指導指針をよりどころに渡航移植の受け入れをすでに取りやめている．米国には現在年間移植件数の5％まで外国人患者に移植できるルールがあるが，受け入れを制限もしくは禁止する方向に動く可能性もあると思われる．

[6] その他
（1）臓器の売買の禁止 人の臓器は商取引の対象とはなりえない．したがって，臓器に対する対価の
　　授受は禁止する．特に以下の事項を遵守することを求める．
1　いかなる理由があろうとも，国内外を問わず売買された臓器の移植を行ってはならない．
2　国内外を問わず売買に関与している医療施設や，医療関係者および臓器の売買を斡旋するものに
　患者を紹介することを禁じる．
3　海外の医療施設に移植目的で患者を紹介する場合には，売買された臓器によって移植が行われな
　いことを確認しなければならない．
（2）受刑中であるか死刑を執行された者からの移植の禁止
1　受刑中の者，あるいは死刑を執行された者からの移植は，ドナーの自由意思を確認することが困
　難であることから，国内外を問わず禁止する．
2　海外の医療施設に移植目的で患者を紹介する場合には，受刑中や死刑を執行された者からの臓器
　によって移植が行われないことを確認しなければならない．

図2　日本移植学会倫理指針（抜粋）

■実際の対応

　前述のように，WHO は自由な渡航移植を許せば経済力を有する者が貧しい国々
へ臓器を貰いに行くことなりかねない恐れから，渡航移植自体に対して自粛勧告を
している．また日本移植学会も WHO の勧告に従い，倫理指針において渡航移植に
対して協力しない立場を取っているため，「渡航移植を希望する」患者にその内容
について説明する必要がある．

　さらに「渡航移植を希望する国」によっては，上記の WHO 指導指針や日本移植
学会倫理指針で禁止されている事項である臓器売買等に関わっている可能性もあり
うる．本当に禁止事項に関わっているか否か，それが法的にどのように判断される
か，等に関して，公的な機関に報告をして判断を委ねるべきであると思われる．

参考文献

1）http://www.asas.or.jp/jst/pdf/istanblu_summit200806.pdf
2）The Steering Committee of the Istanbul Summit : Organ trafficking and Transplant tourism
　and commercialism : the declaration of Istanbul. Lancet 372 : 368-377, 2008.
3）http://www.asas.or.jp/jst/pdf/info_20120920.pdf

19 慢性期の DSA 陽性症例の管理はどうするのか   95

コンサルト

19

慢性期の DSA 陽性症例の管理はどうするのか

【症例 A：*de novo*（移植後新規発症）DSA 症例】

> 20 歳，女性．志賀毒素陽性大腸菌感染による溶血性尿毒症症候群で 3 年前に母をドナーとして ABO 不適合生体腎移植を施行．ステロイドは移植後 1 年目に離脱し，タクロリムス（TAC），ミコフェノール酸モフェチル（MMF）にて維持免疫抑制療法を継続していた．以後血清 Cr 値は 1.0 mg/dL，尿蛋白 0.1 g/gCr 未満で安定経過．3 年目のプロトコル腎生検を施行すると Banff 分類で g2, ptc2 相当の微小血管炎を認めた．末梢血を単抗原ビーズにより検査すると抗 DQ7 抗体を検出した．治療を行うべきか．

【症例 B：既存 DSA 症例】

> 46 歳，女性．多数の輸血歴に伴う広汎な抗 HLA 抗体を有したが，術前脱感作療法を施行して HLA-B63 に対する DSA を消失させて，姉をドナーとして生体腎移植を施行した．移植後 6 日目に Banff 分類タイプ II 相当の急性抗体関連拒絶反応が生じ，ステロイドパルス療法，血漿交換療法を施行し DSA は消失，術後 4 ヵ月目に Banff 分類 IIA 相当の急性 T 細胞性拒絶反応が起きたが，OKT3（T 細胞に対するモノクローナル抗体，現在販売終了）により治療し治癒した．TAC，MMF，ステロイドの 3 剤で維持免疫抑制療法を施行．血清 Cr 値は 1.3 mg/dL，尿蛋白 0.2 g/gCr で安定した．ハイリスク症例だが，以後のフォローアップはどのように行うべきか．

回答 まだエビデンスの確立していない領域であると同時に，十分有効な治療法も確立していない．そのため，施設ごとの経験に基づき，症例に応じた対応が望まれる．

症例 A：慢性活動性抗体関連型拒絶反応（CAAMR）であれば潜在病変であるが，

慢性期の移植免疫抑制療法

放置すればいずれ不可逆な腎機能障害をきたす．DQ7 がドナーとのミスマッチ抗原であるかを調べ，その上で治療方針を見直す必要がある．確立した治療法はなく症例に応じた対応が必要である．

症例 B：既存 DSA 陽性例は抗ドナー免疫が消失していないことが多い．早期治療を行えるように，定期腎生検や DSA 検査により細やかにフォローアップする必要がある．

■判断のよりどころ

1．発症予防

DSA の存在は慢性期における移植腎機能低下の原因であり[1]，長期成績の改善には CAAMR の克服が最も重要である．CAAMR は腎機能の臨床データ異常が検出されるより遙か前に不顕性に発症し，組織障害が進行し，不可逆となる．したがって発症させないことが最も重要であり，そのためには服薬アドヒアランスの徹底とそれに含めた過不足のない適正な維持免疫抑制療法が必要である．

2．早期発見

病態は DSA 発生，潜在的組織障害，腎機能障害の順に進行すると考えられることから，定期的な DSA 検査を行うことが推奨されている[2]．また，組織障害の検出には移植腎生検が必須であり，プロトコル腎生検を行うことにより腎機能障害出現前に病変を検出できる可能性がある．プロトコル腎生検は，CAAMR のみならず，慢性期に発症しうるその他の病変（カルシニューリン阻害薬腎毒性，再発腎炎，ポリオーマウイルス感染，移植後リンパ増殖症など）を発見することも可能である点で有用である．

3．診　断

最新の Banff 分類によると，CAAMR の診断には，末梢血において DSA が証明され，かつ表 1 のごとく移植腎生検における組織学的所見のいずれかの存在が必要とされている[3]．しかし，遺伝子発現解析や電子顕微鏡は日常診療として行うのはコスト，労力，設備のいずれにおいても困難であり，現実的には糸球体炎と傍尿細管毛細血管炎を合わせた微小血管炎（MVI）の存在が鍵となる．

DSA の証明は，単一 HLA 抗原がコーティングされたビーズを用いて網羅的に自

19 慢性期の DSA 陽性症例の管理はどうするのか　97

表1　2013年Banff会議による慢性活動性抗体関連型拒絶反応の診断基準

＊下記1，2，3のすべてを満たす必要がある		
1	慢性組織障害を示す形態学的証拠 右の3つの1つ以上	・移植腎糸球体症. ・重度の傍尿細管毛細血管基底膜多層化（電子顕微鏡要）. ・他の原因が除外された動脈内膜線維性肥厚.
2	抗体血管内皮細胞反応の証拠 右の3つの1つ以上	・C4d 染色が傍尿細管毛細血管に陽性. ・微小血管炎（スコア合計 g+ptc が2以上）. ・生検検体内の内皮細胞障害を示す遺伝子転写発現の増加.
3	血清中の DSA の存在	

(Banff 2013 Meeting Report) [3]

動解析するシステムが現在汎用されている．*de novo* DSA には DQ に対するものが少なくないが，移植前の HLA タイピングで DQ が検査されていない場合もあるがその際は調べる必要がある．

■実際の対応

・TAC およびシクロスポリンの適正管理には，治療的薬物モニタリング（TDM）が必要である．

　TAC については維持期のトラフレベル（通常 5 ng/mL 以下）は測定誤差が生じやすく安定管理がしづらいため，当科では曲線下面積（AUC）を用い，100〜120 ng.hr/mL を下回らないように管理している．

　MMF は 1000〜1500 mg/ 日で投与している施設が多いが，薬物動態の個体間変動が大きく一部の症例で曝露が不十分となる．そこで，当科では MMF についても TDM を施行し，MMF の活性代謝産物である MPA の AUC を DSA 陰性例では 30，DSA 陽性例では 50 μg.hr/mL を下回らないように管理している．

・DSA 測定は保険収載されておらず多大なコストがかかるため，定期測定を全症例に施行するのは困難である．また，少量の DSA 産生しかない場合，DSA が移植腎に吸着することで末梢血中の DSA レベルが検出感度以下となる可能性もあり，実際に臨床経過や組織所見で CAAMR が強く疑われても，DSA 陰性で Banff 分類の診断基準を満たさず困惑する場面も少なくない．当科では維持期は 1, 2, 3, 5 年目に定期移植腎生検を施行し，MVI，血管内皮細胞腫大，移植腎糸球体症などが見られた際に抗 HLA 抗体測定を行う方針としている．まずコストの低いスクリーニングビーズを用いてクラスI，II それぞれの抗 HLA 抗体を測定し，陽性の際に単一抗

慢性期の移植免疫抑制療法

原ビーズ測定を行うことでコストを節減している.

・腎機能異常，組織障害もない状態で治療が必要かどうかは議論が分かれるが，DSA の存在は移植腎機能低下の有意な因子である[1]と同時に移植腎機能喪失の危険因子である[4].

　ドナー抗原に対して特異性があっても補体を活性化しない抗体は攻撃力がないため，DSA が検出されても必ずしも組織障害に至るとは限らない．近年は，抗 HLA 抗体の補体結合性も含めたアッセイキットも発売されてその有用性に関する報告も見られる[5].　しかしながら，出現した DSA を消去する確立した治療法は存在しない．潜在性病変に対してリスクの高い治療を行うことは同意を得にくい.

　慢性期に時間をかけて形成された抗体産生細胞にはリツキシマブやボルテゾミブは有効性が低い（いずれも保険未収載）．MMF を中心とした維持免疫抑制の強化を行い，炎症（MVI）が強い場合にはステロイドパルス療法やデオキシスパーガリン，抗胸腺細胞グロブリン（ATG）がその沈静化にはある程度有効な可能性がある．新たな抗体産生細胞の誘導を防ぐために，B 細胞の分化を助ける T 細胞の消去には抗胸腺細胞グロブリン，B 細胞そのものの消去にはリツキシマブが有効だが，すでに樹立した抗体産生細胞には無効であるため CAAMR の進行を遅延させることができても治癒せしめることは難しく，過剰免疫抑制に注意が必要である.

・現状，適切な免疫抑制を維持して DSA 発生を予防し，DSA 測定と移植腎生検を組み合わせてモニタリングを行い，CAAMR を発症した場合は，症例の状態に応じて既存の治療法を組み合わせて組織障害進行を遅延させるしかない.

提示症例への対応

【症例 A】

　移植時の HLA 検査では DQ を検査していなかったためこれを検査したところ，抗 DQ7 抗体は DSA であると判明した．CAAMR と診断し MPA-AUC を測定すると 30 µg.hr/mL にて，MMF を倍量の 2000 mg に増量した．維持ステロイドを開始した 1 年後に血清 Cr 値 1.2 mg/dL に上昇し，移植腎生検を施行すると，g3, ptc3 と MVI の増悪に加え cg1b 相当の移植腎糸球体症が出現したため，ATG を投与した．血清 Cr 値は 1.0 mg/dL に改善し，5 年目の生検では MVI は消失していたが DSA は残存しており，リツキシマブ 500 mg を投与した．6 年目に生検すると g1, ptc1 相当の MVI の再燃が見られたが，腎機能は不変のため経過観察とした．7 年目にさしかかり血清 Cr 値が 1.3 mg/dL に上昇したので腎生検すると g2, ptc2 相当に MVI

が悪化し，cg3 相当に糸球体症が悪化した．

【症例 B】

　1 年ごとに定期腎生検を施行した．1，2 年目生検では MVI（g+ptc）は 1 以下であったが，3 年目に g3 相当の MVI，cg1b 相当の糸球体症が出現した．同時に蛋白尿が 0.5 g/gCr に増加してきたが DSA は陰性だった．TAC トラフレベルは 5 ng/mL，MPA-AUC は 100 μg.hr/mL で十分なレベルと考えられた．ハイリスク例につきステロイドパルス療法とデオキシスパーガリンを投与し，尿蛋白は 0.2 g/gCr に軽快した．4 年目では g1，ptc2 相当の MVI に加え，cg3 相当の糸球体症，C4d3 相当の C4d 沈着が見られた．DSA は陰性だったが，非 DSA の抗 HLA 抗体の出現が見られた．免疫抑制を減量せず経過を見たが，5 年目には MVI は g3，ptc3 へ悪化し，新たに ci3 への線維化悪化，cv2 相当の動脈内膜線維性肥厚が出現，尿蛋白が 1 g/gCr へ増加したため ATG により治療し，リンパ球数回復後にリツキシマブ 500 mg を投与した．

　以後血清 Cr 値は不変，尿蛋白は 0.2 g/gCr に低下，生検では MVI は g+ptc ＜ 2 で 8 年目まで経過している．

参考文献

1）Wiebe C, Gibson IW, Blydt-Hansen TD, et al: Rates and determinants of progression to graft failure in kidney allograft recipients with de novo donor-specific antibody. Am J Transplant 15: 2921-30, 2015.

2）Wiebe C, Nickerson P: Posttransplant monitoring of de novo human leukocyte antigen donor-specific antibodies in kidney transplantation. Curr Opin Transplant 18:470-7, 2013.

3）Haas M, Sis B, Racusen LC, et al: Banff 2013 meeting report: inclusion of C4d-negative antibody-mediated rejection and antibody-associated arterial lesions. Am J Transplant 14:272-83, 2014.

4）Wiebe C, Gibson IW, Blydt-Hansen TD, et al: Evolution and clinical pathologic correlations of de novo donor-specific HLA antibody post kidney transplant. Am J Transplant 12:1157-67, 2012.

5）Calp-Inal S, Ajaimy M, Melamed ML, et al: The prevalence and clinical significance of C1q-binding donor-specific anti-HLA antibodies early and late after kidney transplantation. Kidney Int 2015, Epub ahead of print.

ハイリスク症例の移植

102

コンサルト 20 ハイリスク症例に対する薬剤による術前脱感作療法

40歳，男性．慢性腎不全にて2年前に透析導入となっている．今回妻をドナーとし，B型からO型へのABO血液型不適合生体腎移植を目的に受診となった．術前リンパ球クロスマッチ陰性，HLA4ミスマッチ，抗B IgM抗体512倍，抗B IgG抗体1024倍であった．術前脱感作療法は必要か．

回答 ABO血液型不適合腎移植では，抗血液型抗体によって抗体関連拒絶反応（AMR；antibody mediated rejection）を引き起こす可能性がある．術前から抗血液型抗体産生能を抑制する脱感作療法を充分に行うことが二次免疫応答を抑制し，抗血液抗体価の高いハイリスクなABO血液型不適合腎移植を可能とする．

■ 判断のよりどころ

・慢性的臓器不足の日本において腎移植の拡大を目的に，1989年よりABO血液型不適合移植が施行されるようになり，わが国の生体腎移植の25％以上を占めている．以前は，抗血液型抗体によって抗体関連拒絶反応（AMR）が発症し臓器廃絶となるため，ABO血液型不適合臓器移植は禁忌とされてきた[1]．しかし，1985年にAlexandreらがABO血液型不適合腎移植におけるAMRを回避するための方法として，血漿交換（PEX）・二重膜濾過血漿交換（DFPP）による抗体除去療法と抗体産生の主要臓器である脾臓を摘出する方法を提唱した[1]．以来，移植前の抗体除去療法と，移植時に脾摘を行う方法がスタンダードとされてきた．

2003年に，Tydenらによって脾摘のかわりに抗CD20モノクローナル抗体（リツキシマブ）の投与による血液型不適合移植の成功が報告されて以来[2]，脾摘をしないでリツキシマブ投与による脱感作療法による抗体産生能抑制療法とPEXやDFPPにより抗血液型抗体除去をする免疫抑制療法が行われるようになった[3]．

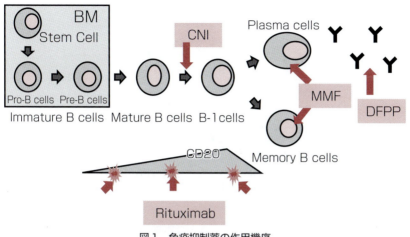

図1 免疫抑制薬の作用機序

・近年，生着のメカニズム（免疫学的順応 accommodation）や急性 AMR の発生のメカニズムが明らかとなり，その治療戦略が確立し，免疫抑制薬の進歩により成績は向上している．つまり，移植前に ABO 血液型糖鎖抗原を認識する B-1 細胞への分化を抑制するために，カルシニューリン阻害薬を投与し，またリツキシマブを投与することで B-1 細胞，メモリー B 細胞などを除去する．さらに，ミコフェノール酸モフェチル（MMF，セルセプト®）を投与することで B 細胞を直接抑制し，メモリー B 細胞や抗体を産生する形質細胞を抑制することが基礎研究から解明できた（図1）．そこで，移植前にある一定期間先行的に免疫抑制薬を投与する脱感作療法によって抗体産生能をしっかり抑制することが抗血液抗体価の高いハイリスクな ABO 血液型不適合腎移植や抗ドナー HLA 抗体（DSA）陽性症例において重要であると考えられる[3,4]．

図2に，免疫抑制作用を考慮したハイリスク症例に対する免疫抑制療法の治療戦力を示す．T 細胞を中心とする細胞性拒絶反応を抑制目的とし，カルシニューリン阻害薬，バシリキシマブを投与し，抗体産生する B 細胞を中心とする液性拒絶反応を抑制する目的に，メチルプレドニゾロン（メドロール®）と MMF，リツキシマブを投与することで，抗体産生能を抑制する．さらに DFPP，PEX で既存する抗体除去をする．DSA 陽性症例に関しては，腎移植の適応も施設によって異なるので，一概に脱感作療法のみで腎移植が可能となるとは言えない．詳細はコンサル

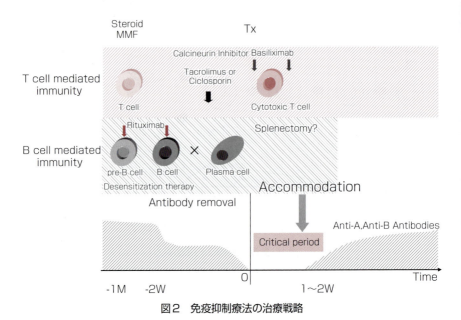

図2　免疫抑制療法の治療戦略

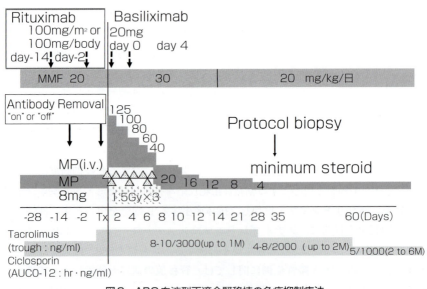

図3　ABO血液型不適合腎移植の免疫抑制療法

ト22に記す.

■実際の対応

　図3に我々の施設のABO血液型不適合腎移植導入期免疫抑制療法のプロトコル を示す. 1ヵ月前からMMF 20 mg/kg, low-dose MP 8 mgとシクロスポリン（CYA, ネオーラル®）3 mg/kgまたはタクロリムス（TAC, プログフ®, グラセプラー®）0.1 mg/kgを投与し, 移植14日前, 1日前にリツキシマブ 100mg/bodyを投与する. 移 植前に2回の抗体除去療法（DFPP/PEX）を移植5日前と1日前に施行する.

　近年, 抗体産生能の少ない抗血液型抗体が128倍以下の症例に対しては, 抗体除 去療法を施行しないで脱感作療法のみとしている. その理由として

　1）ABO血液型不適合腎移植研究会においても, 抗体価と生着率の関係について 2000年以前の腎移植では抗体価が64倍以上の症例は有意に生着率が不良であった が, 2001年以降は, 抗体価による生着率に差はない.

　2）赤血球膜に発現する血液型糖鎖抗原と腎血管内皮細胞に発現する血液型糖鎖 抗原のアンカー蛋白質が全く異なっていることから, 腎血管内皮細胞を傷害する抗 体は, 従来より, 赤血球凝集素価で測定している抗A抗B抗体とは完全に一致し ない可能性がある[4].

　3）従来から赤血球凝集素価で測定してきた, 抗血液型抗体価の高低が必ずしも AMRの発症と直接関連しないことも明らかになってきた.

　しかしながら, 現状では腎血管内皮細胞を傷害する抗体を測定することはできな いため, 類似抗体である赤血球凝集素価を指標にするしかない.

　また, AMRにはIgG抗体が比較的早期に爆発的に上昇して移植腎機能喪失に至 るType Iと, 尿路感染症・敗血症など細菌感染症に続発して比較的緩徐にIgM抗 体が上昇するに伴って発症するType IIが存在する[3]. IgG抗体価が高い症例では, AMRが発症すると予後不良となる可能性がある. このため, IgG抗体価が高い症 例や抗体除去療法後に抗血液型抗体のリバウンドを認める症例では, 移植時期を延 期してでもより強力な脱感作療法を施行し, 抗血液型抗体産生能を十分に抑制する ことが重要である.

提示症例への対応

　提示された症例に対して，移植 1 ヵ月前から MMF 20 mg/kg，低用量メチルプレドニゾロン 8 mg，CYA 3 mg/kg 内服開始した．移植 14 日前，1 日前にリツキシマブ 100mg/body 投与し，2 回の DFPP で移植直前の抗 B IgM 抗体 32 倍，抗 B IgG 抗体 64 倍に低下した．抗血液型抗体のリバウンドを認めなかったので，ABO 血液型不適合腎移植を実施した．

参考文献

1) Alexandre GP, De Bruyere M, Squifflet JP, et al：Human ABO-incompatible living donor renal homografts. Neth J Med 28: 231–234, 1985.

2) Tyden G, Kumlien G, Genberg H, et al:Successful ABO-incompatible kidney transplantations without splenectomy, using antigen-specific immunoadsorption and rituximab. Transplantation 76:730-731, 2003.

3) Takahashi K, Saito K, Takahara S, et al: Japanese ABO-Incompatible Kidney Transplantation Committee: Excellent long-term outcome of ABO-incompatible living donor kidney transplantation in Japan. Am J Transplant 4: 1089-1096, 2004.

4) Tasaki M, Yoshida Y, Miyamoto, et al: Identification and characterization of major proteins carrying ABO blood group antigens in the human kidney. Transplantation 87: 1125-1133, 2009.

体外循環による術前減感作療法

コンサルト 21

21 体外循環による術前減感作療法 107

> 62歳，男性，O型．腎原疾患は慢性糸球体腎炎で，2年前から血液透析が導入された．今回A型の妻をドナーとする生体腎移植を希望して泌尿器科を受診した．術前にどのようなことをしなければならないだろうか．
> レシピエントの血液検査では抗A抗体はIgGが512倍，IgMが128倍であった．クロスマッチは陰性であった．

回答　抗A抗体512倍と高力価の抗血液型抗体が存在し，術後急性抗体関連拒絶のリスクがある症例である．術前減感作療法の適応である．術前のカルシニューリン阻害薬，代謝拮抗薬，ステロイド薬，またリツキシマブの投与に加え，血漿交換による抗体除去療法を行う．

■判断のよりどころ

・本邦のABO血液型不適合腎移植は1989年1月19日に第1例目の成功が報告され，以後実施症例数は絶対的ドナー不足の現状を反映して増加し続けている．現在，ABO血液型不適合腎移植は全生体腎移植症例数の30％を超える状況にある[1]．また成績も短期，長期の患者生存率，移植腎生着率は極めて良好であり，血液型適合移植と遜色がないものになっている．特に日本の症例数は圧倒的に多く，治療プロトコルや患者管理においても世界をリードしている．その背景には急性抗体関連型拒絶の発生メカニズムなどが確立してきたことも関連している．

・ABO血液型物質は赤血球のみならず細血管内皮，尿細管上皮などにも存在するため，輸血と同様に血液型不適合の組み合わせ（A→O，A→B，B→O，B→AB，AB→A，AB→B，AB→O）の場合は抗体関連拒絶が起こる．抗体関連拒絶反応は，移植に対する免疫二次応答によるIgG主体の爆発的な抗体産生によるものと，血液型糖鎖類似抗原によって惹起されたIgM主体の抗体産生による

ハイリスク症例の移植

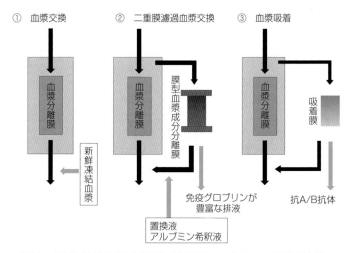

図1 ABO血液型不適合移植におけるアフェレシスの回路の比較

表1 ABO血液型不適合移植におけるアフェレシスの特徴

	血漿交換	二重膜濾過血漿交換	血漿吸着
抗体除去効率	高い	高い	中
置換液	新鮮凍結血漿	アルブミン希釈液	不要
凝固因子低下	なし	あり	なし
感染症のリスク	あり	低い	低い
抗体除去選択性	低い	中	高い
コスト	高い	中	高い
その他		回路がやや煩雑	IgM型抗体は対応できない

ものがある.これら抗体産生の抑制と抗体の除去が移植前の処置として重要である.移植前の抗体除去療法は,厳格に抗体価を低下させることを目標としていた時代から,今では抗体価の許容基準が緩和される傾向にあり,各施設で目標とする抗体価やレジメンは異なる.当科では移植2週間前から免疫抑制薬(カルシニューリン阻害薬,代謝拮抗薬,ステロイド薬),またリツキシマブの投与に加え,移植前に1～4回のアフェレシス療法(二重膜濾過血漿交換法および血漿交換法)を行うのが通常のプロトコルである.なお,保険収載されているアフェレシスの回数は移植前4回,移植後2回までとされている.

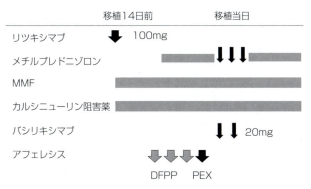

図2　ABO血液型不適合腎移植の術前術後プロトコル

　抗血液型抗体除去のためのアフェレシスの施行方法としては大きく分けて①血漿交換（PEX），②二重膜濾過血漿交換（DFPP），③血漿吸着が挙げられる．当院では術直前および術直後においては，出血リスクの回避から凝固因子の喪失のない血漿交換を選択することが多い．それぞれの特徴と回路について表1および図1に示す．

参考文献
1) 齊藤和英, 他：今日の移植 27:124-136, 2014.

コンサルト 22

ハイリスク症例に対する移植後免疫抑制療法は施設により考えが異なる

24歳，女性．2年前に慢性腎不全にて，母親をドナー（donor HLA A2, A2 B39, B67 C7, C- DQ8, DQ6 DR4, DR15）として，B型からB型への生体腎移植を施行した．移植前，HLA 3ミスマッチ，CDCクロスマッチ陰性，FCXM陰性，シクロスポリン（CYA，ネオーラル®），ミコフェノール酸モフェチル（MMF，セルセプト®），メチルプレドニゾロン（MP，メドロール®），バシリキシマブの4剤で免疫抑制薬を導入した．

移植後血清Cr値0.8前後で安定していたが，徐々に上昇し，血清Cr値1.2 mg/dLとなったため，移植腎生検でacute ABMR type 2 and acute TCMR 1B, plasma cell rich（t3, i2, g1, v0, ptc3, ci0, ct0, cg0, mm0, cv0, ah0, aah0, ti0, ptcbm1）IF: C4d（3+）であった．抗ドナーHLA抗体（B67, C12, 15, DR51, DQ6に対する抗体（+），MFI 1200-2500）が検出された．この症例に対する対応はどのようにするか．

回答　腎移植後の抗ドナーHLA抗体によって引き起こされる抗体関連拒絶反応（AMR；antibody mediated rejection）は，移植腎の予後を不良とするため，積極的な治療が必要である．しかし，未だに確立した治療法はない．特に，*de novo*抗体によるAMRは，移植腎機能廃絶する可能性が高いため，積極的に治療する必要性がある[1, 2]．基本的には，抗体を除去し抗体産生能を抑制することであるが，確定的なプロトコルはない．そのため，施設によって様々な免疫抑制療法を施行している．

■判断のよりどころ

1. DSAによるAMRの発生メカニズム

抗ドナーHLA抗体が，ドナー特異抗体（DSA; donor specific antibody）の90%以

上を占め，輸血，妊娠，移植など自己以外の抗原に曝露された既往のある患者に多く認められる[1]．抗ドナー HLA 抗体によって発症する AMR は，HLA 抗原がヒト白血球抗原であるため，移植後の期間に関係なく，いつでも起こりうる．AMR の発生機序から①T 細胞依存性 AMR と，②T 細胞非依存性 AMR に大別できる．

①T 細胞依存性 AMR：ドナー由来のペプチド抗原を認識する B 細胞は，同じペプチド抗原を認識した CD4$^+$T 細胞から産生されるサイトカイン刺激により，抗体産生細胞へ分化する．一方，B 細胞も抗原提示細胞に表出したドナー由来のペプチド抗原を認識し，抗体産生細胞へ分化する．またはクラスII分子上にアロペプチドを表出した B 細胞と CD4$^+$T 細胞とのコミュニケーションによっても抗体産生が促進する．

②T 細胞非依存性 AMR：血液型抗原のように，T 細胞からの補助的シグナルがなくても B 細胞が活性化し抗体産生細胞へと分化する．
抗体産生細胞から産生された DSA による補体活性化，内皮細胞への直接作用，白血球 FcR を介する炎症誘導により AMR が発現する．

2. DSA 測定方法と診断

DSA に関する組織適合性検査として，次の 2 つがある．
①ドナーリンパ球を用いる検査：LCT 試験，CDC 法（complement-dependent cytotoxicity assay），FCXM．
・術前に一般的にドナーに対しての既存抗体の有無を調べる方法．DSA スクリーニングに用いられる．
②ドナーリンパ球を用いない検査：Flow cytometry（Flow PRA screening test, Flow PRA specific, Flow PRA single antigen），Luminex（LAB screen mixed, LAB screen PRA, LAB screen single antigen）
・レシピエントの血清中の抗体の有無，%PRA の算出，抗体特異性（HLA タイプ）同定検査ができる．
・検査方法が確立されたことが，AMR の診断につながった．移植前では一般的にドナーに対して既存抗体が存在しないか，①でスクリーニングし，陽性となるところが一部に認められた場合，②で HLA 特異性，%PRA を算出する．

移植後，AMR が疑われ，de novo 抗ドナー HLA 抗体をスクリーニング目的で検査をする際には②で精査する．

その際注意しなければならないのは，血管内皮細胞に発現している抗原は class1 ＞

DR ＞ DQ の順にあるため，末梢血中に同定されやすいのは DQ ＞ DR ＞ class1 である．つまり，抗原抗体反応によって既にグラフトに DSA が吸着され，検査でDQ しか検出されない場合がある．末梢血中に DR, class1 の抗 HLA 抗体が検出されないからといって DSA がないとは言えない可能性もある[3]．

・AMR の診断基準（Banff, 2013）

---

① 微小血管炎の存在.
② DSA—内皮反応の証拠：PTC の C4d（＋），中等度以上の微小血管炎，内皮細胞活性化マーカーの遺伝子発現.
③ 血液中の DSA の検出.

---

3. AMR の治療方針

　前記したように，AMR の発生のメカニズム，診断基準は確立されてきたが，治療開始時期，治療関与するべき時期が確立されていない．図 1 に *de novo* DSA による AMR の移植後発生する経過を示している．

　最初に DSA が発現し，組織学的に変化を来たす．臨床的に蛋白尿や血清 Cr 値上昇などの所見が認められるのは，最終段階になってからである．この状態になってから DSA を除去し，抗体産生を抑制する治療を開始しても，すでに組織学的所見は成立している．本来は，臨床症状を認める前に，*de novo* DSA が発現した段階で治療介入するべきである．

・治療方法は確立されていない．KDIGO では AMR の治療として，副腎皮質ホルモン製剤の併用または非併用にかかわらず，下記の選択肢のうち 1 つまたは複数の使用が望ましいと記載されている[2-4]．また，ミコフェノール酸の追加が望ましい．

　　・血漿交換
　　・免疫グロブリン大量静注（IVIG）
　　・抗 CD20 抗体製剤
　　・抗リンパ球抗体製剤

・AMR の治療を目的とした，脱感作療法の基本戦略を図 2 に示す．基本的には，①T 細胞系の反応抑制，②既存抗体の除去目的，③残存する抗体の抑制と補体活性の抑制，④抗体産生細胞あるいはその前駆細胞の除去である．これに沿って治療戦略を立てている．

組織障害が始まる前に治療がベストか？　　現在の治療開始時期

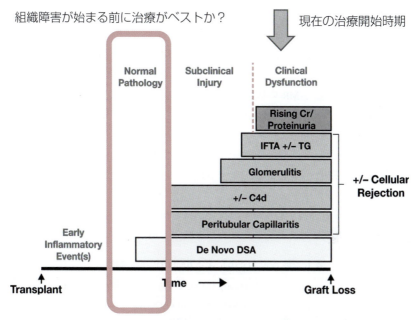

図1　de novo DSAによるAMRの診断と経過
(Wiebeら, 2012)[4]

ABMR；抗体関連拒絶，DSA；ドナー特異抗体，IFTA；間質線維化尿細管萎縮，TG；移植糸球体症.

・T細胞系の反応の抑制
・既存抗体の除去
・残存する抗体の抑制と補体活性の抑制
・抗体産生細胞あるいはその前駆細胞の除去

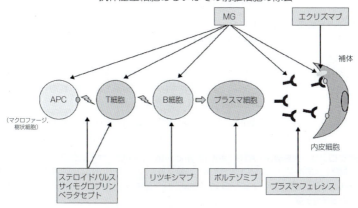

図2　脱感作療法の基本戦略
(Montgomeryら, 2011)[5]

114

■実際の対応

・AMR の発生のメカニズム，診断基準は確立されてきたが，治療開始時期，治療方法は確立されていない．そのため，各施設様々な試みがされている．またレシピエントの年齢や病態，AMR の状態によってもその治療方法は異なる．

・基本的概念は，IVIG などの中和抗体や血漿交換・DFPP によって既存抗体を除去することである．

・MMF やリツキシマブにより B 細胞性の抗体産生能を抑え，さらに二次的刺激となる T 細胞性免疫能も抑えるために，CNI の変更やステロイドパルスが施行される．

・プロテアソーム阻害薬であるボルテゾミブは，抗体を産生する形質細胞に対する抑制効果や補体 C5 に対するモノクロナール抗体であるエクリズマブの補体活性化

表1　*de novo* DSA による AMR の免疫抑制療法

施設名	De novo AMR に対する免疫抑制療法 protocol	
北海道大学	D1-3: D1 (D8*)： D1-7: D8-10:	DFPP，MP pulse 500 mg/ 日 RIT 200 mg/body DSG 5 mg/kg IVIG 5 g/ 日
札幌北楡病院	1) rATG, 維持免疫抑制強化（CNI, MMF dose up） 2) RIT 500 mg x4 3) rATG or pulse+DSG or pulse+DSGx7+RITx1,or RIT x4（病理診断に応じて）	
秋田大学	1) DFPP or PEX + low dose IVIG（100 mg/kg），MP pulse 2) RIT 200 mg/body x1	
名古屋第二赤十字病院	1) DFPP × 2，RIT 200 mg/body 2) Bortezomib（non responding patients）	
東京女子医科大学	1) RIT, DFPP（MESF < 2500） 2) RIT, DFPP, Super high, Dose IVIg（2500 < MESF < 6000）	
新潟大学	1) MP pulse　500 mg, PEX x3, IVIG 5g, RIT 100 mg/body 2) Bortezomib（non responding patients）	
大阪大学	1) MP pulse　500 mg, PEX x2, IVIG 0.4 g/kg x5, RIT 200 mg/body	

IVIG：免疫グロブリン大量静注，ATG：anti-thymocyte globulin，サイモグロブリン，DSA：ドナー特異抗体，MP：メチルプレドニゾロン，PEX：血漿交換，FK：タクロリムス，MMF：ミコフェノール酸モフェチル，MP：メチルプレドニゾロン，BXM：バシリキシマブ，RTX：リツキシマブ MESF：1分子当たりの蛍光分子数

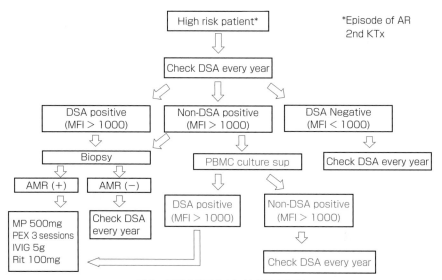

図3 新潟大学DSAに対する介入案

を抑制する効果も報告されている[4,5]．

　表1に各施設の de novo DSAによるAMRに対する治療方針をまとめた．組織所見や抗HLA抗体の％PRAやMFIによって段階的にAMRの治療方法を分けている施設もあれば，最初からプロトコルに沿って免疫抑制薬を投与する施設もある．AMRに対する治療法によってはさまざまな見解があり，その程度によってどのように治療法を選択していくべきか模索状態で確立されていない．まだまだ検討する余地がある．

　図3にわれわれの施設におけるハイリスク症例に対するDSAに対応した介入案を示す．ハイリスク症例では，臨床症状の出現前に，DSA発現した段階で積極的に治療介入する．そのために定期的にDSAチェックをし，MFIの値に準じて治療方針を立てている．しかし，DSA検査は保険適応がないため，実際は，エピソードがない限り年1回のフォローとなっている．

提示症例への対応

本症例は移植後2年という短期で，DSA（B67, DQ6）陽性となった．さらに，抗 DR51 抗体は DR15 に近接して連鎖している DRB5 遺伝子の産物であるため，DSA（DR15）に対する抗体産生も疑われる．

MFI ＞ 1000 であり，組織学的にも，acute ABMR type2 and acute TCMR 1B, plasma cell rich であったことから，ステロイドパルス 500 mg，血漿交換 x3，IVIG 5 g，リツキシマブ 100 mg/body のプロトコルになる．

CNI をシクロスポリンからプログラフに変更し，上記免疫抑制療法施行し，3 ヵ月後フォローアップ生検で，Banff: borderline change, AABMR and CAABMR とやや改善したものの，plasma cell を認め，AMR が残存していたため，ボルテゾミブを投与し，経過観察している．

参考文献

1) Campos EF, Tedesco-silva H, et al: Post-transplantat anti-HLA class Ⅱ antibodies as risk factor for late kidney allograft failure. Am J Transplant 6:2316-2320, 2006.
2) KDIGO Work Group:KDIGO clinical practice guideline for the care of kidney transplant recipients. Am J Transplant 9（suppl 3）:S1-S155, 2009.
3) Djamali A, et al : Diagnosis and management of antibody-mediated rejection: current status and novel approaches. Am J Transplant 14: 255-71, 2014.
4) Wiebe C, Gibson IW, Blydt-Hansen TD, et al:Evolution and clinical pathologic correlations of de novo donor-specific HLA antibody post kidney transplant. Am J Transplant 12: 1157-1167, 2012.
5) Montgomery RA, et al: Humoral immunity and antibody-mediated rejection in solid organ transplantation. Semin Immunol 23: 224-34, 2011.

腎臓内科医が使用できない移植免疫抑制薬

腎移植の薬剤の多くは腎臓内科医がネフローゼ症候群，膠原病，血管炎などで用いるものと共通している．しかし，腎臓内科医が保険診療の縛りから日常診療で使用する機会に恵まれない薬剤もみられる．シムレクト®，スパニジン®，サーティカン®，サイモグロブリン®などである．

また，カルシニューリン阻害薬の使用量は腎移植患者では多いことから，その副作用や血中濃度の管理方法も腎臓内科医にとっては勉強になる．腎移植患者を外来で腎臓内科医がみる機会に遭遇した場合，当然使用されている薬剤の特徴，副作用を熟知しておく必要がある．腎移植の薬剤治療を見聞あるいは経験することは，腎臓内科医の免疫抑制薬に対する知識，処方能力を格段に向上させる．

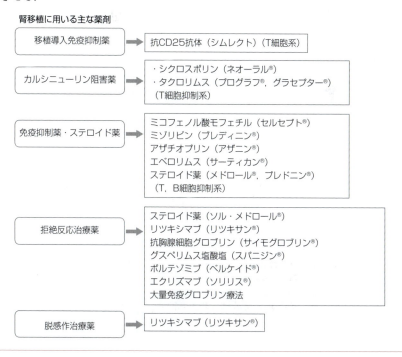

腎移植に用いる主な薬剤

腎移植のタイミング

コンサルト 24 腎移植に関する IC は CKD のどの段階から行うべきか

34 歳，女性．腎外来に通院している．原疾患は，腎生検で診断が得られた IgA 腎症予後不良群である．すでに血清 Cr 値は 3.0 mg/dL であり，半年前から 0.5 mg/dL 上昇している．最近では ESA（赤血球造血刺激因子製剤）の投与にもかかわらず，貧血の改善が見られない．このような患者にいつ腎移植に関する IC を行うべきであろうか．

患者は 3 年前に結婚しており，挙児を希望している．外来には夫がよく付き添ってくる．同年代であり，健康そうであるがやや肥満がある．なお両親はすでに他界している．

回答 腎移植も含めた腎代替療法の informed consent（IC）は可及的に早くなされるべきであり，すでに不可逆性が明らかで，将来的な末期腎疾患（ESKD）への進行が確実であると判断された時点で IC を行うことは早急すぎることはない．特に先行的腎移植（PEKT）を希望する場合には，CKD ステージでは遅くとも G4 の段階で紹介すべきであるし，あるいは G3b の段階で紹介しても何ら問題はない．

■判断のよりどころ

・CKD ステージが進み ESKD となると，生存するためには腎代替療法（RRT）が必要となる．すなわち腎移植あるいは，透析療法を選択するということになる．なかでも腎移植は最良の RRT であり，可能であればまず考慮すべきである．しかし，ドナーからの腎提供があって初めて成り立つ概念であり，とくに生体ドナーであれば提供後の安全が担保される必要がある．またレシピエントも，安全に腎移植術が行われるために，麻酔のリスク，さらには長期に腎機能を享受して行くためには，生活習慣病の治療および予防，また当然ながら拒絶反応を予防する免疫抑制薬の服

用の徹底および，それによる感染症，発がん，心血管系合併症のリスクを克服して行かなくてはならない．

具体的に言えば，移植時にはドナーは健康であり，レシピエントも腎不全以外の合併症は肥満も含め改善，治癒している必要がある．また，免疫抑制薬服用後には生ワクチンは接種が原則として不可能であり，未感染のウイルスが判明した場合にはあらかじめワクチンの投与がなされるべきである．例えば HBV ワクチンは半年が必要であり，十分余裕を持った，RRT の設計が必要である．

さらに，腎移植は妊娠を考えると ESKD となった患者にとっては最良の RRT であることは明らかである．若年であればあるほど妊娠率も高いため，その意味でも腎移植は可及的に早く行われるべきである．

・腎移植のなかでも，透析療法を経ない PEKT は最も理想の RRT であり，条件が整えば叶えてあげたいモダリティである．これは，生命，移植腎予後の観点のみならず，透析アクセス作成を含む透析療法，その関連事象，さらには精神的苦痛なども回避できる．医療経済的にも優れていることも理解に時間を要しない[1]．

しかし，現実的には PEKT が間に合わず，まず透析療法に導入される場合が多いのも事実である．その理由の最たるものは腎移植施設への受診の遅れであり，実際 eGFR＜15 mL/分/1.73 m^2 での紹介が多い[2]．さらに，比較的早めに受診した場合でも，本来解決しなくてはならない事象，例えば肥満の解決，併存症の検査，治療などは思いのほか時間を要する．よって，これらを考えると可及的に早く腎移植施設を受診することは理想であり，早すぎて困ることはない．

結論を言えば，腎機能障害が不可逆で進行性が明らかとなった際に，腎移植を含めた RRT の IC がなされるべきである．またすでに G5 となっている場合でもドナー，患者の状態，移植施設の手術予定状況によっては PEKT が十分可能な場合もあるので，躊躇する必要はない．

すでに透析療法中の患者でも，透析期間が長期化するにつれ透析関連事象の併発率，重症度が増すため早期の IC が必要である．PEKT も視点においた腎移植の IC の時期および移植施設への紹介のタイミングを表 1 に記載した．

■ 実際の対応

・原疾患は IgA 腎症の予後不良群であることは腎生検にて確認されており，すでに eGFR は 15.7 mL/分/1.73 m^2 であり，蛋白尿も 1 日 1.5 g 程度出現しており，CKD 重症度分類 G4A3 である．臨床症状からも不可逆性は明らかであり，早急な腎代替

表1　PEKTも視点においた腎移植のICの時期および移植施設への紹介のタイミング

CKD ステージ	eGFR (ml/分/1.72m²)	PEKTの適応	IC	移植施設への紹介
3b	30-44	なし	不可逆性が確認できれば行っても良い	施設と相談
4	15-29	なし（小児では<20であり）	行われるべき（もっと早期が理想）	速やかに行うべき
5	10-14	相対適応	直ちに行われるべき	直ちに行われるべき
5	<10	絶対適応（間に合わない場合あり）	直ちに行われるべき（間に合わない場合あり）	直ちに行われるべき（間に合わない場合あり）
5D	透析療法中	−	早期になされるべき	早めに行うべき

PEKT, 先行的腎移植；IC, 腎移植の説明と同意

療法が必要となると判断される.

　腎代替療法には3つのオプションがあるが, 腎移植が最良の腎代替療法と考える. とくに挙児を希望されているのであればなおさらである. CKD 重症度分類 G4 の段階で進行性であれば RRT に対する詳細な情報提供が必要とある[3,4]. 妊娠出産も考えた場合には, より若年の方が妊娠率は高く, 可能な限り早期に移植をすべきである. 中でも血液透析を経ない PEKT は, QOL の観点からもより優れている. 腎移植の時期は腎移植施設により決定されるが, 紹介側としては, 遅れないような紹介をすべきである. なぜならば条件が整えば PEKT が可能だからである.

・今回は夫が生体腎提供を希望されているようである, 腎機能, 耐糖能などは良好であったが, 問題は肥満である. 新規に出されたドナーガイドラインでもドナーの理想体重は BMI 25 kg/m² を下回ることとある[5]（表2）. 今回の場合は, 患者の比較的急な CKD の進行具合もさることながら, 夫の減量に要する時間も考慮しなくてはならない. よって, この時点で腎移植も含めた腎代替療法の IC はなされるべきであり, 理想を言えばもっと早くても良かったと思われる.

　また, 現実的に生体腎移植は待機手術であり, 手術予定がかなり先まで埋まっている可能性もある. 多くの施設では eGFR 20 mL/分/1.73 m² より早期での紹介を希望している[2]（図1）.

表2 生体腎移植のドナーガイドライン（日本移植学会）[5]

(3) 生体腎ドナー適応はアムステルダムフォーラム基準を参考に，日本人の特性を考慮したうえで従来行われてきた腎移植成績など勘案して作成した．
基本となる生体腎ドナー適応ガイドラインを示す．
A. 年齢は 20 歳以上で 70 歳以下
B. 以下の疾患，または状態を伴わないこと
　　全身性活動性感染症
　　HIV 抗体陽性
　　クロイツフェルト・ヤコブ病
　　悪性腫瘍（原発性脳腫瘍および治癒したと考えられるものを除く）
C. 血圧は 140/90 mmHg 未満．
▶ D. 肥満がない．BMI は 30 kg/m² 以下．高値の際は 25 kg/m² 以下への減量に努める．
E. 腎機能は，GFR（イヌリンクリアランスまたはアイソトープ法，クレアチニンクリアランスで代用可）が 80 mL/分/1.73m² 以上．
F. タンパク尿は 24 時間蓄尿で 150 mg/日未満，あるいは 150 mg/gCr 未満，またはアルブミン尿が 30 mg/gCr 未満．
G. 糖尿病（耐糖能障害）はないこと．早朝空腹時血糖値で 126 mg/dL 以下で HbA1c（NGSP）値で 6.2%以下．判断に迷う際には O-GTT 検査を行い評価することが望ましい．
H. 器質的腎疾患がない（悪性腫瘍，尿路感染症，ネフローゼ，嚢胞腎など治療上の必要から摘出された腎臓は移植対象から除く）．

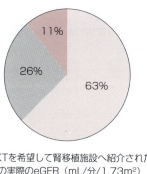

PEKT を希望して腎移植施設へ紹介された際の実際の eGFR（mL/分/1.73m²）
- 多くは15以下
- 15〜19が多い
- 20以上が多い

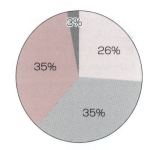

腎移植施設が希望する PEKT の紹介時の eGFR
- >30
- 20〜29
- 15〜19
- <15

図1　腎移植施設への紹介時の eGFR の現実と理想

（文献1より改変）

提示症例への対応

　患者，夫ともに，インターネットなどの情報から腎移植についての知識は得ていたようであり，IC をしたところ，すでに夫が腎提供への強い意思を持ち，また患者も腎移植を行い，移植腎機能が安定したのちには挙児を希望したいとの強い希望があることがわかった.

　近隣の腎移植施設に紹介したところ，夫はすでにダイエットに取り組んでおり，がん検診を含む健康チェックも受けており健康であることは証明されていた. 夫は IC 時には 26 kg/m^2 であったが，その後まもなく 23 kg/m^2 となり，腎提供が可能と判断された.

　患者も悪性腫瘍，活動性感染症の存在が否定されており，幸い 2 ヵ月後に PEKT が予定どおりに行われ，移植腎機能は 1 年後でも血清 Cr 値 0.8 mg/dL と良好であり，妊娠に向けて準備中である.

参考文献

1）http://www.jsn.or.jp/guideline/pdf/CKD_evidence2013/all.pdf
2）原田　浩，堀田記世彦，高田徳容，他：先行的腎移植導入に関する慢性腎臓病担当医と腎移植施設の認識調査. 透析会誌 45: 459-466, 2012.
3）http://www.jsn.or.jp/guideline/pdf/CKDguide2012.pdf
4）齊藤和英：適切な腎代替療法のタイミング（原田　浩，後藤憲彦編：腎移植の病診連携），68-71，医薬ジャーナル社，2015.
5）http://www.asas.or.jp/jst/pdf/manual/008.pdf

コンサルト 25 先行的腎移植例を紹介するときは，腎臓内科はどこまで術前検査をすべきか

> 45歳の女性が腎外来に通院している．原疾患は糖尿病性腎症であり，すでに血清Cr値は4.5 mg/dlであり，腎外来に糖尿病内科から紹介された際には血清Cr値4.0 mg/dlを超えていたため，直ちにRRTが将来的必要であることをICしたところ，腎移植を希望している．46歳の夫が提供の意思を示しており，近日中に両者とも腎移植施設に紹介予定である．このような方々に腎臓内科はどこまで術前検査をすべきであろうか．
> 夫は会社勤務で，年に一度の定期検診はかかさず受けており，健康上の異常を指摘されたことはない．

回答 先行的腎移植（PEKT）は最良の腎代替療法（RRT）である[1]．PEKTが実現するか否かの鍵は，2つある．

1つ目は，コンサルトにも示したが，可能な限り早期の腎移植施設への紹介である．2つ目は，紹介から移植へのプロセスの短縮のために，できるだけ多くの患者および腎提供希望者の情報を得たいということである．

さらにその精査の時点で，治療が必要な病態（感染症，悪性腫瘍，心循環器系疾患，消化性潰瘍など）が判明すれば，早期発見で早期の治療をしてもらうことが理想である．またワクチン（B型肝炎ワクチンや他のウイルスなど）の投与も時間がかかるために，CKDの早期のうちから必要である．

ぎりぎりの紹介に加え，検査や，本人意思の確認もままならぬ状態では，ほぼゼロからのスタートであり，現実的にPEKTが実現できない場合が多い．

■判断のよりどころ

・腎移植に限らず安全な手術のためには，手術対象の疾患以外には，麻酔および手術が問題なく実施可能か否かが判断される．腎移植はそれに加え末期腎疾患

表1　生体腎移植ガイドライン

I. 腎移植希望者（レシピエント）適応基準
1. 末期腎不全患者であること
   透析を続けなければ生命維持が困難であるか，または近い将来に透析に導入する必要に迫られている保存期慢性腎不全である
2. 全身感染症がないこと
3. 活動性肝炎がないこと
4. 悪性腫瘍がないこと

II. 腎臓提供者（ドナー）適応基準
1. 以下の疾患または状態を伴わないこととする
   a. 全身性の活動性感染症
   b. HIV 抗体陽性
   c. クロイツフェルト・ヤコブ病
   d. 悪性腫瘍（原発性脳腫瘍及び治癒したと考えられるものを除く）
2. 以下の疾患または状態が存在する場合は，慎重に適応を決定する
   a. 器質的腎疾患の存在（疾患の治療上の必要から摘出されたものは移植の対象から除く）
   b. 70 歳以上
3. 腎機能が良好であること

（平成20年5月18日の理事会で承認）

（ESKD）であるための併存症や原疾患，あるいは加齢，小児であれば先天性の合併疾患による併存症の有無，程度を知ることが必要であり，それが重篤であり，安全な手術に支障があればまず治療しておく必要がある．

さらに腎移植特異な免疫抑制状態となることによる活動性の感染症，悪性腫瘍のスクリーニングおよび治療が加わる．日本移植学会の腎移植ガイドラインは比較的平易に記載されているのみであるが[2]（表1），少なくともそれらは移植の可否決定までにクリアされていなくてはならない．

レシピエント：一般の手術に際して，手術，麻酔が安全に行われるための検査（血液検査，凝固系検査，血液生化学検査，心電図，胸腹部単純写真）に加え，感染症，悪性腫瘍のスクリーニングがドナー，患者とも必要になる．
・糖尿病患者ならば，症状がなくとも最低限冠動脈スクリーニングが必要である．
・患者に高齢，長期透析，糖尿病，ステロイドの長期服用歴などの動脈硬化進展因子がある場合には，注意が必要である．
・全身の動脈硬化が意外に進行している場合があり，特に冠動脈，心臓弁，心機能

25 先行的腎移植例を紹介するときは，腎臓内科はどこまで術前検査をすべきか　*127*

表2　腎移植のための特殊な検査

項目	内容
感染症スクリーニング	STS，TPHA，HBsAb，HbsAg，HBcAb，HCVAb，HIVAb，HTLV1Ab，CMVAb，HSVAb，VZVAb，風疹ウイルス IgG，麻疹ウイルス IgG，ムンプスウイルス IgG，EBVCAlgG，EBNAlgG，T-SPOT
悪性腫瘍スクリーニング	胸部レントゲン，胸部腹部 CT，上部消化管内視鏡検査，下部消化管内視鏡検査（便潜血で代用も可能），腫瘍マーカー（PSA など） 婦人科検診（子宮，卵巣），乳がん検診，耳鼻科検診，口腔内検診
心循環器検査	安静時心電図，心超音波検査，負荷心電図，負荷心筋シンチグラフィー，冠動脈造影，ABI・PWV 検査
その他	耐糖能検査，血糖コントロール，網膜症，神経検査，膀胱機能検査

の状態は把握されるべきであり，これは腎移植を行う行わないにかかわらず患者へのメリットとなる．

・もし冠動脈狭窄があれば，ステント治療などを先行する必要があり，その後の一定期間の抗血小板薬の絶対的必要期間には，待機手術である生体腎移植は行わない方が良い．

・もし施設で困難な場合でも，関連の医療機関におけるスクリーニング，検診などが指示され進めてあると幸いである．詳細は，他書に譲る[3]．

　ドナー：最低限，健康チェックを指示する．本邦のドナーガイドライン（コンサルト24 表2）に照らし合わせた上で，改善すべき健康障害があれば早急に精査，改善すること（それは保険診療である）が重要である．

■実際の対応

1. 腎移植施設

・紹介を受けた場合に，行われていない検査を追加して行い，最終的に移植の可否を判断する．当然，その分移植までに必要な時間を要することになる．当施設で行っている腎移植までの検査を参照されたい（図 1）．

・組織適合性検査は最後なので，そこにいたる過程が律速段階となる．もし，紹介元施設で詳細な検査が成されていなければ全て移植施設で行うことになる．コンサルト24 とも関連するが，eGFR に余裕のない紹介であればそれだけ PEKT の可能性を逸する．よって PEKT を実現するため，施設紹介から移植へのプロセスの短縮をはかるためにできるだけ多くのレシピエントおよびドナーの情報提供を要望した

腎移植のタイミング

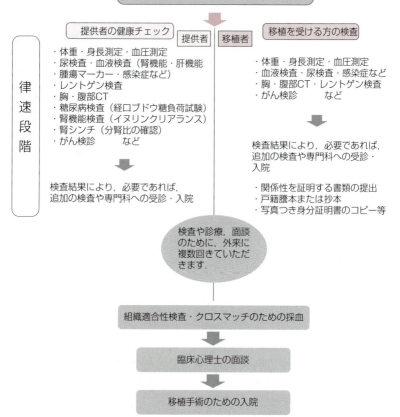

図1 当院での紹介から移植手術までの流れ．移植施設で一から精査を行うとかなりの検査が律速段階となる．

い．
・精査の時点で，治療が必要な病態（感染症，悪性腫瘍，心循環器系疾患，消化性潰瘍など）が判明すれば，早期発見・早期の治療を必要とする．具体的な検査を表2に示す．早期の紹介であれば移植施設でも行うことが可能であり，躊躇されるのであれば早期に相談されたい．
・組織適合性検査・クロスマッチ，および移植・提供の意思の第三者の確認は移植施設で確認することが必要である（表3）．

25　先行的腎移植例を紹介するときは，腎臓内科はどこまで術前検査をすべきか　*129*

表3　先行的腎移植のために必要なステップ

	紹介元でも可能なこと	移植施設でも行うこと
問診・診察など	○	○ （紹介元の情報が参考になる）
社会的背景調査	○	◎
血液，血液生化学 尿検査	○	○ （紹介元の検査の質が良ければ行わないこともある）
画像検査	○ （スクリーニング程度でも）	○ （紹介元の検査の質が良ければ行わないこともある）
組織適合性検査 クロスマッチテスト	×	◎

・移植後は，免疫抑制薬投与下となり，生ワクチンの投与が不可能である．よって，水痘・帯状疱疹ウイルス，麻疹，風疹などの感染の状態を把握し，必要に応じてCKDのステージの早いうちにワクチンを投与すれば抗体獲得率が上昇する．HBVワクチンも一般の投与法には半年を要するので，これも余裕を持った投与が必要である[3,4]．

2．ドナー

・健康人であることが大前提となる．腎移植に際して保険収載されているのは，「臓器等提供者に係る感染症検査」としてHBs抗原，HBc抗体半定量・定量，HCV抗体価，HIV-1抗体，HIV-2抗体価，HTLV-1抗体，梅毒トレポネーマ抗体半定量（STS），梅毒トレポネーマ抗体定量（TPHA）又はサイトメガロウイルス抗体（定性，定量のどちらか）のみであり，これらは，腎移植が成立した場合に患者の保険から支給されるものであることを認識しておかなければならない．

・ドナー手術に際しても，保険上は「K915 生体臓器提供管理料（1）生体臓器提供管理料の所定点数には，採取対象臓器の評価や生体から臓器を採取する際の術中全身管理をはじめとする臓器提供者の安全管理等に係る費用が含まれる」[5]とあるように，5,000点という非常に少ない保険点数の中で全てを管理せよということ自体にかなり無理があり，早急な改善が必要である．

・よって，紹介元施設にドナーの検査も含めた多くの検査を依頼することは困難かもしれないが，ドナーがいて初めて成り立つ生体腎移植の場合には，せめてドナーには健康チェックを指示し，本邦のドナーガイドライン（コンサルト24　表2）に

腎移植のタイミング

照らし合わせた上で，改善すべき健康上の障害があれば早急に精査，改善をお願いすること（それは保険診療である）は重要である．

・健康上の理由でドナーとして不適格であると判断されれば，他のドナーがいれば同様のプロセスを行った上で紹介いただくことが最低限必要であろう．

提示症例への対応

　患者の一般採血，感染症スクリーニング（結核を含む）は定期受診の際に行っていたので，がん検診（乳癌，子宮癌，胃癌，大腸癌）を検診センターにお願いし，全て陰性であった．また冠動脈スクリーニングは負荷心電図にて行い，虚血変化は見られなかった．造影剤は使用していないが単純 CT 上は胸部腹部には異常所見は見られなかった．

　夫は，検診の結果，採血上腎機能は良好であり，その他にも異常はなく，また胃のバリウム検査，便潜血検査にも異常がなかったことから，それらの結果を持って，移植施設を紹介した．移植施設では組織適合性検査，ドナーにはイヌリンによる腎機能検査，生体腎採取術に必要な腎血管を中心とした造影 CT が追加されたのみで，最終的に精神科医，臨床心理士による面談を行い，腎提供に強制などが無いことを判断した上で，腎提供が可能と判断され，半年後に PEKT が予定された．

参考文献

1) http://www.jsn.or.jp/guideline/pdf/CKD_evidence2013/all.pdf
2) http://www.asas.or.jp/jst/pdf/guideline_002jinishoku.pdf
3) 辻田　誠：理想的なタイミングで腎移植をするための，地域の内科医との連携〜腎移植施設への紹介の様式，および移植前にお願いすること〜 5. レシピエント（原田　浩・後藤憲彦編：腎移植の病診連携），75-78，医薬ジャーナル社，2015.
4) 原田　浩：臓器移植患者とワクチン．成人病と生活習慣病 44：1492-1495, 2014.
5) 診療点数速見表，584-585，医学通信社，2014.

26 先行的腎移植で気をつけるべき CKD 合併症はなにか **131**

コンサルト

26

先行的腎移植で気をつけるべき CKD 合併症はなにか

44歳の慢性腎臓病患者が先行的腎移植を受けようとしている．原疾患は15年来の糖尿病性腎症で高血圧症を合併している．糖尿病は経口血糖降下薬でコントロールされ［HbA1c 7.2%（NGSP）］，高血圧はアンジオテンシンⅡ受容体拮抗薬（ARB）およびカルシウム拮抗薬（CCB）で加療されている．心血管系疾患に関しては，これまで軽労作での息切れのエピソードがあるが，心電図で異常波形を認めず，心エコー上も壁運動異常を認めない．一方，負荷心筋シンチグラフィにて負荷時に前壁中隔の集積低下を認めた．この患者で先行的腎移植をした場合に気をつけるべき内科的合併症は何か．

回答 　糖尿病および高血圧は腎移植後にコントロールが悪化する可能性があり，注意を要する．また，術前心機能評価では，すでに虚血性心疾患（ischemic heart disease；IHD）の合併が示唆されており，術前でのIHDを含めた心血管系疾患（cardiovascular disease；CVD）のマネージメントが重要である．

■判断のよりどころ

　一般に，先行的腎移植（PEKT）では透析を経由しないことで，長期透析の合併症であるCVDの発症リスクを低下させることが期待されている．その他のCKD合併症においても，通常のレシピエントに比べて軽度となる傾向があるが，移植後の長期生着，長期予後改善のためには，一般の腎移植と同様に，適切な合併症の管理を行う必要がある．

　以下に，腎移植患者における代表的なCKD合併症について，それぞれ概説する（表1）．

1. 心血管系疾患（CVD；cardiovascular disease）

CVD は一般腎移植，PEKT を問わず，患者の生命予後および周術期を考慮した際に，最も注意すべき合併症である．前述のように PEKT は透析後の腎移植と比較して，CVD の発症リスクを低減させるため，PEKT の有用性が謳われるひとつの根拠となっている．しかし，透析を経由しないとはいえ，PEKT の適応となる患者は，CKD stage G4-5 と高度に腎機能が低下している集団である．従って，一般集団よりも CVD のハイリスク群にあり，移植後の CVD 発症リスクには十分注意をしなければならない．腎移植後に移植腎機能を有した状態での死亡，いわゆるdeath with functioning graft がしばしば問題となるが，USRDS annual report 2012 によると，死亡原因の第 1 位が CVD であると報告されており[1]，移植前後におけるCVD マネージメントの重要性が示唆される．

日本腎臓学会の CKD 診療ガイドラインでは，腎移植術前に十分に心血管系評価を行い，冠動脈の状態を評価して治療適応があれば，経皮的冠動脈形成術や冠動脈バイパス術などの血行再建を積極的に施行するべきであると述べられている[2]．腎

表1 腎移植患者における代表的な CKD 合併症

```
1）心血管疾患
2）生活習慣病
      高血圧症
      糖尿病
      脂質異常症
      肥満
3）貧血
4）CKD-MBD
```

表2 免疫抑制薬と CVD リスク

```
①カルシニューリン阻害薬（タクロリムス，シクロスポリン）
   →血圧上昇，糖代謝異常，脂質異常症
②代謝拮抗薬（ミコフェノール酸モフェチル，アザチオプリン，mTOR 阻害薬）
   →骨髄抑制による貧血
③ステロイド
   →肥満，糖代謝異常，脂質代謝異常
```

（文献1より一部引用）

移植後は免疫抑制薬の使用により，表2のような機序でCVDリスクが増加する．そのため術後管理として，免疫抑制薬を，拒絶反応を起こさない最小限の投与量に維持するように用量調整を行い，一般のCKD集団と同様にCVDリスク管理およびスクリーニングを行う．

2. 生活習慣病

高血圧，糖尿病，脂質異常症は腎移植後も継続ないし新規発症する合併症であり，免疫抑制薬の使用はいずれの病態においても，加重的に影響する[3]．

1) 高血圧

一般に，血圧は腎移植後では低下する傾向にあるが，移植後1年以上を経ても30〜40%の症例に高血圧を認めるとの報告がある[4]．移植後高血圧の発症要因は多岐にわたり，移植前の動脈硬化症，ナトリウム・水分貯留，肥満，高尿酸血症，耐糖能異常，喫煙などの古典的リスク因子に加え，拒絶反応，感染症，再発性腎炎，免疫抑制薬による薬剤性高血圧などが一因となる[5]．また，頻度は稀であるが，維持期に移植腎動脈の狭窄による腎血管性高血圧を発症することがあり，注意を要する．

移植後高血圧はCVD発症の高リスクである．レシピエントはCKD症例であり，日本腎臓学会のCKDガイドライン同様に，収縮期血圧130 mmHg未満，拡張期血圧80 mmHg未満が管理目標である．まずは，塩分制限や禁煙などの生活習慣の是正を行い，管理目標が達成できなければ，降圧薬を使用する．レニン‐アンジオテンシン‐アルドステロン系阻害薬（RAA系阻害薬）は，グラフト機能維持と十分な降圧効果がある薬剤として第一選択に位置づけられている[6]．しかし，腎移植後は片腎であるため，腎動脈狭窄が存在する場合はRAA系阻害薬を使用できず，高カリウム血症や貧血誘発などの副作用もある．実臨床においては，CCBにて治療を開始し，降圧効果をみながらRAA系阻害薬を併用することも少なくない．

2) 糖尿病

原疾患が糖尿病の場合，腎移植後の血糖コントロールは悪化する傾向にあり，その要因として，免疫抑制薬の影響が大きい．移植前の厳格な血糖コントロールが重要であり，必要に応じて強化インスリン療法を行う．手術当日は術中を含め頻回に血糖測定を行い，インスリン持続静注にて血糖値を150〜250 mg/dLに管理する．翌日以降は徐々にインスリン皮下注射に移行する．その後は，インスリンからの離

脱が可能な症例が多いが，生活習慣の是正や薬物療法の強化などによる厳格な血糖コントロールの継続が重要である．

原疾患が糖尿病でなくとも，移植後に糖尿病を発症する可能性があり，移植後に新規に発症する糖尿病を移植後新規発症糖尿病（NODAT）という．NODATは非糖尿病移植患者の7〜24％にみられる[7]．移植後に使用する免疫抑制薬が主因であり，ステロイドはインスリン抵抗性を誘発し，カルシニューリン阻害薬（CNI）は膵 β 細胞からのインスリン分泌を抑制することが発症機序と考えられる．

CNIではタクロリムス（TAC）およびシクロスポリン（CYA）の2種類が代表的であるが，TACはCYAと比較してインスリン分泌を強く阻害するため，血糖コントロールが悪化しやすい．NODATは移植腎喪失，死亡，CVD増加との関連性があることから，発症後は生活習慣の改善や薬物療法を行い，拒絶反応に留意しながら免疫抑制薬の用量調整を行う．ただし，経口血糖降下薬の中で，スルホニル尿素薬はCNI血中濃度を上昇させるため，使用の際は注意深いモニタリングが必要である．また，近年ではNODATにおけるDPP-4阻害薬の有効性も報告されている[8]．

なお，腎移植患者においても，日本糖尿病学会による糖尿病診療ガイドラインで提唱されている血糖コントロールが良とされる空腹時血糖130 mg/dL未満，食後2時間値180 mg/dL未満，HbA1c 7％未満（NGSP）を管理目標とする[6]．

3）脂質異常症

脂質異常症とCVDは，腎移植患者の主要な合併症であるが，脂質異常症がCVDの危険因子であるというエビデンスは腎移植患者では明らかでない[6]．しかし，一般対象においてCVDの危険因子と考えられる脂質異常症を管理することは，腎移植患者の予後を改善させうると考えられる．移植患者は，冠動脈疾患を認めない場合でも一次予防における高リスク群であり，管理目標はLDL-C 120 mg/dL未満とする．また，移植前にすでに冠動脈疾患を有する患者においては，二次予防としてLDL-C 100 mg/dLにする必要がある[6]．

治療は，まず生活習慣の是正を行い，管理目標に到達しなければ，薬物療法を開始する．薬物療法ではスタチン製剤が最もエビデンスがあり，腎移植患者でも安全にLDL-Cを低下させたとする報告が多い．しかし，CNIを使用している腎移植患者ではスタチン製剤の血中濃度が上昇するため，注意を要する．

3. 貧 血

腎移植患者では，移植前より腎性貧血を認めることが多く，移植後も多くの症例は CKD stage G3 相当の腎機能であるため，貧血の有病率は高い．PEKT と透析を経由した腎移植においての貧血の程度を比較した報告は存在しないが，PEKT においても移植前は CKD stage G4 ないし G5 相当の腎機能であるため，貧血の有病率は高いと考えられる．

2015 年に日本透析医学会（JSDT）の腎性貧血治療ガイドラインの第 3 次改訂が施行されているが，その中で初めて移植後貧血（post transplant anemia；PTA）が取り上げられた．PTA の定義として，男性で Hb 13 g/dL 以下，女性で 12 g/dL 以下としている報告が多い．

移植後早期（移植後 6 ヵ月以内）の PTA の原因は，移植前の貧血状態に周術期の出血が加わること，さらに免疫抑制薬による骨髄抑制や鉄欠乏，delayed graft function，頻回の採血などが影響している．

移植後維持期（移植後 6 ヵ月以降）の PTA は，感染症，拒絶反応，免疫抑制薬，降圧薬，溶血，悪性腫瘍が原因とされる[9]．PTA は死亡や心血管障害のリスクになり，移植腎喪失に相関するとの報告がある[10]．そのため，日本腎臓学会の CKD 診療ガイドラインでも腎移植前に貧血を是正することは妥当であると記載されている[2]．

腎移植後の PTA に対する，赤血球造血刺激因子製剤（ESA）使用の是非や管理目標 Hb 値は，まだ十分なコンセンサスが得られたものはないが，日本透析医学会

表3　移植後貧血（PTA）の原因

> 移植後早期の貧血
> ・頻回の採血
> ・周術期の出血
> ・免疫抑制薬の骨髄抑制
> ・鉄欠乏・溶血
> ・遅発性の移植腎機能発現
> 移植後維持期の貧血
> ・拒絶反応による炎症や腎機能低下
> ・降圧薬（ACE-I，ARB）
> ・感染症
> ・免疫抑制薬の骨髄抑制

（酒井　謙ら，2015）[9]

の第 3 次改訂案では，維持すべき目標 Hb 値は 13 g/dL 未満として，複数回の検査で Hb 11 g/dL 未満となった時点で貧血治療を開始することを推奨している[9]．今後，新規ガイドラインが早期に提示されることが期待される．

4. 慢性腎臓病に伴う骨・ミネラル代謝異常（CKD-MBD）

・PEKT 後の CKD-MBD は，保存期 CKD とはやや異なる病態を有する．

透析期を経由しないため，透析期のキャリーオーバーや高度な血管石灰化は相対的に多くないが，遷延性副甲状腺機能亢進症に加え，ステロイドおよび免疫抑制薬による続発性骨粗鬆症など，さまざまな要因が存在している．

移植前のレシピエントの多くは二次性副甲状腺機能亢進症を伴っており，一般に腎移植後は腎機能の改善とともに軽快することが多いが，17～50％で遷延することが報告されている[11]．腎移植後の遷延性副甲状腺機能亢進症を惹起する移植前因子として，PTH 高値が指摘されており，移植前の CKD-MBD 管理が重要であることは言うまでもない．また，内科的治療に抵抗性を示し，副甲状腺摘出術（PTX）などのインターベンションが必要な副甲状腺腫大（推定体積 500 mm^3 以上または長径 1 cm 以上）を認める場合は，移植前に施行しておくことが望ましい[11]．

移植後は，尿毒症改善による骨の PTH 抵抗性が軽減するため，骨代謝回転が亢進し，移植後 1 年で骨塩量が大幅に減少する．その後，骨塩量の低下は緩徐になるが，ステロイドや免疫抑制薬の影響もあり，腎移植患者では骨折のリスクが高い．そのため，Dual-energy X-ray Absorption による定期的なモニタリングが望ましいとされる[11]．維持期では，CKD stage G3 相当で推移するため引き続き CKD-MBD の管理を行う必要がある．移植後 1 年以上経過すると，カルシウムやリンの変動は少なくなり，そのフォローアップの頻度は保存期に準ずるもので妥当と考えられる．

・一方で，腎移植後に三次性副甲状腺機能亢進症（tertiary hyperparathyroidism；tHPT）が問題となる場合がある．tHPT は，カルシウム・リンに反応しない自律的な副甲状腺機能亢進状態へとシフトした病態である．

欧米では，腎移植後の tHPT に対するシナカルセトの有用性が報告されているが，本邦では腎移植後の tHPT に対するシナカルセトの保険適応はないため，遷延する病態には PTx が施行される．本邦のガイドラインでは，移植後維持期で高カルシウム血症（特に補正カルシウム ≧ 10.5 mg/dL）および高 PTH 血症が遷延する場合には，副甲状腺インターベンションの適応を検討することが望ましい，としている[11]．

提示症例への対応

　提示されたレシピエントは糖尿病，高血圧を有し，負荷心筋シンチグラフィにて冠動脈疾患の合併も疑われた．冠動脈造影検査を施行したところ，左冠動脈前下行枝に90％の狭窄病変を認めたため，冠動脈形成術を施行した．その後PEKTを施行したが，術後も心血管系イベントの発症を認めずに経過している．また，腎移植後より糖尿病のコントロールが悪化したため，一時的にインスリン強化療法を導入したが，ステロイド薬漸減によりコントロールが改善したため，経口血糖降下薬に変更した．高血圧は移植前同様に収縮期血圧130 mmHg未満，拡張期血圧80 mmHg未満を目標に管理し，ARBおよびCCB継続でコントロールは良好であった．

参考文献

1）United States Renal Data System 2012 Annual Data Report, 2013.
2）日本腎臓学会：エビデンスに基づくCKD診療ガイドライン2013，東京医学社，2013.
3）酒井　謙：腎移植合併症―生活習慣病．腎と透析76増刊号：687-690, 2014.
4）Opelz G, et al: Improved long-term outcomes after renal transplantaion associated with blood pressure control. Am J Transplant 5: 2725-2731, 2005.
5）西　慎一：腎移植患者の高血圧管理．腎と透析77：629-632, 2014.
6）日本臨床腎移植学会ガイドライン作成委員会：腎移植後内科・小児科系合併症の診療ガイドライン2011，日本医学館，2011.
7）Palepu S, et al: New-onset diabetes mellitus after kidney transplantation: Current status and future directions. World J Diabetes 6: 445-455, 2015.
8）Haidinger M, et al: Efficacy and safety of vildagliptin in new-onset diabetes after kidney transplantation—a randomized, double-blind, placebo-controlled trial. Am J Transplant 14: 115-123, 2014.
9）酒井　謙，他：新しい腎性貧血治療ガイドラインでの期待―腎移植後の貧血管理．腎と透析79：77-82, 2015.
10）Chhabra D, et al: Impact of anemia after renal transplantation on patient and graft survival and on rate of acute rejection. Clin J Am Soc Nephrol 3:1168-1174, 2008.
11）日本透析医学会：慢性腎臓病に伴う骨・ミネラル代謝異常の診療ガイドライン．透析会誌45: 301-356, 2012.

| コンサルト 27 | 先行的腎移植は腎機能がどの程度で行うのが適切か |

45歳，男性．24歳時に血尿，蛋白尿を指摘され，IgA 腎症と診断された．徐々に腎機能は悪化し，慢性腎臓病（CKD）stage G5 の段階で先行的腎移植（PEKT）を目的に紹介された．紹介時，BUN 46 mg/dL，Cr 5.8 mg/dL，eGFR 9 mL/分/1.73m^2 であり，カリウム 5.5 mmol/L，pH 7.23，HCO$_3$ 18 mmol/L と高カリウム血症および代謝性アシドーシスを認めている．この時点での紹介および PEKT 実施は時期として適切であろうか．

回答 PEKT を施行するにふさわしい腎機能低下のレベルにあるが，PEKT を安全に実施するための紹介時期としては適切とは言えない．初診から腎移植までは術前評価などで数ヵ月の期間を要する．提示した症例は，腎移植前に虚血性心疾患を含めた全身評価を優先する必要があり，その間に腎機能がさらに悪化して透析導入が必要となる可能性がある．その結果，先行的腎移植に間に合わない場合がある．

■判断のよりどころ

・先行的腎移植（PEKT）を実施する際は，まず腎機能がどの程度低下した時点で行うかが重要となる．さらに，インフォームド・コンセント（IC）の時期や移植施設への紹介時期も考慮する必要がある．しかしながら，PEKT の紹介時期，施行時期に関する明確な基準を示したガイドラインは現時点では存在しない．

・PEKT についての情報提供と腎移植施設紹介のタイミングについては，成人では eGFR 20～30 mL/分/1.73 m^2 を目安とし，腎機能低下速度を考慮して行うのが望ましいとする報告が多い[1]．

・近年，PEKT の利点（表1）が示され，その有用性が注目されている．日本腎臓学会・日本移植学会・日本透析医学会・日本臨床腎移植学会・日本小児学会の5学

会に日本透析医会と日本臓器移植ネットワークが協議に加わり，透析導入前の段階
で先行的腎移植の献腎移植登録をすることが2012年7月より可能となった．

表2に先行的献腎移植登録審査委員会が示した評価基準をまとめた．この中で
は，成人ではeGFR 15 mL/分/1.73 m² 未満が登録の目安であり，PEKT 実施時期に
関してはeGFR 15 mL/分/1.73 m² 未満としている．さらに情報提供や移植施設への
紹介のタイミングについても，腎機能低下速度や臨床症状も考慮して行う必要があ
ることが強調されている[2]．

一方で，小児においても表3のように小児期に特有の成長・発達障害を回避で
きるなど，PEKT の有用性が示されており，近年，本邦でも増加傾向にある[3]．成
人同様に，小児のPEKT 実施時期に関する明確な基準を示すガイドラインは存在し
ないが，表1に示すように，献腎移植登録時期としてはeGFR 20 mL/分/1.73 m²
未満を登録の目安としている．なお，小児では日本小児腎臓病学会のeGFR 推算式
を用いていることに留意する．

表1　成人におけるPEKTの利点

・透析関連合併症の回避：心血管系合併症，骨合併症，貧血など．
・透析に関連する手術侵襲の回避：内シャント作成や腹膜透析用
　カテーテル留置，これらのトラブルに対する治療．
・移植後生存率，移植腎生着率の向上．
・医療費の削減．

表2　先行的献腎移植評価基準と評価表

1. 急速進行性糸球体腎炎等の急激に腎機能が低下している症例を除き，慢性進行性に
　腎機能が低下し，申請時より1年前後で腎代替療法が必要となる症例を登録する．
2. 申請時の腎機能（eGFR）は，成人では15 mL/分/1.73m² 未満を，小児と腎移
　植後腎機能低下例では20 mL/分/1.73m² 未満を目安とする．
3. 腎機能（eGFR）の計算は，20歳以上は日本腎臓学会の推算式を，20歳未満は
　Schwartz の式を用いる．

（先行的献腎移植登録審査委員会，2013より改変）

表3　小児におけるPEKTの利点

・ブラッドアクセス造設，腹膜透析カテーテル挿入・維持管理が不要.
・成長・発達障害の回避.
・学校生活や食事などさまざまな拘束・制限を回避できる.

■実際の対応

1．PEKT に関する適切な紹介時期はどうであろうか.

　中川ら[1]は，自施設でPEKTを施行できた症例と，施行できなかった症例における紹介時点でのCKDの病期分類を検討している．PEKTを施行できた症例の約80%はCKD stage G4以下で紹介されていたが，施行できなかった症例では90%以上がすでにCKD stage G5であったとしている．紹介時点ですでに末期腎不全に至っており，移植前検査が間に合わず透析導入をせざるを得なかったのである．移植準備期間を考慮して，残腎機能にまだ余裕のある段階での紹介が望ましい．原疾患にもよるであろうが，CKD stage G4以下を目安とし，eGFR 15 mL/分/1.73 m^2以下となる前に紹介するのが妥当であろう.

2．次に実施時期について述べる.

　腎機能低下の早期の段階でPEKTを施行すると，自己腎の腎機能喪失につながる上に，ドナーおよびレシピエントに対し，手術や免疫抑制に伴うリスクを早期から背負わせる可能性がある．一方で，早期のPEKTは心血管系イベントの発症リスクを抑え，CKDに関連した心血管死を減少させる可能性もある．このように，PEKTの適切な施行時期に関しては意見が分かれているのが実情である.

・近年，米国で発表された一次PEKT患者19,471名を対象とした臨床研究[4]によると，PEKT施行時の平均eGFRは，1995年には9.2 mL/分/1.73 m^2であったのが，2009年には13.8 mL/分/1.73 m^2へと上昇していたことが報告されている．さらにPEKTを施行した患者の腎機能を1995年と2009年で比較すると，eGFR $\geq$ 15 mL/分/1.73 m^2で9%から35%に，eGFR $\geq$ 10 mL/分/1.73 m^2では30%から72%へと変化していることが報告されており，腎機能低下の早期の段階でPEKTを施行する症例が増加している.

　その一方で，生存率，graft lossに関しては，PEKT施行時のeGFRの値による差

は認めなかったとも報告されている．同様に，Akkina らは，PEKT 施行時の残腎機能が eGFR 10 mL/ 分 /1.73 m^2 未満群と 15 mL/ 分 /1.73 m^2 以上群において，PEKT 施行 1 年後の移植腎機能を比較すると，両群で有意差を認めなかったと報告している [5]．これらの報告を踏まえると，PEKT の施行時期に関しては，必ずしも早期の段階で施行するのが良好な予後につながるわけではないことが分かる．

以上より，腎機能低下速度や臨床症状も考慮しながら，eGER 15 mL/ 分 /1.73 m^2 以下のタイミングで施行するのが妥当であろう．しかしながら，遅延なく，かつ拙速なきよう，適切なタイミングで PEKT を施行するためには，余裕を持った診療プランを立てるよう心掛ける必要があると考える．

提示症例への対応

提示された症例は，紹介時点ですでに CKD stage G5 の段階であり，高カリウム血症や代謝性アシドーシスも認めている．移植前検査を施行している段階で，さらに高カリウム血症が進行したため，血液透析の導入を避けられず，PEKT 施行は困難であった．

参考文献

1）中川由紀, 他：腎移植―特殊な腎移植 先行的腎移植（preemptive kidney transplantation: PEKT）成人．腎と透析 76 増刊号：615-619, 2014.

2）中川由紀, 他：移植医から見た preemptive kidney transplantation. 今日の移植 23: 627-631, 2010.

3）近本裕子, 他：腎移植―特殊な腎移植 先行的腎移植（preemptive kidney transplantation: PEKT）小児．腎と透析 76 増刊号：612-614, 2014.

4）Grams ME, et al: Trends in the timing of pre-emptive kidney transplantation. J Am Soc Nephrol 22: 1615-1620, 2011.

5）Akkina SK, et al: Earlier is not necessarily better in preemptive kidney transplantation. Am J Transplant 8: 2071-2076, 2008.

移植腎生検

コンサルト
28

移植腎生検はいつするのか

4歳，女児．母をドナーとする生体腎移植を施行後，徐々に血清 Cr 値が上昇した．ベースラインの血清 Cr 値は 0.4～0.5 mg/dL で推移したが，1.11 mg/dL まで上昇したため移植後 330 日目に移植腎生検を施行し，Banff 分類 Ib の T 細胞性拒絶反応と抗体関連型拒絶反応と診断された．ステロイドパルス治療，血漿交換，リツキシマブによる治療により血清 Cr 値は 0.62 mg/dL まで低下したものの，その後徐々に再上昇し 0.94 mg/dl まで悪化した．
腎生検のタイミングはいつすべきだったのか．また，治療後の移植腎生検はどうするべきか．

回答 ベースの血清 Cr 値より 25％以上の上昇を有意とみることが一般的であり，本症例における移植腎生検のタイミングは遅かったと考えられる．また，拒絶反応の治療後，血清 Cr 値がベースラインまで下がらない場合は，再度移植腎生検を躊躇してはならない．

■判断のよりどころ＆実際の対応 ……………………………………………

1. 移植腎生検には，ベースライン生検，プロトコル生検，エピソード生検がある．
1）ベースライン生検
　プロトコル生検の中の1つであり，慣例的に移植前（0時間）と血流再開後（1時間）のどちらか，もしくは両方で行われることが多い．ベースライン生検の意義は，①腎移植後に行う生検のベースになる情報，②レシピエントにおけるグラフトの予後予測，③ドナーにおける腎機能予測などが挙げられる．
2）プロトコル生検
　臨床上問題がない状態（血清 Cr 値が安定，尿異常所見なし，体重増加，浮腫なし）での生検である．これによりサブクリニカルな拒絶反応，カルシニューリン阻

害薬（CNI）による腎毒性，BK ウイルス腎症，再発性腎炎，*de novo* 腎炎などの問題を早期に発見できる可能性がある．

　サブクリニカルな拒絶反応の発生率は，移植後 1 年以内であれば 3～50％と様々な報告があり，決して稀なものではないことが分かる．サブクリニカルな拒絶反応は，その後の腎生着率を大きく低下させるため，早期に発見し治療介入することが必要であり，その有益性は明らかとなっている[1]．

　CNI による腎毒性，BK ウイルス腎症，再発性腎炎，*de novo* 腎炎においては，プロトコル生検で発見し，早期治療介入することが移植腎予後を改善するかは明らかではない．

　プロトコル生検を施行する時期に関しては現在までガイドラインなどはなく，各施設の判断に任されているのが現状である．免疫抑制薬が進歩するにつれ，サブクリニカルな拒絶反応は減少しているという報告もある[2]．

　また，近年 *de novo* 抗ドナー HLA 抗体による慢性抗体関連型拒絶反応が大きな問題になっており，プロトコル生検の施行時期を再検討する必要があると思われる．

3）エピソード生検

　尿量の低下，血清 Cr 値の上昇，蛋白尿や顕微鏡的血尿の悪化などを契機に行う検査である．拒絶反応や再発性腎炎，*de novo* 腎炎，ウイルス性腎症，移植後リンパ増殖性疾患（PTLD），CNI 腎毒性などを鑑別し，治療方針の決定をするためになくてはならない検査である．エピソード生検を行う時期を表 1 に示す．

表1　エピソード生検を検討する事項

1. 血清クレアチニン値の上昇傾向，原因不明の病態による血清クレアチニン値の上昇
2. 急性拒絶反応治療後に元の血清クレアチニン値に戻らなかった場合
3. 移植後，腎機能改善の遅延が認められる間は，7～10 日ごとの移植腎生検を考慮
4. 移植後 1～2 ヵ月で予想の腎機能にまで達しない場合
5. 尿潜血や蛋白尿の新規発生
6. 原因不明の蛋白尿が 3 g/gCr 以上認められる場合

（文献2より改変）

2. 治療後の移植腎生検

1）移植直後

術後の血腫，吻合不全からの尿漏出や水腎症の出現（移植尿管の閉塞），CNI の血中濃度高値などの異常があれば，可逆性の原因であり，それらに対する治療を先に行ったうえでエピソード腎生検が必要か判断する．

それらの原因はなく，移植後急性期の尿量の低下，体重増加，超音波検査による resistance index（RI）の上昇，継続的な血清 Cr 値の増加があれば，拒絶反応を疑ってエピソード生検を行わなければならない．

急性期の細胞性拒絶反応であれば，ステロイド治療に反応することが多い．しかし，拒絶反応治療によりベースラインの血清 Cr 値まで改善しない，もしくは，予想される腎機能まで改善しない場合は，再生検を行いステロイド抵抗性拒絶反応か診断しなければならない．

国内では，ステロイド抵抗性拒絶反応に対し，抗胸腺細胞グロブリン（ATG）を使用できる．また，拒絶反応以外の病因がないかを判断するうえでも，再生検が必要となる

・移植前から蛋白尿を認める症例は，移植直後も蛋白尿が検出されることがあり，血清 Cr 値や尿量などを見ながら慎重に経過観察を行ったうえで腎生検を考慮する．自己腎からの蛋白尿であれば，1〜2 ヵ月で消失することが多い．

2）維持期

ダイナミックな尿量や体重の変化はあまり見られず，定期受診による血清 Cr 値の上昇や蛋白尿，血尿の出現などを契機にエピソード腎生検を行うことが多い．脱水や発熱，晩期に見られる尿管狭窄症や高血圧を伴う移植腎動脈狭窄などの原因がなければ，エピソード生検により腎機能低下の原因を調べる必要がある

・一般的には，血清 Cr 値が 25〜50％以上上昇したら，エピソード腎生検を考慮するタイミングであると考えられる．

提示症例への対応

提示されたレシピエントは，血清 Cr 値がベースより 2 倍以上上昇してからエピソード腎生検を行ったことは，反省すべき点である．抗体関連型拒絶反応も合併していたことから，拒絶反応が進行してから治療介入となったと考えられ，治療に難渋した可能性が高い．エピソード生検を躊躇してはならないことがわかる．

ステロイドパルスを中心とした拒絶反応に対する治療を行ったが，ベースライン

の血清 Cr 値まで低下しなかったため，再生検を行いステロイド抵抗性拒絶反応と診断した．移植腎には，多数の CD8 陽性 T リンパ球が浸潤していたが，ATG の使用で消失を確認した．その後，血清 Cr 値は安定している．

参考文献

1）Kidney Disease: Improving Global Outcomes（KDIGO）Transplant Work Group: KDGIO clinical practice guideline for the care of kidney transplant recipients. Am J Transplant 9（Suppl 3）: S1-155, 2009.

2）Rush D, et al: Lack of benefit of early protocol biopsies in renal transplant patients receiving TAC and MMF: a randomized study. Am J Transplant 7: 2538-45, 2007.

コンサルト 29　Banff 分類は腎臓内科に役に立つのか

75 歳，男性．発熱および腎機能障害の進行にて他院より紹介された．約 1 ヵ月前の人間ドックでは腎機能は正常であったが，紹介時，血清 Cr 値 2.7 mg/dL と腎機能低下を認め，CRP 12.5 mg/dL と炎症反応も亢進していた．また，尿所見では顕微鏡的血尿（尿中赤血球 20〜29/HPF）および顆粒円柱などの異常所見を認めた．腹部 CT では腎・尿路に異常を認めず，臨床経過から急速進行性糸球体腎炎（RPGN）と診断し，腎生検を施行した．病理組織は半月体性糸球体腎炎を呈しており，傍尿細管毛細血管内に炎症細胞の浸潤および間質にもリンパ球を主体とする炎症細胞の浸潤を認めた．また，小葉間動脈にはフィブリン析出を伴う壊死性変化も認めた．血清免疫学検査で MPO-ANCA 220 E・U と高値を示したため，ANCA 関連腎炎と診断した．この症例の病理診断及び治療選択に関して，Banff 分類は役に立つであろうか．

回答　Banff 分類は，移植腎拒絶反応を中心とした病態を病理診断するための分類法であるため，一般腎生検診断において，直接的な診断には役立つとは言えない．しかしながら，Banff 分類をもとにした移植腎生検組織の見方は，病変全体の広がりを把握する上で重要であると考える．

■判断のよりどころ

1．移植腎病理と一般腎病理

　両者の最大の違いは，前者には拒絶反応が存在することであろう．また，カルシニューリン阻害薬（CNI）による CNI 毒性や BK ウイルス腎症なども移植腎に比較的特有なものである．移植腎で行うプロトコル生検では，拒絶反応のみにとどまらず上記の様々な病態に関連しているが，検査所見上は異常を認めないサブクリニカルな経過の病変を検出するのにも有用である[1,2]．

プロトコル生検により，腎機能増悪が顕性化する前に，組織所見を重視し，これらの病変に対して早期に治療介入することで，移植腎予後を改善させうることも報告されている[2]．これらの移植腎に特有の病態を病理診断するための基盤となるものが Banff 分類である．

一方で，移植腎以外の腎疾患でも，診断において病理診断が重要であることは周知の事実であるが，組織所見のみで治療方針を決定することはなく，臨床所見を十分に評価しながら，病理組織像と合わせて治療方針を立てるのが通常である．例えば，ANCA 関連血管炎の診療ガイドラインでは，RPGN の症例では，臨床所見の重症度から治療法を決定し，組織所見は反映されていない[3]．したがって，Banff 分類は一般腎生検を診断し治療を行う際には，直接的には役立つとはいえないかもしれない．

一般腎生検組織においても，拒絶反応にみられる糸球体炎や傍尿細管毛細血管炎，動脈内皮炎，尿細管炎などと類似した病変がしばしばみられる．これらの病変は，必ずしも拒絶反応のような直接的な病態を反映している所見ではなく，二次的な変化である可能性もある．しかしながら，組織障害の全体像を把握する上では重要な所見であると考えられるため，Banff 分類を基盤とした移植腎病理を見る際の診断的視野を持つことは重要であると思われる．

2. Banff 分類発表までの経緯

Banff 分類は，腎移植患者における移植腎予後の改善を目的とし，移植腎拒絶反応を中心とした移植腎病理におけるグローバルスタンダードな診断基準である．

1980 年代の移植腎病理診断には国際的に統一された基準がなく，それぞれの診断担当者が異なった基準で診断していたため，共通言語がないために正確な病変を伝えることが難しいなどの多くの不都合を生じていた．

そこで，移植腎病理診断の共通言語となる国際統一診断基準の必要性が強調され，1991 年にカナダ・アルバータ州の Banff に移植腎病理への造詣が深い病理学者が集い，第 1 回 Banff 会議が開催された．その成果が移植腎病理診断国際基準（=Banff 分類）として 1993 年に発表され，世界中で汎用されるようになった．

しかし，Banff 分類は完成された基準ではないため，その後 2 年ごとに会議が開催され，改訂されている．近年では，2013 年にブラジルのコマンダトゥバで，2015 年 10 月にはカナダのバンクーバーで開催された．

3. Banff 分類とは

　Banff 分類における急性病変では，尿細管炎（t），間質への炎症細胞浸潤（i），糸球体炎（g），動脈内皮炎（v），傍尿細管毛細血管炎（ptc）などに着目し，それぞれを障害の程度で4段階（0〜3）に分類している.

　糸球体炎を例に挙げると，糸球体炎を認めないものをg0，総糸球体のうち1〜25％に糸球体炎を認めるものをg1，25〜75％に糸球体炎を認めるものをg2，75％以上に糸球体炎を認めるものをg3，というようにスコアリングする.　移植腎病理においては，このスコアリングにより，正常，抗体関連型拒絶反応（急性/慢性），Borderline changes，T細胞性拒絶反応（急性/慢性），尿細管萎縮を伴う間質線維化，その他を診断する.　Banff 分類に関しては詳細は文献4），5）を参照されたい.

■実際の対応

・本例のような ANCA 関連腎炎にみられる半月体病変や係蹄壊死などの所見は Banff 分類には含まれず，主体となる病変の評価はできない.　したがって，Banff 分類の各スコアリングのみで一般腎生検の診断や病勢の判断をすることは困難である.

　一方で，Banff 分類に含まれる病変は，糸球体のみではなく，尿細管間質や血管病変にも注目している.　これは，移植腎における拒絶反応には，尿細管炎や動脈内皮炎，傍尿細管毛細血管炎が存在するため，それらの病変の程度を直接的に評価する目的がある.

　このように移植腎病理診断の際には，糸球体中心に病理像をとらえるのではなく，むしろ尿細管間質から組織を評価する広い視野が必要であり，これにより腎組織全体の変化を把握することが重要である.　一般腎生検の中でも特に糸球体腎炎の病理診断の際には，糸球体病変にのみ注目しがちであるが，糸球体以外の部位の障害度など，幅広い目で病理組織をみることで疾患全体の組織学的な病勢や障害度合いを把握できる可能性がある.　この意味で，Banff 分類を基盤とした移植腎病理診断の組織の見方が，一般腎生検においても重要であると著者らは考えている.

・さらに，腎移植では，移植後に血清 Cr 値の上昇などの異常を認める場合に行うエピソード生検と，移植後3ヵ月，1年などのように定められた時期に行うプロトコル生検がある.　一般腎生検には，基本的にプロトコル生検という概念はなく，腎機能障害や尿所見異常を認めたときに施行するのでエピソード生検に相当する.　また，診断が確定し，治療後に再評価のために行う生検も存在する.　その際に，疾患

29　Banff 分類は腎臓内科に役に立つのか　*151*

表1　一般腎生検と移植腎生検の違い

一般腎生検	移植腎生検
基本的にエピソード生検. （follow up の生検はあり）	プロトコル生検とエピソード生検がある.
腎炎などでは糸球体病変を中心に評価.	糸球体のみではなく，尿細管間質・血管にも十分留意する必要あり. 一般腎生検ではまれなウイルス感染（BK ウイルス腎症など）や CNI 毒性など，移植腎特有の病変が存在する.
特殊免疫染色などは症例により異なる.	抗体関連型拒絶反応の診断のためには，ルーチンで C4d 染色などの特殊染色が必要. Banff 分類では，糸球体病変は glomerulitis（g），transplant glomerulopathy（cg）のみであり，再発性腎炎等，それ以外の糸球体病変は一般腎生検に準じる.

に特異的な病変の組織像のみではなく，二次的な病変も含め，Banff 分類に挙げられる所見の推移をスコアリングすることで，疾患全体の病理組織学的な変化を把握することも有用な評価法であろう.

　Banff 分類をもとにした一般腎生検と移植腎生検の違いについて表1にまとめた.

提示症例への対応

　本症例は高度の半月体形成性糸球体腎炎の所見に加え，Banff 分類のスコアリングを適用してみると，t0，i2，g2，v3，ptc，ah1 と組織学的には，間質や血管病変も目立つ活動性の高い所見であった．この病理組織像のみからは，免疫抑制剤を併用した集学的治療が考慮されうるが，ANCA 関連血管炎の診療ガイドライン（2011年）に準じると，臨床所見学的重症度グレードⅡの RPGN であり，75 歳と高齢であるという臨床的側面から，経口ステロイド療法単独で寛解導入を行った.

　経過中，感染症の併発などなく，治療により透析導入を免れ，血清 Cr 値 2.0 mg/dL 前後で退院となった．外来にてステロイドを減量していく上で，治療効果判定も含めて，退院後1ヵ月目に follow up 生検を行った結果，糸球体病変としては，球状硬化や線維性半月体は認められるが活動性を示す壊死性病変は消失し，また Banff 分類でも t0，i1，g0，v0，ptc0，ci1，ct1，ah1 と腎組織全体としても改善を認めていたため，ステロイド薬投与量を漸減していった.

参考文献

1) 田﨑正行, 他：移植腎病理診断で臨床側から病理へ望むこと. 腎と透析 75：635-638, 2013.
2) Nankivell BJ, et al：The significance of subclinical rejection and the value of protocol biopsies. Am J Transplant 6: 2006-2012, 2006.
3) 尾崎承一, 他：ANCA 関連血管炎の診療ガイドライン：厚生労働省難治性疾患克服研究事業, 2011.
4) Sis B, et al: Banff '09 meeting report: antibody mediated graft deterioration and implementation of Banff Working Groups. Am J Transplant 10: 464-471, 2010.
5) Haas M, et al: Banff 2013 meeting report: inclusion of C4d-negative antibody-mediated rejection and antibody-associated arterial lesions. Am J Transplant 14: 272-283, 2014.

拒絶反応以外の
グラフト病理所見

コンサルト **30**

薬剤性腎障害とは

65歳，父親から30歳の息子に腎移植が行われ，3年目のプロトコル生検で細動脈に強い硝子変性がみられた．父親には元々高血圧があり，ドナー腎には1 hour biopsy の時点で小葉間動脈の硬化や細動脈の硝子変性が認められている．カルシニューリン阻害薬（CNI）による細血管障害像と高血圧腎障害にみられる血管障害の違いは何だろうか．また，CNIによるその他の腎障害の病理像やCNI以外の薬剤性腎障害の特徴は何か．

まとめ 移植腎にみられる薬剤性障害の多くはCNI（シクロスポリン，タクロリムス）によるものであり，尿細管，血管，間質にそれぞれ特徴的な病変を形成する．特に慢性細血管障害像の頻度は依然として多く，CNIの治療薬物濃度モニタリングが確立している近年であっても，長期経過例では高頻度に遭遇する．また，CNIに伴う慢性血管障害は薬剤の血中濃度が低くてもしばしば程度の強いものが経験され，個人での薬剤感受性の違いが背景にあると推察される．近年は新しいタイプの免疫抑制薬であるmTOR（mammalian target of rapamycin）阻害薬（mTORi）による腎障害像も報告されており，これによる腎障害の病理像についてもふれる．

■薬剤性腎障害の病理組織像と鑑別診断 ………………………………………

1．薬剤性細血管障害

CNIによる血管障害は慢性障害に分類され，細動脈～小葉間動脈末梢部の硝子化として認識される．硝子化という現象は，病理総論的にはHE染色で好酸性均一に染色される変化の総称であり，皮膚ケロイドに見られる膠原線維の硝子様変化や尿細管上皮にみられる硝子滴変性など，多彩な生体現象で観察される．血管壁硝子化の本態は血漿成分の染み込み像であり，様々な要因による内皮細胞障害により血管

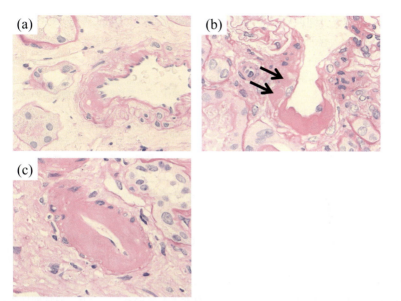

図1　細動脈の硝子変性　(a) 64歳，男性の紫斑病性腎炎にみられた小動脈の硝子変性．内膜下に軽度の硝子化を認める．(b) 慢性CNI毒性症例．内膜下に帯状に突出する硝子化を認め，一部は中膜平滑筋内にも染み込むようにして分布する（矢印）．(c) 慢性CNI毒性症例．硝子化が内膜下を全周性に置換し，中膜平滑筋側に圧排するようにして認められる．(a)-(c) PAS染色．

内膜のバリア機構が失われて血漿成分が内皮下腔に蓄積する結果生じる．硝子化はPAS染色強陽性であり，PAM染色では淡好酸性物質として認識される．

初期の段階では内皮細胞直下に小さく結節状，帯状に分布し，この時点では高血圧性腎硬化症でみられる細動脈の硝子化と区別はつかない（図1a）．

やがて中膜平滑筋内に染み込むようにして，あるいは内膜下を全周性に取り巻くようにして分布するとCNIによる細血管障害と積極的に認識されるようになり（図1b,c），時には外膜に張り出すようにして分布することもある．

移植腎病理診断国際分類であるBanff分類の1997年版（Banff 97）では，硝子化血管の程度と数によってah0-3の4段階に分けていたが，観察者間の一致率が非常に低いことが指摘されたため（κ値0.18），これに代わるものとして中膜平滑筋を置換する硝子化の有無に着目して4段階に分けるaah0-3方式が2007年度版Banff分類（Banff 07）で提唱されている（表1）．

表1 Banff 97とBanff 07にみる細動脈硝子化様硬化病変の違い

Banff 97		Banff 07	
ah0	PAS陽性の硝子化病変を認めない	aah0	細動脈にCNIによる血管病変を認めない
ah1	少なくとも1ヵ所の細動脈に軽〜中等度の硝子性肥厚を認める	aah1	1ヵ所の動脈において，中膜平滑筋の硝子化変性を認める全周性病変はみられない
ah2	2ヵ所以上の細動脈に，中〜高度の硝子性変性を認める	aah2	2ヵ所以上の動脈に，中膜平滑筋の硝子化変性を認める全周性病変はみられない
ah3	多数の細動脈に高度の硝子性変性を認める	aah3	中膜平滑筋の硝子化変性が全周性に認められる数は問わない

ah;arteriolar hyalinosis　aah; alternate quantitative scoring for hyaline arteriolar thickening

しかし，中膜平滑筋置換型の硝子化もCNIによる障害に特異的というわけではない．シクロスポリン（CYA）ありとなしのプロトコルで治療されている移植腎症例の生検検体141例を後方視的に再検討した研究では，中膜平滑筋を置換するような硝子化がCYAなし群の約28%にみられたとしている[1]．一方，急性期血管病変としてはthrombotic microangiopathyが知られており，CNIの他，mTORiでもみられる．診断に際しては，急性抗体関連型拒絶反応や感染症の他，補体制御因子の遺伝子異常を基礎疾患とする場合はその再発など，他の可能性を除外すべきである[2]．

2. 薬剤性尿細管障害

CNIによる急性尿細管上皮障害像はisometric cytoplasmic vacuolizationと呼ばれる空胞状変性である（図2）．これは主として近位尿細管直部に起こり，尿細管上皮細胞の細胞質全体が細かい均一なサイズの微小空胞で置換される像である．刷子縁は残存していることが多いが，はっきりしない場合もある．可逆的な変性像であり，CNIの減量により血中濃度が低下すると消失する．

注意すべき点として，類似する微細な空胞状変性が高度蛋白尿や虚血など，尿細管上皮細胞が様々な侵襲要素にさらされた時に認められる場合がある（図3）．

鑑別点として，空胞が不均一で尿細管上皮の基底膜側主体に広がる場合は蛋白尿や虚血に伴う空胞形成，空胞が上皮全体にわたって隙間なく分布する場合はCNIによる尿細管毒性を考える．

この他，尿細管上皮細胞の巨大ミトコンドリア像や微小石灰化もCNIに伴う尿

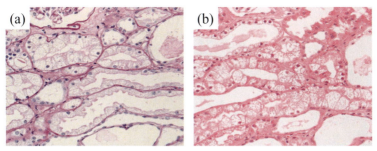

図2 カルシニューリン阻害薬による急性尿細管障害　近位尿細管細胞質に均一で細かい空胞状変性を認める．(a) PAS染色，(b) HE染色．

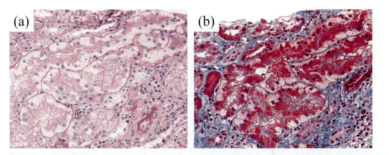

図3 ネフローゼ症候群にみられた尿細管上皮の空胞状変性　近位尿細管細胞質の基底側主体に細かい空胞状変性を認め，高度蛋白尿による尿細管障害像である．CNI毒性によるものとは異なり，空胞状変性はびまん性の分布ではない．(a) PAS染色，b) Masson Trichrome染色．

細管障害像として知られているが，その頻度は低い．石灰化については，CNI毒性のみならず移植腎の様々な病態で認められることが報告されており[3]，非特異的な意味合いが強い．

3．二次性間質病変

　CNIによる間質病変は，縞状線維化（striped formed fibrosis）と呼ばれる独特の線維化パターンが特徴的である（図4a）．これはCNIの血管攣縮性と関連があると考えられており，髄放線と呼ばれる領域の微小血管に攣縮による虚血性変化が生じる結果，同領域主体に尿細管の萎縮と間質の線維化が認められ，荒廃部分と非荒廃部分が交互に配置されることによる．この所見も非特異的であり，わずかな所見

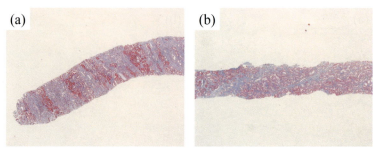

図4 縞状線維化と類似病変 (a) CNI慢性障害による間質の線維化と残存尿細管が縞状に分布している．(b) 42歳，男性（IgA腎症）にみられた縞状線維化様の病変．間質線維化部分が縞状にみえる．(a)(b) Masson Trichrome染色．

のみで特定すべきではなく，固有腎でもしばしば認められる（図4b）．

また高血圧性腎硬化症や加齢性変化などでは，この領域に限局して尿細管萎縮がみられ同様の像を呈することがあり，注意すべきである．

4. mTOR阻害薬による腎障害

mTORiは新たに登場してきた免疫抑制薬であり，CNIから切り替えることで慢性細血管障害を抑制することが期待されている．代表的なmTORiであるシロリムスに切り替えた症例では腎機能が改善する一方で，時にはネフローゼレベルにもなる新たな蛋白尿の出現が一部で認められ，組織学的には*de novo* FSGSとして報告されている[4]．

本邦で保険適用が認められているmTORiであるエベロリムスでも同様に蛋白尿の出現がみられ，病理組織学的には管内増殖性変化であった症例が報告されている[5]．これらmTORiでみられる蛋白尿はポドサイト障害が原因とされている[4]．

■実際の対応

薬剤性腎障害の病理組織像について，鑑別診断とともに概説した．冒頭に呈示した症例について当てはめると，高血圧性腎硬化症ではしばしばCNI慢性障害に類似した組織像が細血管，尿細管，間質いずれにもみられることがあり，一時点のみでの組織からの判断は時に困難である．所見の時間的な推移は一つの判断材料であり，以前の生検，特にベースライン生検時と比べて所見が強くなっているのであれば，CNI慢性障害が示唆される．薬剤の血中濃度も有力な判断材料である．

参考文献

1）Snanoudj R, et al: Specificity of histological markers of long-term CNI nephrotoxicity in kidney-transplant recipients under low-dose cyclosporine therapy. Am J Transplant 11:2635-2646, 2011.

2）Nadasdy T: Thrombotic microangiopathy in renal allografts: the diagnostic challenge. Curr Opin Organ Transplant 19:283-292, 2014.

3）Gwinner W, et al: Early dalcification of renal allografts detected by protocol biopsies: causes and clinical implications. Am J Transplant 5:1934-1941, 2005.

4）Letavernier E, Bruneval P, Legendre C, et al:High sirolimus levels may induce focal segmental glomerulosclerosis *de novo*. Clin J Am Soc Nephrol 2: 326-333, 2007.

5）Miura M, et al: De novo proteinuria with pathological evidence of glomerulonephritis after everolimus induction. Nephrology 19（suppl 3）:57-59, 2014.

コンサルト 31　IF/TA とは何か

女性，42 歳時に透析導入となった．原疾患は不明．49 歳時に，74 歳母親をドナーとして生体腎移植術をうけた．移植 6 年半後，血清 Cr 値は 1.2 mg/dL から 1.6 mg/dL へと上昇し，蛋白尿（＋）も出現したため，移植腎生検をうけた．投与薬剤は，シクロスポリン（CYA）/ネオーラル® 120 mg，ミコフェノール酸モフェチル（MMF）/セルセプト® 500 mg，メチルプレドニゾロン（MP）/プレドニン® 5 mg であった．血圧は 130/80 mmHg 程度．腎生検の結果は，1) Focal segmental glomerulosclerosis, secondary, due to hyperfiltration injury, 2) No evidence of rejection, 3) Drug toxicity is not ruled out, Banff 分類：t0, i0, g0, v0, ci1, ct1, cg0, mm0, cv0, ah1, ptc0, C4d0. 蛍光抗体法：IgA (-), IgG (-), IgM (-), C3 (-), C1q (-), κ (-), λ (-) であった（図 1, 2）．

回答　IF/TA は，Interstitial fibrosis and tubular atrophy without any specific etiology の略である．

■判断のよりどころ

　移植後数ヵ月，数年たってから始まる進行性の腎機能低下を，慢性移植腎機能障害という．慢性移植腎機能障害は，その原因が免疫学的機序を含め多様である．そのために移植腎生検で確認された慢性移植腎機能腎障害に対しては，包括的に慢性移植腎症（chronic allograft nephropathy; CAN）の表現が用いられていた．
　CAN は，臨床的には，移植後少なくとも 6 ヵ月以上経過し緩徐な腎機能低下を呈することを特徴とし，蛋白尿，高血圧を伴う場合が多い．組織学的には，終末腎で認められる間質線維化・萎縮尿細管などの非特異的変化で，特徴づけられていた．2005 年の Banff 会議において，慢性の細胞性，抗体関連型の拒絶反応の明確な

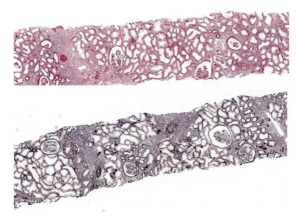

図1 移植腎生検像 ci1, ct1 の像とともに，糸球体の大小不同を認める（上段/PAS×40，下段/PAM×40）．

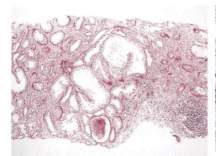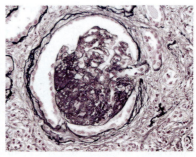

図2 移植腎生検像 左では尿細管の大小不同，右では分節状硬化病変を伴う糸球体を認める（左/PAS×100，右/PAM×200）．

定義付けがなされた．それにより免疫学的慢性拒絶反応を除く理由で，CAN は Interstitial fibrosis and tubular atrophy without any specific etiology（IF/TA）の用語に，変更された[1]．

IF/TA は，その程度により I〜III 型に分類されている．その基準として，ci, ct の分類が採用されている．IF/TA の分類を表1に示す．

表1　IF/TAの分類

重症度	定義	ci/ct
Ⅰ（軽度）	皮質領域の 25%未満	ci1 or ct1
Ⅱ（中等度）	皮質領域の 25〜50%	ci2/ct2, ci1/ct2, ci2/ct1
Ⅲ（高度）	皮質領域の 50%以上	ci3/ct3, ci2/ct3, ci3/ct2

間質の線維化（IF）のスコアリング

重症度	定義
ci0	皮質領域の 5%以下の間質の線維化
ci1（軽度）	皮質領域の 6〜25%を占める軽度な間質線維化
ci2（中等度）	皮質領域の 26〜50%を占める中等度な間質線維化
ci3（高度）	皮質領域の 50%以上を占める高度な間質線維化

尿細管萎縮（TA）のスコアリング

重症度	定義
ct0	尿細管の萎縮を認めない
ct1（軽度）	皮質尿細管の 25%までの萎縮像をみる
ct2（中等度）	皮質尿細管の 26〜50%を占める萎縮像をみる
ct3（高度）	皮質尿細管の 50%以上を占める萎縮像をみる

■実際の対応

　IT/FA は非特異的な変化であるが，晩期移植腎機能喪失の独立した危険因子である．IF/TA は，移植後 3〜6 ヵ月で約 40%，移植後 2 年で約 65%の症例に，それぞれ観察される．IF/T 自体の危険因子としては，ドナ一腎の状態（高血圧，加齢，糖尿病），急性拒絶反応の既往（特に血管型），カルシニューリン阻害薬（CNI）の投与，高血圧，高脂血症，感染（サイトメガロウイルス等），喫煙などが挙げられている．

　IF/TA の病因には，様々な種類の病態／原因（高血圧，CNI の毒性，尿路閉塞，慢性腎盂腎炎，ウイルス感染，再発性腎炎など）が含まれている．慢性移植腎機能障害となる原因を表 2 に記す．

　原因を鑑別し適切な対応をとることが，さらなる移植腎機能保持のためには重要である．以下に，IF/TA の病因や鑑別診断となる代表例の顕微鏡的特徴を示す．IF/TA の像とともに以下の所見があれば，原因として考える．

31 IF/TA とは何か　　*163*

表2　IF/TAの主な原因

病因	代表
CNI の毒性	
ネフロン数の減少	
尿路通過障害 / 尿路感染症	逆流性腎症，BK ウイルス感染症
急性拒絶反応の既往	特に血管型
虚血性変化	高血圧，腎動脈狭窄，静脈血栓症
移植前での腎臓の傷害	既存のドナーの腎疾患（加齢，高血圧，糖尿病） 臓器採取時の傷害 虚血再灌流障害
再発性腎炎	IgA 腎症

1. 慢性拒絶反応

　傍尿細管毛細血管（peritubular capillary；PTC）の基底膜の多層化やその腔内での単核球の集族，免疫組織化学染色（IHC）による PTC のびまん性の C4d 陽性像，血管の弾性線維増生を伴わない線維性内膜肥厚，糸球体毛細血管の基底膜の多層化や腔内での単核球の浸潤からなる移植糸球体炎／慢性移植腎症，間質の形質細胞の浸潤などが挙げられる．

2. CNI の慢性毒性

　CNI の慢性毒性では，その IF/TA の像自体が striped formed fibrosis と表現され，特徴的である．CNI では非可逆性の慢性変化として，尿細管萎縮を起こす．CNI の慢性毒性としての萎縮尿細管は，髄放線周囲を主としたバンド様パターンの特徴的な間質線維化を伴い，striped formed fibrosis と表現される．その他の慢性毒性変化として細動脈の硝子様変性や尿細管上皮の微小石灰化，急性毒性として尿細管上皮細胞の微細空胞変性や血栓性微小血管症などがある．それらを striped formed fibrosis とともに伴う場合があり，IF/TA の原因の鑑別に役立つ．

3. 尿路通過障害／尿路感染症

　尿細管腔内での好中球の集族，間質や静脈内への PAS（+）の塊（Tamm-Horsfall protein）の突出，間質のリンパ球の集族像など，逆流性腎症や慢性腎盂腎炎を疑う所見が認められる．BK ウイルス感染症についても，初期では形質細胞，好中球などの炎症細胞浸潤が主体であるが，その晩期の像では IF/TA の原因として挙げられ

る．尿管狭窄の原因とも成り得る．診断には，核内封入体，SV40 の IHC などの検索が必要となる．

4. 過剰濾過を伴うネフロン数の減少

　糸球体や尿細管の大小不同の像，腎門部での分節状硬化病変を伴う糸球体の存在を伴う．

　特に，1. の除外診断は，IF/TA の 2. の対応として CNI の減量を行うために，必要である．IF/TA などの慢性障害の原因を病理学的に同定することは難しい場合が多い．特に長期生着症例では原因はひとつとは限らず，判断に苦慮する．原因が同定できない場合でも，活動性の拒絶反応がないことを確認することが重要である．

　IF/TA の中で，間質に炎症細胞浸潤を伴う症例は，予後が悪いとの報告もある[2]．

　高度な IF/TA で腎機能が低下している症例に関しては，IF/TA の原因の精査や対策以外に，腎機能低下した慢性腎臓病患者に共通する一般的な管理（血圧，貧血等）も行う．

　IF/TA に対しての特別な治療法は現時点ではなく，高血圧や高脂血症の厳密なコントロール，CNI からエベロリムスへの変更などが試みられている．

提示症例への対応

　慢性移植腎機能腎障害の症例で，移植腎生検の結果は，ci1, ct1 で IF/TA grade Ⅰに相当した．組織像からは拒絶反応の所見がなく，臨床的に尿路感染症等なども否定された．IF/TA に随伴して，糸球体や尿細管の大小不同の像，分節状硬化病変を伴う糸球体の存在を認めたことにより，全体像は過剰濾過に伴う変化と考えた．腎保護作用を期待した上に，血圧，蛋白尿の管理のために，アンジオテンシン変換酵素阻害薬を追加した．

　薬剤の毒性としては，糸球体分節状硬化病変の原因の可能性もあり，虚血性変化を考えるが薬剤毒性を否定できない尿細管の空胞変性も認めた．そのため，CNI シクロスポリン（CYA）/ ネオーラル®）を 80 mg へと減量し，エベロリムス（サーティカン® 1.5 mg）を追加した．貧血に対してエリスロポエチン製剤を開始した．1 年後の検査結果でも血清 Cr 値 1.6 mg/dL とほぼ横ばい状態である．

　IF/TA の危険因子として，expanded criteria donor からの移植が挙げられている．本症例も 74 歳のドナーからの腎移植なので，加齢等も IF/TA の形成に関与してい

たと考えられた.

参考文献

1) Solez K, et al: Banff '05 Meeting Report: differential diagnosis of chronic allograft injury and elimination of chronic allograft nephropathy（'CAN'）. Am J Transplant 7:518-526, 2007.

2) Hass M, et al:Banff 2013 meeting report: inclusion of c4d-negative antibody-mediated rejection and antibody-associated arterial lesions. Am J Transplant 14:272-283, 2014.

移植前後の
CKD-MBD 管理

コンサルト 32 副甲状腺機能亢進症は移植前にどのように管理されているべきか

55歳，女性，夫をドナーとする生体腎移植を希望して他院から紹介となった．腹膜透析を導入しているが，導入時のデータで副甲状腺ホルモン（PTH）高値を指摘されている．副甲状腺機能亢進症はどのように管理していくべきだろうか？
腹膜透析導入時のデータでは，血清リン 6.2 mg/dL，補正カルシウム 6.9 mg/dL, intact PTH 982 pg/mL であった．透析導入後は改善を認めており，直近のデータではリン 6.0 mg/dL，補正カルシウム 9.4 mg/dL, intact PTH 299 pg/mL であった．副甲状腺機能亢進症に関する現在の薬剤は，塩酸セベラマー 2000 mg 分 2 内服となっている．

PTH は高値であり，血清リン値も腹膜透析患者であることを考慮すると高値である．移植までの期間に，血清リン値，PTH の是正が必要であり，さらに，PTH 高値について移植前にインターベンションの適応がないか画像的な評価も行うことが勧められる．

■判断のよりどころ

日本透析医学会から慢性腎臓病に伴う骨・ミネラル代謝異常の診療ガイドライン[1]（2012 年）が示されていて，腎移植患者における慢性腎臓病（CKD）の骨ミネラル代謝異常（MBD）について評価の方法やその管理について詳述されている．この中で，移植後の骨・ミネラル代謝を良好に保つためにも，移植前から十分な管理を行っておくことが推奨されている（コンサルト33を参照）．

移植前の CKD-MBD 管理の詳細については同ガイドラインの第 1 章から第 3 章に，腹膜透析患者の管理については第 8 章に記載されている（表 1）．

血清リン，カルシウム，PTH の目標値は腹膜透析患者においても血液透析患者

表1 慢性腎臓病に伴う骨・ミネラル代謝異常の診療ガイドライン（2012）

第2章 血清P，カルシウム濃度の管理

Ⅰ．血清リン，補正カルシウム濃度の管理目標値
  1）血清リン濃度の目標値　3.5～6.0 mg/dL
  2）血清補正カルシウム濃度の目標値　8.4～10.0 mg/dL

Ⅱ．リン，カルシウムの管理目標値からの治療指針
  1）血清リン濃度，血清補正カルシウム濃度，血清PTH濃度の順に優先して，管理目標値内に維持することを推奨する（1C）．
  2）血清リン濃度もしくは血清補正カルシウム濃度が持続して高い場合は，速やかな治療法の変更を推奨する（1B）.
  3）原則として，血清リン濃度，血清補正カルシウム濃度を管理した上で，血清PTH濃度を管理目標値内に保つよう活性型ビタミンD製剤もしくはシナカルセト塩酸塩の投与を調整することが望ましい（2D）．
  4）血清PTH濃度が高い場合は，リン，カルシウムを管理する一つの方法としてシナカルセト塩酸塩の投与を考慮することが望ましい（2D）．

第3章 副甲状腺機能の評価と管理

Ⅰ．PTHの管理指針
  1）PTHはintact PTH 60 pg/mL以上240 pg/mL以下の範囲に管理することが望ましい（2D）．
  2）血清リン，カルシウムの管理はPTHの管理に優先することが推奨される（1D）．

Ⅱ．PTHが管理目標を逸脱した場合の治療
  1）PTHが管理目標上限値を持続して超える場合には，まずリン/カルシウム代謝の改善，活性型ビタミンD製剤やシナカルセト塩酸塩の使用，などの内科治療でPTHの低下を図る（2・グレードなし）．
  2）内科治療を行っても血清リン，カルシウム，PTHの三つの値を同時に管理目標内に維持できない場合には，副甲状腺インターベンション治療の適応を検討することを推奨する（1B）．

第8章 腹膜透析患者におけるCKD-MBD

Ⅰ．腹膜透析（peritoneal dialysis：PD）療法は連続的な浄化法であるため，治療タイミングにかかわらず血中カルシウム，リン，PTH値は比較的一定の値を示す．この点は，1回の治療によりこれらの血中濃度が変化する血液透析（hemodialysis：HD）との大きな違いである（グレードなし）．

Ⅱ．PD患者のリン，カルシウム，PTHの目標値はHD患者に準ずる．ただしHD患者では透析前値を基準値としているため，PD例においては，これらの値がHD例における正常上限でも増悪傾向にあれば，是正を開始することが妥当である（グレードなし）．

Ⅲ．適正なリン値を維持するために，食事リン制限，リン排泄のための残存腎機能の保持，適宜なリン吸着薬の処方が推奨される（1B）．

Ⅳ．2.5 mEq/Lカルシウム濃度透析液の使用により高カルシウム血症発現の頻度は抑制され，低回転骨が是正される．その一方で，二次性副甲状腺機能亢進症が進行する可能性も指摘されている．同液の処方に際しては，この点に留意することが推奨される（1C）．

〔慢性腎臓病に伴う骨・ミネラル代謝異常の診療ガイドライン，2012〕

表2 副甲状腺インターベンションの適応と方法

・ステートメント
Ⅰ. 内科的治療に抵抗する高度の二次性副甲状腺機能亢進症に対しては, 副甲状腺摘出術を推奨する (1B).
Ⅱ. 腫大副甲状腺が1腺のみで穿刺可能な部位に存在する場合, PEIT を考慮することは妥当である (グレードなし).

・補足
　高度の二次性副甲状腺機能亢進症とは, intact PTH 500 pg/mL, あるいは whole PTH 300 pg/mL を超える場合とする. ただしこれ以下の値であっても, 管理目標値を上回る高リン血症あるいは高カルシウム血症が是正困難な場合, 副甲状腺摘出術の適応を検討することは妥当である.

〔慢性腎臓病に伴う骨・ミネラル代謝異常の診療ガイドライン, 2012〕

に準ずるとされているが, 血液透析患者では間欠的な透析の中で, 週初めの最もデータの悪いタイミングで評価しているので, 毎日透析を行っている腹膜透析患者についてはより厳格な目標設定が必要かもしれない.

　また, 第4章には副甲状腺インターベンションの適応と方法が述べられている (表2). intact PTH 500 pg/mL (whole PTH 300 pg/mL) を超える場合に加えて, 高リン血症あるいは高カルシウム血症が是正困難な場合に副甲状腺摘出術が考慮される.

■実際の対応

・腎移植を念頭においた副甲状腺機能亢進症の管理は未だ十分には確立していると呼べる状況にはないが, 移植前の透析期の血清リン値が高いことが, 移植腎機能だけでなく, 腎移植後の生命予後にも関連していることが示されている[2]. 高リン血症が持続することにより, 血管石灰化や骨代謝異常が進行し, 腎移植後にも遷延することを考慮して, 移植前の管理を行っておく必要がある. 移植前の PTH 高値も同様に, 移植腎機能と関連することが報告されており, リン, カルシウムとともに管理が必要である[3].
・一般には, 慢性腎臓病の保存期に徐々に増加してきた線維芽細胞増殖因子 (FGF-23) や PTH は, 透析導入を契機にさらに増加するが, 移植後1年をかけて保存期のレベルにまで低下してくる[4]. しかし, 図1に示すように, リンやカルシウムの管理が不十分で二次性副甲状腺機能亢進症が進展し, 副甲状腺の腫大を伴ってくるような症例では, 腎移植後にも副甲状腺機能亢進症が遷延して PTH 高

32 副甲状腺機能亢進症は移植前にどのように管理されているべきか

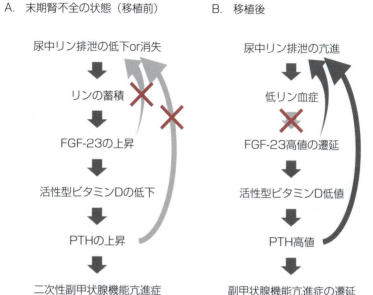

図1 腎移植前後のCKD-MBDの変化

値が続き，低リン血症，高カルシウム血症が著明となって，腎移植後に副甲状腺摘出術などインターベンションが必要となる場合がある．

特に，腎移植後1年以内に副甲状腺摘出術が必要となった症例では，腎移植前に副甲状腺摘出術を施行した症例と比較して移植腎機能が不良であったことが報告されており[5]，インターベンションが必要と考えられる症例については腎移植前に治療を終えておくことが望ましいと考えられる．

・日本透析医学会の慢性腎臓病に伴う骨・ミネラル代謝異常の診療ガイドライン[1] (2012)で透析患者は，以下のように管理することが推奨されている．

1) 血清リン濃度：3.5～6.0 mg/dL
2) 血清補正カルシウム濃度：8.4～10.0 mg/dL
3) intact PTH：60～240 pg/mL（whole PTHの場合は35～150 pg/mL）

なお，低アルブミン血症（4.0 g/dL 未満）がある場合には，Payneの補正式「補正カルシウム濃度＝実測カルシウム濃度＋（4－アルブミン濃度）」を用いて計算される補正カルシウム濃度を目安とする．

・さらに，内科治療を行ってもリン，カルシウム，PTHを同時に管理目標内に維持

できない場合には，副甲状腺摘出術などインターベンション治療の検討が推奨されている．特に推定体積 500 mm³ 以上または長径 1 cm 以上の腫大腺では結節性過形成の可能性が高く，活性型ビタミン D 製剤を中心とする内科的治療に抵抗性を示す状態が示唆されるため，このような副甲状腺腫大の有無を評価する目的で超音波検査などの画像検査の施行が必要である．

コンサルト33に述べるシナカルセトはこのような治療抵抗性の症例においても，PTH を低下させる効果が期待されるが，保険適応の問題などから移植時に中止されるのでその管理に注意が必要である．

提示症例への対応

PTH は管理目標を逸脱しており，血清リン値についても腹膜透析症例としては高値と考え（血液透析患者では透析前値を基準値としているが，毎日透析を行っている腹膜透析では比較的一定の値を示す），塩酸セベラマーの増量を行った．透析導入時の著明な PTH 高値は低カルシウム血症が関与していたものと考えられたが，血清リンやカルシウムが是正された後も PTH 高値が遷延していることもあり，副甲状腺エコーなど画像評価を行ったが，明らかな副甲状腺の腫大を認めなかった．血清リン値の是正後にカルシトリオールの内服を開始し PTH 高値も是正され，血清リン，カルシウム，PTH とも管理目標内に維持出来るようになり，生体腎移植を実施した．

参考文献

1）慢性腎臓病に伴う骨・ミネラル代謝異常の診療ガイドライン．透析会誌 45:301-356, 2012.

2）Sampaio MS, et al: Association of pretransplant serum phosphorus with posttransplant outcomes. Clin J Am Soc Nephrol 6:2712-21, 2011.

3）Roodnat JI, et al: High pretransplant parathyroid hormone levels increase the risk for graft failure after renal transplantation. Transplantation 82:362-7, 2006.

4）Wolf M: Forging forward with 10 burning questions on FGF23 in kidney disease. J Am Soc Nephrol 21:1427-35, 2010.

5）Jeon HJ, et al: Impact of parathyroidectomy on allograft outcomes in kidney transplantation. Transpl Int 25:1248-56, 2012.

33 移植前にシナカルセトを内服しているときは，なにに気をつけるべきか　*173*

> **コンサルト**
> # 33
>
> # 移植前にシナカルセトを内服しているときは，なにに気をつけるべきか

35歳，女性の透析患者．父をドナーとする生体腎移植を希望している．15年間の血液透析歴があり，二次性副甲状腺機能亢進症に対してシナカルセトを内服している．術前にどのような点を注意すべきだろうか.
紹介半年前のデータでは，血清リン7.4 mg/dL，カルシウム10.3 mg/dL，副甲状腺ホルモン（intact PTH）464 pg/mLとコントロール不良であったが，最近は薬剤もきちんと内服するようになり，直近のデータではリン5.5 mg/dL，カルシウム9.2 mg/dL，intact PTH 227 pg/mLとコントロール良好となっている．現在の薬物治療としては，シナカルセト100 mg，炭酸ランタン750 mg，透析終了時にマキサカルシトール5μg，週3回を投与している.

回答　慢性腎臓病（CKD）に伴う骨ミネラル代謝異常（MBD）の管理については目標内に収まっている．しかし，移植時に中止が必要となるシナカルセトの内服に加えて，ビタミンDパルス療法も併用している条件下でもあり，インターベンションが必要となる腫大腺がないか術前に画像的な評価を行うことが推奨される.

■ 判断のよりどころ

・日本透析医学会の慢性腎臓病に伴う骨・ミネラル代謝異常の診療ガイドライン[1]（2012）では，第10章に「腎移植患者におけるCKD-MBD」（表1）について触れられており，腎移植前にインターベンションが必要な副甲状腺腫大を認めた場合には，移植前にインターベンションを行うことが望ましいと記されている.
・シナカルセトは二次性副甲状腺機能亢進症に対して維持透析下のみの保険適応となっており，腎移植時に中止されるが，そのような症例の中に，移植後のPTHお

移植前後のCKD-MBD管理

表1　腎移植患者におけるCKD-MBD

ステートメント

Ⅰ．移植前

1) 移植後の骨・ミネラル代謝を良好に保つためにも，移植前から十分な骨・ミネラル管理を行っておくことを推奨する（1C）．

2) 移植前評価の段階で1回は血清リン濃度，血清補正カルシウム濃度，血清PTH濃度を測定することが望ましい（2C）．

3) 生体腎移植の前にインターベンションが必要な副甲状腺腫大を認めた場合，移植に先立って副甲状腺インターベンションを行うことが望ましい（2C）．

Ⅱ．移植直後

1) 移植後急性期（特に1〜2ヵ月）においては，値が安定するまで血清リン濃度，血清補正カルシウム濃度を週1回以上測定することを推奨する[*1]（1C）．

2) 血清PTH濃度は退院までに1回以上測定することは妥当である（グレードなし）．

3) 移植後1年以内に起こる骨塩量減少に対しては，移植前，移植後にDual-energy X-ray Absorption（DXA）による定期的（6ヵ月〜1年ごと）なモニタリングをすることが望ましい（2D）．

Ⅲ．移植後慢性期

1) 移植後慢性期（1年以上経過後）においては，保存期CKDと同様に，該当するCKDステージに応じたリン，カルシウム，PTHの測定・管理を行っていくことは妥当である（グレードなし）．

2) 移植後1年を経過しても高カルシウム血症（特に補正カルシウム≧10.5mg/dL）および高PTH血症（基準値上限以上）が遷延する場合には，副甲状腺インターベンションの適応を検討することが望ましい（2C）．

3) 薬剤による骨脆弱性を回避するためにも，ステロイドは可能なかぎり減量することが望ましい（2C）．

[*1]PTX後の移植症例では，移植後に低カルシウム血症が顕在化することがあり，その場合カルシウム製剤もしくは活性型ビタミンD製剤を補充することは妥当である．

〔慢性腎臓病に伴う骨・ミネラル代謝異常の診療ガイドライン，2012〕

よびカルシウム値が上昇し，移植後に副甲状腺摘出術を要する症例が存在することを報告している[2]（図1）.

　シナカルセトはこれまでの内科的治療抵抗性の概念を覆す程の効果をもつ薬剤であり，副甲状腺が大きく腫大し，活性型ビタミンD製剤の治療では無効と想定された症例においてもPTHの低下効果が示されている．結果，この薬剤の登場によって，本邦の二次性副甲状腺機能亢進症に対する副甲状腺インターベンションは激減したが，シナカルセト投与下では血清リン，カルシウム，PTHの値が十分管理出来ているからといって，必ずしもインターベンションが必要となる副甲状腺腫大がないことを意味せず，画像的な評価が重要となっている．

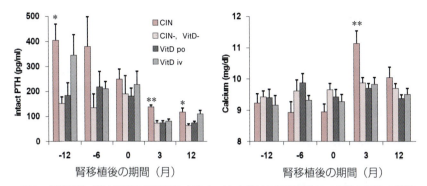

図1 透析時における副甲状腺機能亢進症の治療薬剤と移植前後のCKD-MBDの推移
PTH；副甲状腺ホルモン（parathyroid hormone） CIN；シナカルセト（cinacalcet） VitD；ビタミンD（vitamin D） VitD po；経口ビタミンD VitD iv；静注ビタミンDパルス療法

(Nakaiら，2015を一部改変)[2]

*　　P<0.05 VS（CIN-, VitD-），VitD po
**　P<0.05 VS（CIN-, VitD-），VitD po, VitD iv

■実際の対応

・シナカルセト内服の有無にかかわらず，十分な薬剤調整によっても腎移植前にリン，カルシウム，PTHが管理目標内に維持できない場合にはガイドラインに沿ってインターベンションを考慮して，超音波検査など画像評価を行い，腫大腺の有無を確認する．

・シナカルセトは，ビタミンDによる治療に抵抗性を示す症例や腫大腺を有する症例など，これまで副甲状腺摘出術の適応と考えられた症例にも効果を認め，副甲状腺全摘術の適応を変化させただけでなく，病理形態学的な変化ももたらし，腫大腺のサイズ縮小も期待できることが報告されている[3,4]．一方，シナカルセトを移植前に内服していた症例は，腎移植後に副甲状腺摘出術が必要となるリスクが高いことが示されている[5]．

著者らも，移植1年前には著明に高値であったPTHがシナカルセト投与で抑えられ，移植時点ではシナカルセトを服用していない症例と同等にリン，カルシウム，PTHが管理できていたにも関わらず，腎移植後にはこれらの症例の中でPTH高値が遷延し，著明に血清カルシウム値が上昇し，シナカルセトの再開や副甲状腺摘出術が必要となった症例を経験している[2]．

現時点で，ガイドラインは，内科的治療に抵抗する高度の二次性副甲状腺機能亢

進症に対しては副甲状腺摘出術を推奨するとしているが，リン，カルシウム，PTH
が管理できていて内科的治療に抵抗する範疇に入らない症例であっても，推定体積
500 mm^3 以上または長径 1 cm 以上の腫大腺では結節性過形成となっている可能性
が高く，腎移植後に PTH 高値，カルシウム高値が遷延する可能性を考慮に入れる
必要があると思われる．特にシナカルセト服用例ではこのような症例が多く含まれ
ている可能性があり，注意が必要である．

提示症例への対応

シナカルセトを最大用量投与し，ビタミン D パルス療法も併用して，ようやく
PTH を管理目標内に収めている症例である．シナカルセトは透析時に中止する必
要もあり，腎移植後の PTH 上昇も危惧されたが，患者および家族の希望も強く予
定通り生体腎移植を施行することとなった．移植翌日からカルシウム 11.2 mg/dL
と上昇を認め，副甲状腺機能亢進症の関与を考えて，やむをえずシナカルセトを再
開し 100 mg まで漸増するも効果を認めなかった．

移植後 1 ヵ月でカルシウム 13.5 mg/dL，リン 1.6 mg/dL，intact PTH 615 pg/mL と
高カルシウム血症が悪化した．さらに，超音波検査でも 18 mm と 12 mm の副甲状
腺の腫大を認めており，移植後早期であったが 2 ヵ月目に副甲状腺摘出術を施行す
るに至った．

参考文献

1）慢性腎臓病に伴う骨・ミネラル代謝異常の診療ガイドライン．透析会誌 45：301-356,
2012.

2）Nakai K, et al：Effect of cinacalcet cessation on hyperparathyroidism in kidney
transcaplant patients after long-term dialysis therapy. Clin Exp Nephrol 19:1184-8, 2015.

3）Sumida K, et al: Histopathological alterations of the parathyroid glands in haemodialysis
patients with secondary hyperparathyroidism refractory to cinacalcet hydrochloride. J Clin
Pathol 64:756-60, 2011.

4）Meola M, et al: Long-term treatment with cinacalcet and conventional therapy reduces
parathyroid hyperplasia in severe secondary hyperparathyroidism. Nephrol Dial Transplant
24:982-9, 2009.

5）Evenepoel P, et al: Mineral metabolism in renal transplant recipients discontinuing
cinacalcet at the time of transplantation: a prospective observational study. Clin Transplant
26:393-402, 2012.

34 移植後高カルシウム血症と移植後低リン血症はどう管理すべきか **177**

コンサルト
34

移植後高カルシウム血症と移植後低リン血症はどう管理すべきか

55歳，女性．IgA腎症を原病として，45歳時，血液透析導入となった．本年，夫をドナーとして生体腎臓移植．術後1ヵ月の時点で，UN 15 mg/dL，血清Cr値0.9 mg/dL，アルブミン4.0 mg/dL，カルシウム11 mg/dL，リン2.0 mg/dL，intact PTH 180 pg/mL，尿中カルシウム300 mg/日（塩酸蓄尿）．頸部超音波で右上副甲状腺腫のみ確認サイズ：9-8-8 mm.

回答 移植後急性期（特に1～2ヵ月）においては，値が安定するまで血清リン濃度，血清補正カルシウム濃度を週1回以上，副甲状腺ホルモン（PTH）は月1回程度測定し，骨塩量減少も定期的にチェックする．腎移植後1年たち，移植腎機能が落ち着いた段階で移植後MBDを評価し対策方針を決める．

■ 判断のよりどころ

2012年に，日本透析医学会（JSDT）より「慢性腎臓病に伴う骨・ミネラル代謝異常の診療ガイドライン」が発表され，その第10章が「腎移植患者におけるCKD-MBD」として取り上げられた[1]．腎移植後に持ち越される血管の石灰化は，腎移植患者の生命予後に大きく関わる病態であることを重視して構成されている．ただ，術後数ヵ月は骨ミネラル代謝が変遷する時期であり，まだどのような変化が起こってくるか判然としない．副甲状腺腫自体も縮小に向かうか腫大を維持するか，この時点では判断がつかない[2]ため，注意深く経過を追う必要がある．

1. 実際の腎移植後の血中ミネラル代謝（カルシウム，リン，FGF23，活性型ビタミンDなど）の変遷

腎移植後の腎機能発現によって，リン利尿と尿毒症の改善が得られる．また活性型ビタミンD合成能も改善するため，カルシウム・リン・活性型ビタミンD・

移植前後のCKD-MBD管理

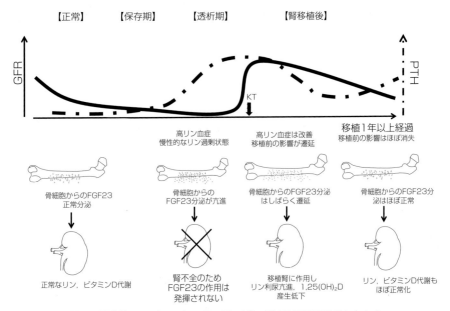

図1 腎移植レシピエントの各ステージにおけるFGF23のかかわり
腎移植後も移植前のFGF23の多寡によりMBDは左右される.
(Hirukawaら, 2015を改変)[3]

PTHなど骨ミネラル代謝に関わる様々な要素が変動し, 骨回転にも変化が生じる.
①カルシウム:移植直後から低下し始めその後1〜2週で上昇傾向へ転じる. 6ヵ月程度でプラトーに達するとその後の変動は少ないとされる[4]. 移植後には遷延する高PTHの働きや腎機能改善・活性型ビタミンD上昇によって, カルシウムの尿細管再吸収や腸管吸収が亢進している. 尿毒症が改善し骨へのPTH作用が亢進すると, 骨吸収亢進による血中へのカルシウム放出も起きるが, 症例によっては低回転骨の場合もある. 移植後1年以降も高カルシウムが遷延する症例は, 報告により差はあるが21〜48%とされる[4].

移植前・移植後1年時点のPTHが高値であることは, 遷延性高カルシウム血症のリスクと報告されており, 透析期から持ち越した副甲状腺機能亢進症の病態が高カルシウムに寄与する部分が大きい.
②リン:移植後早期には90%以上の患者で尿中リン排泄が亢進し, リン値は速やかに低下する. 腎移植後の低リン血症は, 腎不全時の内因性環境を背景に, 新たな

腎機能の獲得・利尿の再開が関与する．腎移植術後に低リン血症が遷延する原因は長年謎であった．近年，線維芽細胞増殖因子（fibroblast growth factor；FGF）23が発見され，リン代謝に関与することが明らかとなった．

　健常者であれば，血清リン濃度が上昇するとPTHやFGF23によるリン利尿が働き，一定の値にコントロールされている．しかし，移植前の腎不全期は，ビタミンD欠乏から引き起こされる血清カルシウム値の低下に対する反応性にPTHが過剰に分泌された状態（2次性副甲状腺機能亢進症，SHPT）であり，さらにFGF23の骨細胞からの分泌が亢進した状態である．腎不全だと利尿が抑制されているため，リンは体内に蓄積され，慢性的なリン過剰状態となっている．腎移植直後はこの状態が遷延しているため，高PTH血症および高FGF23血症によるリン利尿が亢進した状態となり，低リン血症をきたす．

③**FGF23**：FGF23は1α水酸化酵素の産生を抑制することによって活性型ビタミンDの産生を抑え，さらに低リン血症に拍車をかける．腎移植後のFGF23は，徐々に減少し，約1年後には急性拒絶反応のリスクや免疫抑制薬の変動が少なくなり，腎機能に合わせた保存期腎不全患者と同程度になり正常なリン代謝に近づく[5]．

　また，FGF23は保存期腎不全・透析導入患者の生命予後との関連が指摘されているが，腎移植後の生命予後やグラフト機能に影響する可能性も示唆されている．他に，尿細管傷害・尿細管のPTHに対する感受性の増大・高容量ステロイドなどの影響もある．

　FGF23の低下と，遷延する副甲状腺機能亢進症は活性型ビタミンD産生に促進的に働いていく．しかし，移植後6ヵ月の時点で48%，5年後も25%の患者で活性型ビタミンD濃度は低いと報告されている．

2. 血中尿毒症性物質正常化の関わり

　移植後は，腎不全が改善し血中尿毒物質が正常化すると共に骨のPTHへの抵抗性も改善される．透析時には，至適骨代謝を保つために正常のPTH値の3〜6倍のPTH値が必要であったが移植後は正常レベルのPTHで，正常な骨代謝の営みが行われる〔腎移植後骨のPTH抵抗性の解除〕（図2）．そのため骨代謝回転が盛んになり，移植前には問題にならなかった程度のPTH値で骨吸収が進み高カルシウム血症を呈しやすい状態となる．正常値以上のPTH値が腎移植後にもたらされれば，たとえそれが，腎移植以前と比べて低いPTHであっても原発性副甲状腺機能亢進

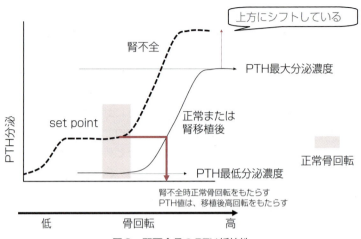

図2 腎不全骨のPTH抵抗性

腎不全時には正常な骨代謝を営むためには通常より高いPTH値が必要である．しかし，腎機能が移植によって改善されると，腎不全時に正常な骨代謝をもたらしたPTH値では高回転骨を生じ，原発性副甲状腺機能亢進症の病態を模倣する．

症（PHPT）と同様高カルシウム血症の一因となる．

提示症例への対応

1．高カルシウム血症に対して

　高カルシウム血症は遷延性副甲状腺機能亢進症と密接な関係がある．軽度のSHPT（二次性副甲状腺機能亢進症）は腎移植後改善する．過形成副甲状腺が初期のポリクローナルな，びまん性過形成を呈している段階であれば，apoptosis や，増殖マーカーである Ki67 の検討からも PTG（副甲状腺腫）の消退が期待できることが示されている[6]．

　本症例の腫大副甲状腺は長径 1 cm に満たないが結節性過形成である可能性があり，今後の経過は予測不可能である[2,6]．

2．低リン血症に対して

　ほとんどのケースでは，術後に経口摂取を再開することにより血清リン値を維持できる．腎移植後は，早期より経口摂取が可能であり，極端なリンの含有物（蛋白

質）制限食にしなければ，基準値以下ではあるが，一定の値を維持できる．遷延する高 PTH 血症がベースにあるとリン利尿により低リン血症をきたしやすいので注意が必要である．血清リン値が 1 mg/dL 未満の状態が持続すると，不整脈や筋力低下の原因となりうる．経口摂取が可能であれば，通常の栄養管理で自然に血清リン値が上がるのを待つ．それでも高度な低リン血症が持続し経口摂取が困難な時や急速に補正が必要な時は，リン酸 Na 補正液を緩徐に点滴する．

　現時点では，尿毒症の解除による骨の PTH 抵抗が解かれた状態で，腎不全時には問題とならなかった intact PTH 値 180 pg/mL は正常腎機能下では原発性副甲状腺機能亢進と同様の病態であり，高カルシウム低リンを示している．リン，カルシウム，PTH，尿中カルシウム濃度，超大副甲状腺腫の経過を観察しながら 1 年をめどにその後の治療方針を決める必要がある．副甲状腺摘出術の適応の項を参照されたい．

参考文献

1）日本透析医学会ワーキンググループ：慢性腎臓病に伴う骨・ミネラル代謝異常の診療ガイドライン．透析会誌 45: 301-356, 2012.

2）Komaba H, Koizumi M, Fukagawa M:Parathyroid resistance to FGF23 in kidney transplant recipients: back to the past or ahead to the future? Kidney Int 78:953-955, 2010.

3）Hirukawa T, et al: Mineral and bone disorders in kidney transplant recipients: reversible, irreversible, and de novo abnormalities. Clin Exp Nephrol 19:543-555, 2015.

4）Sprague SM, Belozeroff V, Danese MD, et al: Abnormal bone and mineral metabolism in kidney transplant patients-A review. Am J Nephrol 28: 246-53, 2008.

5）Kawarazaki H, Shibagaki Y, Fukumoto S, et al:Natural history of mineral and bone disorders after living-donor kidney transplantation: A one-year prospective observational study. Ther Apher Dial 15:481-7, 2011.

6）Taniguchi M, Tokumoto M, Matsuo D, et al：Persistent hyperparathyroidism in renal allograft recipients：vitamin D receptor, calcium-sensing receptor, and apoptosis. Kidney Int 70：363-370, 2006.

コンサルト 35 移植後副甲状腺機能亢進症の手術適応は

59 歳，女性．IgA 腎症を原病として，35 歳時血液透析導入となった．57 歳時，献腎臓移植が施行された．術後 3 年の時点で，血液尿素窒素 15 mg/dL，血清 Cr 値 0.8 mg/dL，アルブミン 4.1 mg/dL，カルシウム 13 mg/dL，リン 2.0 mg/dL，intact PTH 600 pg/mL，尿中カルシウム 300 mg/ 日（塩酸蓄尿），頸部超音波で右上腹甲状腺確認可能 19-10-8 mm．経動脈ドプラーで経動脈のプラークが強く，副甲状腺摘出術のリスクと術後の腎機能低下の可能性を説明したところ PTx を希望せず，やむなく主治医は保険適応外のシナカルセト内服を開始した．現在，シナカルセト 100 mg 内服，血液尿素窒素 15 mg/dL，血清 Cr 値 0.8 mg/dL，アルブミン 4.1 mg/dL，カルシウム 10.8 mg/dL，リン 2.0 mg/dL，intact PTH 180 pg/mL，尿中カルシウム 500 mg/ 日（塩酸蓄尿）．

回答 カルシウム値は 11 mg/dL 以下にコントロールされたが，intact PTH は正常値まで低下せず，尿中カルシウムの排泄量が増加している．副甲状腺摘出術（parathyroidectomy；PTX）を施行する必要がある．

■ 判断のよりどころ

先行論文やレビュー，ガイドラインでもはっきりとした PTX の適応は明記されていないが，6～12 ヵ月経過後のカルシウム＞ 11 mg/dL や，尿中カルシウム＞ 300 mg/ 日が判断材料となる．

表1　腎移植後副甲状腺インターベンション適応

JSDT Clinical practice guideline[1]	特に，補正カルシウム≧ 10.5 mg/dL および高 PTH 血症（基準値上限以上）が遷延する場合，副甲状腺インターベンションの適応を検討する.
K/DOQI Guideline[2]	血清カルシウム値が 11.5 mg/dL 以上持続する場合（calciphylaxis），急速な血管石灰化，HPT に付随する骨病変，骨折の場合.
European Best Practice Guideline（EBPG）[3]	薬物治療後も血清カルシウム値が高値で持続する場合（具体的な基準値の記載なし）.
Ann Transplant 2012[4]	1）移植後 6〜12 ヵ月後血中カルシウム＞ 11 mg/dL 2）移植 3 ヵ月以降の急激なカルシウム＞ 12 mg/dL 3）移植腎石灰沈着 4）骨異栄養症 5）血管石灰化

■実際の対応

　腎移植 1 年以降は，急性拒絶反応のリスクや免疫抑制薬の変動が少なくなり，移植腎機能に合わせた保存期腎不全患者と同程度になる．腎移植 1 年以降の低リン血症，高カルシウム血症は腎移植後も残存する二次性副甲状腺機能亢進症（SHPT）が主原因だと考えられる.

1.　副甲状腺摘出術

　腎移植をすることによって末期腎不全患者の様々な病態が劇的に改善されるが，透析期から積み重ねられた骨病変は腎移植後も引き継がれる．高度な SHPT による線維性骨炎・活性型ビタミン D 治療，PTX などによる過度の骨代謝回転抑制による低回転骨や無形成骨，骨密度測定では評価できない骨質の異常，長期透析に伴うアミロイド骨症等がこれにあたる.

　カルシウム・リンに対する感受性が保たれた HPT から，カルシウム・リンに反応しない自律的な HPT へとシフトした状態は，三次性副甲状腺機能亢進症（tertiary hyperparathyroidism；tHPT）と呼ばれる．腎移植後のこの病態は遷延性副甲状腺機能亢進症（persistence hyperparathyroidism；persistence HPT）とする方が病態を良く反映していると思われる.

　遷延する理由としては，副甲状腺細胞の 20 年という長い life cycle と，腎移植時にすでに結節性の副甲状腺過形成が存在するためである．移植時に HPT の状態に

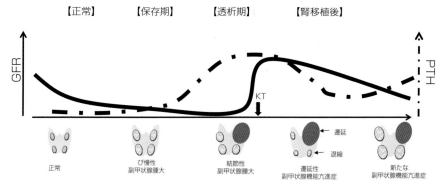

図1 腎移植レシピエントの各ステージにおける腫大副甲状腺．腎移植後も腫大副甲状腺腫の状態よりMBDは左右される．

(Hirukawaら，2015を改変)[5]

あり結節性過形成の状態にあると，発現の低下した種々の受容体（CaSR, VDR, FGFR1-Klotho 受容体など）は腎移植後腎機能が回復しても発現が上昇することなく，FGF23 や活性型ビタミン D，高カルシウムによる PTH フィードバック機構も働きにくい（図1）．

HPT が改善せず，高カルシウム血症，高カルシウム尿症が長期に持続すれば，異所性石灰化や腎石灰化，腎結石による移植腎機能低下が危惧される．超音波検査や，MIBI による画像診断で副甲状腺結節性病変があることも判断材料として，副甲状腺摘出術（PTx）を考慮する必要がある[5]．

Evenepoel らの報告によると，腎機能良好な症例でも移植後1年以上にわたって intact PTH が高値を呈する症例が17〜25%に認められ，5〜7%で副甲状腺摘出術が必要であった．女性であること，移植術前の PTH，カルシウムが高いことが PTX を必要とするリスクであった．

移植後の副甲状腺切除術は，高カルシウム血症や副甲状腺機能亢進症のコントロールを可能とするが，腎機能を増悪させたという報告もある．PTX 後の一時的な移植腎機能の低下は，手術時の麻酔や，手術侵襲以外にも PTH 低下による hyperfiltration の是正も考えられている．しかしコントロールをおいた比較では PTX を施行した群と施行しなかった群で graft survival に差は無かった．高度な SHPT を持ち込んだ腎移植患者に対して PTX は施行されなければならない．一方，一時的にせよ移植腎機能を落とすとの報告を鑑み，慎重な選択が必要だと思われる．

2. シナカルセト（レグパラ®）の使用

最近，欧米では腎移植後の persistence HPT に対してのシナカルセトの有用性が報告されている．シナカルセトは，結節性過形成を有する PTX 適応症例にも有効である可能性がある．しかし，PTX と同様，移植腎機能を低下させると言う報告もある．

カルシウム受容体（CaR）はネフロンの近位，遠位尿細管にも発現しており，尿中のカルシウム濃度が上昇すると，CaR がこれを感知し，ROMK や Na-K-2Cl チャネルなどと協調して再吸収抑制によってカルシウムの排泄を促進する．高濃度で腎臓にシナカルセトを暴露させれば，マグネシウムやナトリウム，Cl，カリウム出納にも影響を与える可能性がある．

いずれにせよ，PTH 低下や尿中カルシウム 排泄量が多くなり腎石灰化，尿細管障害，腎結石などのため，移植腎機能低下を来す可能性が残るため高用量，長期投与には十分な注意が必要と考えられる．本邦においては，腎移植後の persistence HPT に対する適応はないため，遷延する病態には PTX が用いられる．

3. その他の薬剤

高カルシウムのため VDRA は使いにくく，骨回転抑制，血清カルシウム値低下，異所性石灰化予防を目的にビスホスホネート製剤を用いることも考えられるが，確立した治療ではない．

提示症例への対応

本症例では，主治医は苦肉の策としてシナカルセトを投与した．腎臓の CaR 発現は副甲状腺の数十分の一程度とかなり低いため，少なくとも動物の場合，通常の薬理量では腎臓の CaR に対する作用はほとんどなく，Cmax 付近の短時間に限られるため，それらのイオンの出納に影響は認めないとされている．しかし実際には，本症例では PTH の現症と血中カルシウムの低下は認めたものの PTH 値は正常値までは下がらず，高カルシウム尿症を示し，高度の nephrocalcinosis を呈した．

日本で行われる腎移植のほとんどが生体腎移植であるが，年間約 200 例行われる献腎移植においては，その平均待機日数は 15 年を超えている．生体腎移植でも透析歴 1〜3 年の症例が多い．このように長い透析期間のメモリーは骨や副甲状腺組織に蓄積していくため，移植後にも CKD-MBD を引きずることとなる．

Taniguchi らは，apoptosis や，増殖マーカーである Ki67 の検討から，結節性過形

成に進展した PTG は，移植による消退が期待できないと報告している（図1）.

移植予定があり高度の結節性過形成を有していれば，移植前に PTX の適応になると考えられる．本症例は頸動脈のプラークなどに十分な配慮をしながら，PTX を予定している.

参考文献

1）CKD-MBD Guideline Working Group：Japanese Society for Dialysis Therapy. Clinical practice guideline for the management of chronic kidney disease-mineral and bone disorder. Ther Apher Dial 17: 247-88, 2013.

2）KDIGO Clinical Practice Guideline for the Diagnosis, Evaluation, Prevention, and Treatment of Chronic Kidney Disease-Mineral and Bone Disorder（CKD-MBD）. Kidney Int 113: S1-S130, 2009.

3）European best practice guidelines for renal transplantation. Section IV: Long-term management of the transplant recipient. IV.10. Pregnancy in renal transplant recipients. Nephrol Dial Transplant 17（Suppl 4）:50-5, 2002.

4）Maria Concetta Gioviale, et al: Post-transplantation tertiary hyperparathyroidism. Ann Transplant 17: 111-119, 2012.

5）Hirukawa T, et al: Mineral and bone disorders in kidney transplant recipients: reversible, irreversible, and de novo abnormalities. Clin Exp Nephrol 19:543-555, 2015.

移植前後の
心血管系疾患管理

コンサルト
36

冠動脈病変はどのような方法で評価されていれば安全なのか

原因不明の腎不全のために尿毒症症状をきたし，52歳で透析導入となり，高血圧，糖尿病を持つ62歳の男性．この度，57歳の妻をドナーとした生体腎移植を希望し，受診した．血圧コントロールはまずまずとのことで，診察時の血圧138/74 mmHg，心拍数72/分であった．また，最終の血液検査では，FBS 96 mg/dL，HbA1c 6.8%であった．この患者の冠動脈病変の評価に関して，どのように行っていけばよいだろうか．

回答 心電図および詳細な心エコーの結果，そしてその他の血管合併症の有無，糖尿病の有無によって，どこまで行うかを判断する．心電図異常や壁運動異常，その他の血管合併症がある場合は，積極的に冠動脈造影を考慮し，最低，負荷心筋シンチは施行すべきである．糖尿病がある場合は，さらに精査適応の基準を下げ，積極的に検査を行うことを考慮する．

■判断のよりどころ

　本邦の過去の研究では，透析導入時に行ったスクリーニングの冠動脈造影で，すでに50〜60％の患者が冠動脈病変を有しており，しかも多枝病変が多いと報告されている（表1）[1,2]．また，腎移植患者のスクリーニングの冠動脈造影においても，透析患者とほぼ同様で40〜60％に冠動脈病変が存在すると報告されている（表2）[3]．糖尿病は心血管疾患の重要なリスクファクターであり，さらに，本邦における透析導入の原疾患第1位は糖尿病性腎症であることが知られている．

　日本透析医学会が出した「血液透析患者における心血管合併症の治療と評価に関するガイドライン」では，透析患者では導入期より積極的な虚血性心疾患のスクリーニングを推奨している（1B）．また，イギリスの生体腎移植のガイドラインでも，スクリーニングの閾値を下げるべきであると推奨しており，アメリカにおける

表1　本邦の無症状腎不全患者における透析導入時の冠動脈病変の有病率

	Joki et al. Nephrol Dial Transplant 1997	Ohtake et al. J Am Soc Nephrol 2005
患者	n=24	n=30
CAS positive(%)	15 (62.5)	16 (53.3)
One vessel (%)	4 (26.7)	10 (62.5)
Two vessel (%)	5 (33.3)	4 (25.0)
Three vessel(%)	6 (40.0)	2 (12.5)

表2　移植候補患者における冠動脈病変の有病率

	N	対象	CAD の頻度
De Lima et al. Hypertension, 2003	N=106	リスク患者	42% (44/106)
Sharma et al. Nephrol Dial Transplant, 2005	N=125	AS, UAP 以外	64% (80/125)
Charytan et al. Am J Kidney Dis, 2007	N=224	AP, CAD 以外	42% (28/67)
Gowdak et al. Coron Artery Dis, 2007	N=301	リスク患者	45% (136/301)
Gowdak et al. Nephrol Dial Transplant, 2007	N=288	ハイリスク患者	43% (124/288)
Hage et al. Am J Cardiol, 2007	N=260	CAD 疑い患者	62% (162/260)
Patel et al. Am J Transplant, 2008	N=99	ハイリスク患者	57.6% (57/99)
Hickson et al. Am J Transplant, 2008	N=132	DOB 負荷陽性患者	90% (119/132)

（文献3を改変）

AHA（米国心臓協会）からの移植候補患者に対する心疾患の評価に関する声明では，糖尿病，心疾患の既往，透析歴1年以上，心肥大，60歳以上，喫煙，高血圧，高脂血症の危険因子のうち3つ以上を有する場合は，非侵襲的な負荷テスト（ドブタミン負荷エコー，心筋シンチ）を考慮すべきと述べられている．

　さらにNKF/KDOQIのガイドラインでは，糖尿病，冠動脈疾患の既往，2つ以上のリスクファクターの存在，LVEF ≦ 40%，末梢血管疾患のいずれかがあれば，積極的なスクリーニングそして移植までは1年ごとにそれを継続することを推奨している．

　以上を参考として，判断のよりどころとした．

■実際の対応

　糖尿病患者では，冠動脈病変を有していても明らかな胸部症状が出現しないこともあり，症状がないからといって冠動脈疾患の存在を否定してはならない．また，透析患者では心筋梗塞を発症していても，典型的な臨床所見が認められないことが

報告されている（表3）[4].

　したがって，明らかな症状がない，心電図で明らかな異常がない，心エコーで壁運動は正常である，などの理由のみで安易に冠動脈のスクリーニングを行う必要はないと判断するのは危険な考え方であると思われる.

　ACC（米国心臓病学会）/AHA（米国心臓協会）から出されている，無症状の患者における非心臓手術の術前スクリーニングに関するガイドラインでは，活動能力が4 METS以上であれば積極的検査は必ずしも必要ではないとされている．しかしながらこれはすべての患者にあてはまるわけではなく，このガイドラインには移植待機患者に特化しての記載はない.

　腎移植候補の患者は，透析患者もしくは保存期末期腎不全の状態であり，心血管疾患の高リスク患者である．慢性糸球体腎炎が原疾患である腎不全患者は，血管の障害も比較的軽度であるが，糖尿病性腎症や腎硬化症が原疾患である患者は，多数の血管病変を有している可能性が十分にある．心血管疾患のリスクファクターをどれだけ有しているかも，重要な情報である．移植患者における心血管疾患の発症は1ヵ月以内が最も多いという報告もある．それらを踏まえた上で，スクリーニング検査をどこまで行うかを判断すべきである.

　最近ではCTの精度が増しており，冠動脈CTが良く行われるようになっているが，腎不全患者では血管石灰化が高度であることが多く，CTの特性上，狭窄病変が評価できないことがあるので，冠動脈病変の存在を疑う場合は，冠動脈造影に踏

表3　透析患者における心筋梗塞の特徴

	透析患者（n=3,049）	非透析患者（n=534,395）	p
入院時診断			
心筋梗塞	21.8%	43.8%	<0.0001
不安定狭心症	9.7%	11.5%	<0.0001
その他	68.5%	44.7%	<0.0001
胸痛	44.4%	68.3%	<0.0001
肺水腫	15.2%	7.6%	<0.0001
ST上昇	19.1%	35.9%	<0.0001
非特異的変化	44.1%	35.8%	<0.0001
Q波（+）	22.2%	37.4%	<0.0001
院内死亡	21.3%	11.7%	<0.0001
心停止	11.0%	5.0%	<0.0001
低血圧	24.1%	14.5%	<0.0001

（文献4を改変）

み切る方が良いと思われる.

提示症例への対応

　当患者は60歳代と，レシピエントとしては高齢で，透析導入後10年であり，高血圧，糖尿病という心血管リスクファクターを有している．血糖コントロールもHbA1c 6.8％であり，透析患者ということを考えると良好であるとは言えない．この症例に関しては，スクリーニングのCTでも血管石灰化が強かったこと，心電図でもST低下を認めていたため，冠動脈造影を行うこととした.

参考文献

1）Joki N, Hase H, Nakamura R, et al: Onset of coronary artery disease prior to initiation of haemodialysis in patients with end-stage renal disease. Nephrol Dial Transplant 12:718-723, 1997.

2）Ohtake T, Kobayashi S, Moriya H, et al: High prevalence of occult coronary artery stenosis in patients with chronic kidney disease at the initiation of renal replacement therapy: an angiographic examination. J Am Soc Nephrol 16:1141-1148, 2005.

3）Lentine KL, Costa SP, Weir MR, et al: American Heart Association Council on the Kidney in Cardiovascular Disease and Council on Peripheral Vascular Disease; American Heart Association; American College of Cardiology Foundation. Cardiac disease evaluation and management among kidney and liver transplantation candidates: a scientific statement from the American Heart Association and the American College of Cardiology Foundation: endorsed by the American Society of Transplant Surgeons, American Society of Transplantation, and National Kidney Foundation. Circulation 126:617-663, 2012.

4）Herzog CA, Littrell K, Arko C, et al: Clinical characteristics of dialysis patients with acute myocardial infarction in the United States: a collaborative project of the United States Renal Data System and the National Registry of Myocardial Infarction. Circulation 116:1465-1472, 2007.

コンサルト 37 脳梗塞既往患者の腎移植はどのように管理すればいいのか

原因不明の腎不全のために37歳で透析導入となり，高血圧，糖尿病を持つ58歳の男性．献腎移植のために緊急入院となった．既往歴として，39歳時に脳梗塞を発症しており，軽度の左麻痺を有している．通常，外来での血圧は143/74 mmHg，心拍数70/分であった．移植前の血液検査では，FBS 101 mg/dL，HbA1c 6.4%，LDL-C 143 mg/dLであった．この患者の腎移植後の管理はどのように行っていけばよいだろうか．

回答 脳梗塞の既往があり，再発のリスクもあるため，厳格な血圧，血糖，脂質コントロールを行っていく必要がある．ただ，動脈硬化性病変が強い場合は，頭蓋内血管に高度狭窄が存在し，降圧により脳血流の低下をきたす可能性があるため，これを確認した上での血圧コントロールが望ましいと思われる．また，冠動脈病変や下肢血管病変の合併も十分にあり得るのでこちらの精査も必要である．術後の血圧は，可能であれば130/80 mmHg未満を目標にコントロールしていく．

■ 判断のよりどころ

日本高血圧学会のガイドラインJSH2014では，慢性期脳梗塞の降圧目標は140/80 mmHg未満で，両側頸動脈狭窄例や脳主幹動脈閉塞例では下げすぎに注意することとされている[1]．ラクナ梗塞，抗血栓薬内服例では，症状などに注意しながら可能であれば，130/80 mmHg未満に下げることが推奨されている．

また，日本糖尿病学会のガイドラインでは，大血管障害発症予防のためには，低血糖を回避しつつ，可能な限り正常血糖に近づけるとことが望ましいとされている[2]．

脂質に関しては，動脈硬化性疾患予防ガイドライン2012では，ハイリスク患者ではLDL-Cを100 mg/dL未満にコントロールすることが推奨されている[3]．

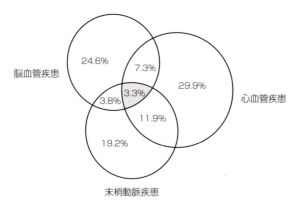

図1　血管疾患の頻度とそれらの重複頻度
(Ouriel, 2001を改変)[5]

　腎移植後内科・小児科系合併症の診療ガイドライン2011においても同様の目標が掲げられている[4]．

　さらに，糖尿病は，心血管疾患の重要なリスクファクターであることは知られている．脳血管疾患を持つ患者は，10.6％が心血管疾患を有しており，また7.1％が末梢血管疾患を有することが報告されている（図1）[5]．

　以上を判断のよりどころとした．

■実際の対応

　血圧に関しては，JSH2014では脳梗塞の既往のある患者では厳格な血圧コントロールが望ましく，腎移植を受ける患者では，特にこれは重要なことであると述べられている．しかしながら前述のように，降圧により脳血流低下をきたす可能性もあるので，脳血管病変の程度によりそのコントロール目標を良く考える必要がある．

　術前に頸動脈エコーや頭部MRAを行い，その結果を参考にして，適切な血圧にコントロールすることが重要であり，血糖コントロール，脂質コントロールも上記で述べたように厳格なコントロールが，心血管疾患発症の一次予防，二次予防において重要である．

　また，最近の研究で，脳卒中既往患者への非心臓手術の実施リスクについて，481,183件のデータを解析したものがある[6]．この結果，脳梗塞発症9ヵ月未満で手術を行った場合，心血管イベントの発症のリスクとなることが示されている．脳

梗塞の既往のない患者に比べるとリスクは高いが，発症9ヵ月を超えた場合はそのリスクは横ばいであるとの結果であった．したがって，脳梗塞の既往のある腎移植予定患者では，脳血管を含めた心血管疾患の精査を行い，発症9ヵ月以降での手術を考慮すべきである．

提示症例への対応

精査の結果，脳底動脈に中等度の狭窄を認めたため，降圧目標は140/80 mmHg未満を目標に，過度の降圧をきたさないように注意した．また，スタチンを使用し，LDL-C は93 mg/dL まで低下させた．血糖コントロールに関しては，注意しつつ，とりあえずは現状の治療を継続することとした．その他の心血管系の精査の結果，明らかな症状はないものの，右の足関節上腕血圧比（ABI）が0.9と境界域であり，下肢血管 MRA で右浅大腿動脈に中等度の狭窄を認めた．早急の治療の必要ないと考えられたが，循環器内科にコンサルトとし，今後の治療方針も含めてフォローして頂くこととした．

参考文献

1）高血圧治療ガイドライン 2014.
2）科学的根拠に基づく糖尿病診療ガイドライン 2013.
3）動脈硬化性疾患予防ガイドライン 2012.
4）腎移植後内科・小児科系合併症の診療ガイドライン 2011.
5）Ouriel K：Peripheral arterial disease. Lancet 358:1257-1264, 2001.
6）Jørgensen ME, Torp-Pedersen C, Gislason GH, et al:Time elapsed after ischemic stroke and risk of adverse cardiovascular events and mortality following elective noncardiac surgery. JAMA 312:269-277, 2014.

コンサルト **38** 抗凝固薬，抗血小板薬を服用している症例はどのように管理すればいいのか

65歳，男性．献腎ドナー発生の連絡を受け，レシピエント候補として入院してきた．入院時に，アスピリン，チクロピジンを内服している情報を得たが，手術に際して抗血小板薬はどのように管理すればよいだろうか．

患者は，56歳時に原疾患不明で血液透析導入されている．63歳時に胸痛を訴え，他院で心臓カテーテル検査を施行し，左前下行枝と回旋枝に有意狭窄を認めたため，薬剤溶出ステントを留置されている．64歳時の心筋シンチ，心臓カテーテル検査では異常を認めていない．また，今回の入院時の心エコーでは壁運動異常を認めず，労作時の症状も現在は認めていない．

回答 抗血小板薬が2剤併用されており，周術期に中止が可能か検討する．まず，抗凝固・抗血小板療法が行われている場合には，何の目的に使われているのかを確認する．腎移植に際して抗凝固・抗血小板療法を継続することによる出血のリスクと，これらを中止もしくは変更することによるリスクを，原因疾患を担当する専門医とともに検討する．

■判断のよりどころ

　本邦のガイドラインとしては，循環器疾患における抗凝固・抗血小板療法に関するガイドライン（2009）に，周術期の抗凝固薬や抗血小板薬の使用について記載されている[1]（表1）．さらに，American College of Chest Physicians Evidence-Based Clinical Practice Guidelines（2012）には，血栓症のリスクの分類，それに基づいたワルファリンの中止とヘパリンへの周術期の切り替え，冠動脈疾患に対する抗血小板薬の扱いについて詳細に述べられている[2]．

　腎移植における抗凝固薬，抗血小板薬の取り扱いを記載したガイドラインは存在しないが，泌尿器科領域の措置について，前述のガイドラインに則して，AUA

表1　循環器疾患における抗凝固・抗血小板療法の手術時の対応

・大手術の術前 3〜5 日までのワルファリン中止と半減期の短いヘパリンによる術前の抗凝固療法への変更
　①ヘパリン（1.0〜2.5 万単位 / 日程度）を静注もしくは皮下注し，リスクの高い症例では活性化部分トロンボ時間（APTT）が正常対照値の 1.5〜2.5 倍に延長するようにヘパリン投与量を調整する.
　②術前 4〜6 時間からヘパリンを中止するか，手術直前に硫酸プロタミンでヘパリンの効果を中和する.
　③いずれの場合も手術直前に APTT を確認して手術に臨む.
　④術後は可及的速やかにヘパリンを再開する. 病態が安定したらワルファリン療法を再開し，PT-INR が治療域に入ったらヘパリンを中止する.
・大手術の術前 7〜14 日からのアスピリン，チクロピジンおよびクロピドグレルの中止，3 日前からのシロスタゾール中止
　①その間の血栓症や塞栓症のリスクが高い症例では，脱水の回避，輸液，ヘパリンの投与などを考慮する.

〔循環器疾患における抗凝固・抗血小板療法に関するガイドライン，2009年改訂版〕

（American Urological Association）と ICUD（International Consultation on Urological Disease）による推奨（2014）として，新規経口抗凝固薬（novel oral anticoagulant agents，もしくは，non-vitamin K antagonist oral anticoagulants；NOACs）に関する扱いも含めて，詳細なレビューが行われている[3].

■実際の対応

　基本的に，腎移植は透析療法という代替治療があるため，それを延期した場合に即座に生命の危機に瀕するような手術とは異なる. そのため，抗凝固薬，抗血小板薬の中止や変更に際しては，心血管疾患などのイベントを生じないように十分な検討を行うべきである.

　抗凝固薬，抗血小板薬を投与する原因疾患は，機械弁による弁置換，冠動脈ステント，心房細動，静脈血栓症から，閉塞性動脈硬化症やシャントトラブルと多岐にわたる. さらに，表2 に示すように，機械弁の使用，心房細動，静脈血栓症においても，その種類や発症時期によって抗凝固薬・抗血小板薬中止による血栓症のリスクは異なるので，詳細な情報を得て評価を行うことが重要である.

・そもそも，根拠不明のままに継続されている薬剤は慎重に中止を考慮すべきであるし，冠動脈疾患を指摘され薬剤溶出型ステント（drug eluting stent；DES）を留置されてから早期の症例では，腎移植のために抗血小板薬の 2 剤併用療法（dual

38 抗凝固薬，抗血小板薬を服用している症例はどのように管理すればいいのか　　*197*

表2　血栓症のリスク評価

	機械弁	心房細動	静脈血栓症
高リスク	僧帽弁位人工弁置換．大動脈弁置換（caged-ball or tilting disc）．6ヵ月以内の脳卒中 or TIA．	CHADS$_2$スコア 5-6．3ヵ月以内の脳卒中 or TIA．リウマチ性心臓弁膜症．	3ヵ月以内の静脈血栓症．重度の血栓症（eg, deficiency of protein C, protein S, or antithrombin; antiphospholipid antibodies; multiple abnormalities）．
中等リスク	大動脈弁置換（二葉弁）があり，以下のいずれかの危険因子がある．・心房細動・脳卒中 or TIA の既往・高血圧・糖尿病・うっ血性心不全・75歳を超える年齢	CHADS$_2$スコア 3-4．	3～12ヵ月以内の静脈血栓症．非重度の血栓症（eg, heterozygous factor V Leiden or prothrombin gene mutation）．繰り返す静脈血栓症．担癌状態（6ヵ月以内の治療歴もしくは緩和）．
低リスク	大動脈弁置換（二葉弁）で心房細動もその他の脳卒中リスク因子もない．	CHADS$_2$スコア 0-2．（脳卒中や TIA の既往なし）	12ヵ月以上前の静脈血栓症でリスク因子がない．

CHADS$_2$＝うっ血性心不全，高血圧，75歳以上，糖尿病，脳卒中もしくは一過性脳虚血発作（transient ischemic attack, TIA）

(Douketisら，2012)[2]

antiplatelet therapy: DAPT）を中止すべきではないので，手術の延期を検討すべきである（表3）．

　機械弁による僧帽弁もしくは大動脈弁の弁置換術後の症例，心房細動があり CHADS$_2$スコア（表2）が高い症例，最近もしくは繰り返し静脈血栓症を起こしている症例については，術前にワルファリンや NOACs を中止し，術後可及的速やかにこれらを再開するまで，ヘパリン投与を行うべきとされている．
・抗凝固薬，抗血小板薬の中止時期については，表4に主なものを示しているが，休薬期間は一般的な目安であり，手術の難易による出血リスクだけでなく，患者の栄養状態や併用薬，年齢や合併症によってもその排泄・代謝は異なる．中止時期については，そのような情報を含めて検討することが必要となる．

移植前後の心血管系疾患管理

表3 AUA，ICUDによる泌尿器科領域における抗凝固療法および抗血小板療法の推奨

1）脳卒中の2次予防目的に，クロピドグレルもしくはアスピリンを内服している症例では，周術期にアスピリン継続を推奨する（特に最近に脳卒中の発症がある場合）．
　リスクと薬剤継続の必要性を評価するために，神経学的なコンサルテーションを行う．

2）心血管疾患のイベント発症リスクが高いため，薬剤溶出型ステント（drug eluting stent；DES）留置から12ヵ月以内，従来のベアメタルステント（bare metal stent；BMS）留置から3ヵ月以内は，抗血小板薬の2剤併用療法（dual antiplatelet therapy；DAPT）を中止すべきでない．
　この期間に緊急の処置が必要な場合には，循環器専門医を含めて相談が必要であり，出血リスクが許容できればアスピリンは継続が推奨される．

3）心血管リスクのために低用量のアスピリンのみ内服中の症例では，大出血のリスクを上げることなく周術期も継続可能である．

4）低用量のアスピリンを内服しているが，その医学的根拠が不明の場合には，手術チームの判断で中止可能と考えられる．

5）非弁膜症性心房細動に対する新規経口抗凝固薬（novel oral anticoagulant agents；NOACs）内服については，処置の出血リスクと緊急性から判断する．
　出血リスクがなければNOACsは変更しない．
　緊急の処置が必要な場合，各専門医にコンサルテーションを行う．
　待機的な手術であれば2〜5日（腎機能が正常で，出血リスクが低ければ2日，高ければ3日），NOACsを中止する．この間，ヘパリンのようなほかの抗凝固薬の投与が必要となる．

6）心房細動に対するワルファリンは，出血リスクの高い処置の場合，手術の3〜5日前に中止し，可能であれば術後12〜24時間で再開する．

7）人工弁の周術期のマネジメントについては，ACC/AHA/SCAI（American College of Cardiology/American Heart Association/ Society for Cardiovascular Angiography and Interventions）のガイドライン（Circulation 124: e574, 2011）に従う．
　血栓症のリスクが低くワルファリンを継続する場合には，INRを1.5未満にコントロールする．

8）血栓症のリスクが高い症例（機械弁による僧房弁置換もしくは大動脈弁置換）では，INRが2.0未満となった（通常，術前48時間）時にヘパリンを開始し，活性化部分トロンボ時間（APTT）が正常対照値の2〜3倍に延長するように投与量を調整する．
　ワルファリンは術後の可能な限り早期に再開し，INRが治療域に少なくとも48時間入るまでヘパリンは継続する．
　循環器専門医へのコンサルテーションを前もって行っておく．

9）ACCP（American College of Clinical Pharmacy）は，人工弁に対して，次の3つの繋ぎ療法（bridging regimens）を提案している．
　① 高用量（治療量）ヘパリン：ダルテパリン（100 IU/kg twice daily or 200 IU/kg daily）のような低分子ヘパリンか未分画ヘパリンをAPTTが正常対照値の1.5-2倍に延長するように投与する．
　② 低用量（予防量）ヘパリン：例えばダルテパリン5,000 IU dailyもしくは，未分画ヘパリン5,000 to 7,500 IU twice daily.
　③ 中間の用量：上記2つの中間のregimen.

10）高リスクの泌尿器科手術（根治的前立腺摘除術や部分腎摘術など）は，血栓塞栓合併症のリスクが高い場合に，繋ぎ療法を行うことで安全に施行可能であるが，出血リスクは増加する．

11）周術期のアスピリンの継続は，軽度の出血リスク増加と関連するかもしれないが，輸血は増加せず，通常は，Clavien Ⅲ以上の合併症をきたすことはない．

38 抗凝固薬，抗血小板薬を服用している症例はどのように管理すればいいのか　*199*

(shock wave lithotripsy, ureteroscopy, percutaneous nephrolithotomy, laser prostate surgery, transurethral prostate resection, prostate biopsy に関する項は省略している)

(Culkinら，2014)[3]

表4　主な経口抗凝固薬と抗血小板薬

分類	一般名	主な商品名	主要排泄・代謝経路	休薬期間
ビタミンKアンタゴニスト	ワルファリン	ワーファリン	肝臓	3-5日
NOACs	ダビガトラン	プラザキサ	腎臓	2日
	リバーロキサバン	イグザレルト	肝臓	24時間
	アピキサバン	エリキュース	肝臓	48時間
	エドキサバン	リクシアナ	腎臓	24時間
TXA$_2$合成阻害	アスピリン	バイアスピリン，バファリン	肝臓	7-14日
	エイコサペンタン酸	エパデール	不明	7日
ADP受容体阻害	プラスグレル	エフィエント	肝臓	14日
cAMP濃度上昇	チクロピジン	パナルジン	肝臓	7-14日
	クロピドグレル	プラビックス	肝臓	7-14日
	シロスタゾール	プレタール	肝臓	3日
	ジピリダモール	ペルサンチン，アンギナール	肝臓	1日
	ベラプロスト	ドルナー，プロサイリン	肝臓	1日
	リマプロスト	オパルモン，プロレナール	肝臓	1日
その他	サルポグレラート	アンプラーグ	肝臓	1日

提示症例への対応

　最後のインターベンションであるDES留置から2年が経過しており，この間，労作時の呼吸苦はなく，画像評価でも異常を認めていない．循環器内科とも相談のうえ，アスピリンのみ継続して献腎移植術を施行した．チクロピジンは術前に中止し，術後3日目から再開とした．移植腎機能発現まで日数を要し，腎性貧血とミコフェノール酸モフェチルによると思われる貧血が遷延したため，術後15日目に血液透析を離脱するまで，赤血球造血刺激因子製剤の投与を継続したが，術中術後の出血合併症を認めず，退院した．

参考文献

1）班長 堀 正二：循環器病の診断と治療に関するガイドライン（2008年度合同研究班報告），循環器疾患における抗凝固・抗血小板療法に関するガイドライン（2009年改訂版）．
 http:// www.j-circ.or.jp/guideline/pdf/ JCS2009_hori_h.pdf

2）Douketis JD, et al:Perioperative management of antithrombotic therapy: Antithrombotic Therapy and Prevention of Thrombosis, 9th ed: American College of Chest Physicians Evidence-Based Clinical Practice Guidelines. Chest 141（2 Suppl）:e326S-50S, 2012.

3）Culkin DJ, et al: Anticoagulation and antiplatelet therapy in urological practice: ICUD/AUA review paper. J Urol 192:1026-34, 2014.

再発性腎炎の
予防と治療

> コンサルト
> # 39
> # FSGS 症例には移植前に血漿交換が必要なのか

34 歳, 血液透析患者. 15 歳の時に巣状分節状糸球体硬化症 (FSGS) と診断され, さまざまな治療を受けるも 30 歳時に血液透析導入となった. このたび母親をドナーとした生体腎移植を受けることとなったが, 移植前に血漿交換は必要だろうか？

回答 一次性 FSGS であれば, 再発の予防に血漿交換が有効だという報告もある. ただし二次性の場合は原則的には再発しないため, 一次性と二次性を鑑別することが重要である.

■判断のよりどころ

一次性 FSGS に対する移植前の血漿交換について, KDIGO が 2009 年に発表した腎移植患者のレシピエントに対するガイドライン[1] で再発性の腎臓病に関する項目があり, その中の一次性 FSGS のところで触れられている. そこでは予防的な血漿交換に関して, 少数の症例集積研究で報告されているものの, エビデンスは十分でないとされている.

一次性 FSGS は, 原発性糸球体腎炎の中ではステロイドをはじめとする様々な免疫抑制療法に抵抗性であることが多く, そのため末期腎不全に至り腎移植の原疾患としてしばしば認める. また移植後も再発を認め, 再発を来たした場合腎予後は悪いため, その対応は非常に重要である. この一次性 FSGS の原因はまだ解明されていないが, なんらかの液性因子が関与している可能性があり, また血漿交換により蛋白尿が減少する症例があることも知られている. これらの症例報告をもとに特に再発リスクの高い症例に予防的に使用されることがあり, 実際に再発が抑えられたという報告もある[2]. ただ前述したとおり, これらの報告は少数の臨床研究のみであると思われる. 血液透析患者の場合アクセスの問題がないため, 非血液透析患者

よりはリスクが少ないが，コストや血漿交換そのものによるアレルギーなどの副作用も考慮して，適応を考える必要がある．

　このFSGSを考える上で一番問題となるのは，対象となる患者が果たして本当に一次性のFSGSかどうかということだろう．FSGSは，腎臓の病理組織において巣状（採取された糸球体の50％未満）分節性（1個の糸球体の中で50％未満）に硬化病変を認めることで診断される．ただこのような組織像は様々な腎疾患でとることが知られている[3]（表1）．表に挙げたような二次性のFSGSの場合，再発はごく稀とされており，また原因が異なるため血漿交換を予防的にする必要はない．そのため血漿交換を行うかどうかの判断において，一次性か二次性か鑑別することが重要である．

■実際の対応

1. まずは一次性か二次性かの鑑別を行う

　FSGSと診断した施設と移植を行う施設が異なることもよくあるため，FSGSと診断した際の情報を手に入れることが重要である．家族歴に加え，診断時の薬剤歴や腎や尿路の形態異常がなかったか，出生体重，肥満の有無を調べる必要がある．また経過も重要で，ネフローゼであったか，ステロイド薬などの免疫抑制療法に対し抵抗性または再発しやすいタイプであったかなど，典型的な一次性のFSGSの経過であったかどうかを再度移植前に判断すべきだと思われる．

　腎生検の臨床情報や組織所見についても，最低でも所見用紙で，可能であればプレパラートや免疫染色，電顕の画像も入手し，もう一度検討した方がよい．

2. 臨床的に二次性の遺伝性FSGSを疑う場合

　発症が小児期であり，腎疾患家族歴がある，一度もステロイド薬治療に反応性がなかった，などの情報である．

・遺伝性FSGSが疑われる場合は，小児科医に相談することが勧められる．現在はFSGSの遺伝子診断が可能な施設も多い．また，成人の二次性FSGSには，薬剤，低出生体重児，肥満，高血圧などによるFSGSが紛れている場合があり（表1），成人の場合も慎重な鑑別が必要である．

表1　二次性FSGSの原因

1. 遺伝子異常
2. ウイルス関連
　　HIV，パルボウイルスB19，サルウイルス40，サイトメガロウイルス，EBウイルス
3. 薬剤性
　　ヘロイン，インターフェロン，リチウム，パミドロネート，シロリムス，カルシニューリン阻
　　害薬，蛋白同化ホルモン
4. 糸球体適応異常
　4-1. 糸球体数減少によるもの
　　　オリゴメガネフロニア，極低出生体重，低形成腎，異形成腎，逆流性腎症，皮質梗塞に伴う続
　　　発症，手術に伴う腎摘，腎移植，加齢，ネフロン減少によるすべての進行性腎障害
　4-2. 糸球体数減少以外のもの
　　　高血圧，急性または慢性の血管閉塞（動脈塞栓，TMA，腎動脈狭窄），BMI上昇（肥満，除
　　　脂肪体重の増加），チアノーゼ性先天性心疾患，鎌状赤血球症

(D'Agatiら，2011) [3]

3. 組織光顕でFSGSであっても，免疫染色で糸球体が染まっていない場合と糸球体がなかった場合とでは大きく異なる.

・免疫染色で糸球体がなく光顕のみでFSGSとなっている場合，もし経過でネフローゼではなく慢性の蛋白尿，血尿であれば，IgA腎症の可能性も否定できない.またこれは海外からの報告で家族性ではあるが，FSGSとされていた症例でAlport症候群の原因とされるⅣ型コラーゲン$\alpha 3$や$\alpha 4$の遺伝子異常があったというものもある [4].

・このようにFSGSと診断されていても一次性ではないことがあるため，紹介状に記載されている病名をうのみにするのではなく，その診断が正しいか確認すべきである.可能であれば移植前に腎臓内科医が確認するのが望ましいと思われる.また移植前に評価する腎臓内科医の立場であれば，FSGSの場合，本当に一次性FSGSかどうかしっかりと判断すべきである.

4. 一次性FSGSの場合

　予防的に血漿交換をするかどうかについては，各施設によって様々であると思われる.また行うにしても全例行うのか，一部のハイリスク症例のみに行うのかも施設ごとであろう.

5. FSGSの再発のリスク因子

①再発で移植腎を喪失した二次移植例，②子供，③末期腎不全への進行が早い，④腎組織でメサンギウム増殖を認める，⑤生体腎移植，⑥白人，⑦高齢ドナーが挙げられている[5]．特にFSGSの再発で移植腎を喪失した場合は二次移植を行っても再発は必発であるため，なんらかの対応は考える必要がある．ただエビデンスは不足しているため，症例ごとに判断する必要がある．

提示症例への対応

以前の腎生検も一次性FSGSで矛盾なく，家族に腎疾患を認めず，原因となるような薬剤もなかった．経過もネフローゼでステロイドなどの免疫抑制療法に対し，効果はあるものの再発を繰り返すなどの経過から一次性FSGSと判断した．当院のプロトコルに従い，術前に血漿交換を行い，その後腎移植を行った．

参考文献

1）Kidney Disease: Improving Global Outcomes（KDIGO）Transplant Work Group: KDIGO clinical practice guideline for the care of kidney transplant recipients. Am J Transplant 9: S1-S157, 2009.
2）近本裕子，他：巣状分節性糸球体硬化症（FSGS）の腎移植―血漿交換療法（PE）と薬物治療とのコンビネーション―．日アフェレシス会誌 34：48-52, 2015.
3）D'Agati VD, et al: Focal Segmental Glomerulosclerosis. N Engl J Med 365: 2398-2411, 2011.
4）Malone AF, et al: Rare hereditary COL4A3/COL4A4 variants may be mistaken for familial focal segmental glomerulosclerosis. Kidney Int 86: 1253-1259, 2014.
5）Ponticelli C: Recurrence of focal segmental glomerular sclerosis（FSGS）after renal transplantation. Nephrol Dial Transplant 25: 25-31, 2010.

コンサルト
40 再発性 IgA 腎症の予防と治療に口蓋扁桃摘出術は有効なのか

40 歳, 生体腎移植後 3 年の患者. 24 歳の時に IgA 腎症と診断されステロイド薬治療を行ったが, 34 歳時に血液透析導入となった. 37 歳の時に生体腎移植を受け, 移植後は順調だったが, 最近蛋白尿, 血尿が出現したため腎生検を施行したところ, IgA 腎症の再発と診断された. この症例に口蓋扁桃摘出術は有効だろうか? また腎移植前に口蓋扁桃摘出術を行うべきであっただろうか.

回答 現時点では IgA 腎症の治療に単独の口蓋扁桃摘出術が有効かは議論のあるところで, 再発性 IgA 腎症に対して治療選択肢の一つとして検討してもよいが, 有効性を示したエビデンスは乏しい. また予防についてはさらにエビデンスがなく, またどのような集団に有用かもわかっておらず, 慎重に考えるべきである.

■判断のよりどころ

1. IgA 腎症に対する口蓋扁桃摘出術

1980 年代より本邦で行われており, 口蓋扁桃摘出術単独の短期尿蛋白減少効果が報告されてきた. その後 2000 年代からステロイドパルス療法との併用で多くの施設で行われるようになってきた.

・エビデンスレベルは不十分ながら, 2014 年に日本腎臓学会より発表された「エビデンスに基づく IgA 腎症診療ガイドライン 2014」では[1), 「口蓋扁桃摘出術 + ステロイドパルス療法は推奨されるか」と「口蓋扁桃摘出術（単独）は推奨されるか」という 2 つのクリニカルクエスチョンに対し, どちらも尿所見の改善や腎機能障害の進行を抑制する可能性があり, 治療選択肢として検討してもよいとなっている. ただし, 推奨グレードは C1〔科学的根拠はない（あるいは弱い）が, 行うように

40 再発性 IgA 腎症の予防と治療に口蓋扁桃摘出術は有効なのか　207

表1　再発性IgA腎症に対する扁桃摘出術

報告者	症例数	パルス	結果
【治療】			
剣木	扁摘あり：16	なし	尿蛋白の改善
	扁摘なし：12		
土井	5	4人施行	尿所見の改善
倉田	13	1人施行	尿蛋白，血清 Cr の改善
Koshino	7	なし	尿所見，組織学的所見の改善
Hotta	15	8人施行	尿蛋白，組織学的所見の改善
【予防】			
廣吉	7	不明	組織学的再発なし
Sato	扁摘あり：28	不明	両群差がない
	扁摘なし：50		

(中井健太郎ら，2014) [4]

勧められる〕である.

・理由としては，扁桃摘出術の有効性が検討されている研究において，有効と無効という結果があり，研究のほとんどが後ろ向きの観察研究で，症例数も多くないため交絡因子の調整などが不十分であるということが挙げられる.

・現時点ではほぼ唯一と思われるランダム化比較試験が2014年に発表され，尿蛋白の減少率がステロイドパルス単独群に比べ，ステロイドパルス＋口蓋扁桃摘出群の方が大きかったという結果は出たが，尿所見の正常化率は変わらないという結果であった [2]．観察期間も短く症例数も少ないなど様々な問題も抱えており，この研究だけでは口蓋扁桃摘出術が有効なのかそれとも無効なのかの結論を示すことはできていない

・2012年に国際的な組織である KDIGO が出したガイドラインでは [3] 口蓋扁桃摘出術はエビデンスが不十分であり，IgA 腎症の治療としては推奨しないとされている.

2. 移植後の再発性 IgA 腎症の予防や治療に関するエビデンス

さらに少なく，今のところ比較的少数例の観察研究のみであると思われ（表1）[4]，有効性を評価するには不十分である．問題は，腎移植後は口蓋扁桃摘出術をステロイドパルス療法と共に実施するのか，単独で実施するのか一定の方針がないことである．また，予防に関しても，単に口蓋扁桃摘出術を行うのか，口蓋扁桃摘出術をステロイドパルス療法と共に実施するのか，明確な考えが定まっていない点で問題がある.

再発性腎炎の予防と治療

ステロイドパルス療法，それに続く経口ステロイド療法を実施する意義は，術後の遺残口蓋扁桃あるいは，その他の消化管リンパ組織からの IgA 産生を抑制する目的も含まれている．

3. 口蓋扁桃摘出術に伴う合併症

口蓋扁桃摘出術そのものはリスクの高い手術ではなく合併症は少ない．ただしゼロではなく，術後の創部からの出血や疼痛，創部の感染，味覚障害，声の変化，のどの違和感などが生じることがあるといわれている．場合によっては輸血が必要な出血となったり，味覚障害や声の変化，違和感などは持続したりすることもある．また極めて稀であるが，出血や全身麻酔などに伴う死亡例も報告されている．

■実際の対応 ……………………………………………………………………………

1. IgA 腎症の患者に対し口蓋扁桃摘出術を行うべきかどうか

非常に難しい問題である．筆者個人の意見であるが，おそらく腎臓内科医の中でもその適応についてばらつきが大きいのではないかと思われる．口蓋扁桃摘出で尿所見が改善するといった効果を感じる症例がある一方，全身麻酔下での手術でありその侵襲を考えると有効性の証明が不十分な治療に踏み切りにくいということもある．

このあたりの判断は決まったものはないため，尿所見や腎機能，腎組織などから腎予後を推測し，現在の年齢や手術のリスクなどから各主治医が総合的に判断し，また患者にもしっかり説明して患者とともに方針を決める．IgA 腎症に対する治療経験が少ないのであれば，IgA 腎症に対する経験豊富な信頼できる医師に相談するもの一つの方法であろう．

2. 原発性の IgA 腎症に対し口蓋扁桃摘出術を行う場合

ステロイドパルス療法も一緒に行われることが多い．腎移植後の場合，すでに免疫抑制療法が行われており腎移植患者で口蓋扁桃摘出術のみで尿蛋白などが改善したという報告もあるため，腎移植後でない IgA 腎症と同様にステロイドパルス療法を行う必要がないという意見もある．

しかし移植でない IgA 腎症患者において，観察研究ではあるが，経口ステロイドよりステロイドパルス療法の方が有効であったという報告もあり[5]，内服ではなくパルスが有用である可能性もある．移植後でも，ステロイドパルス療法をどうす

るかについて一度考える必要があると思われる.

提示症例への対応

　尿蛋白はクレアチニン補正で 2 g/gCr，血清 Cr 値は 1.0 mg/dL であった．口蓋扁桃摘出術について説明し，患者が希望したため，口蓋扁桃摘出術を行い，その後ステロイドパルス療法を行った．

参考文献

1) 日本腎臓学会：エビデンスに基づく IgA 腎症診療ガイドライン 2014, 2014.
2) Kawamura T, et al: A multicenter randomized controlled trial of tonsillectomy combined with steroid pulse therapy in patients with immunoglobulin A nephropathy. Nephrol Dial Transplant 29: 1546-1553, 2014.
3) Kidney Disease: Improving Global Outcomes (KDIGO) Transplant Work Group: KDIGO clinical practice guideline for the care of kidney transplant recipients. Am J Transplant 9: S1-S157, 2009.
4) 中井健太郎, 他：IgA 腎症. 腎と透析 76 増刊：636-638, 2014.
5) Katafuchi R, et al: The improvement of renal survival with steroid pulse therapy in IgA nephropathy. Nephrol Dial Transplant 23: 3915-3920, 2008.

感染症

C型肝炎感染者の移植は可能か

63歳，透析患者の男性．61歳の妻から生体腎移植後希望している．透析歴3年で，透析導入時にHCV抗体陽性と判明したが，今までにインターフェロン等のHCVに対する治療歴はない．CT画像は，肝癌や肝硬変は否定されており慢性肝炎の所見である．採血からは血小板低下なく，凝固系も問題ない．腎移植候補者として，腎移植は可能か．

回答　まずはHCV RNAを検査する．陰性であればそのまま移植可能である．陽性であっても腎移植可能である．しかし，生体腎移植の場合は，まずは移植を延期してHCVの治療をすべきである．

■判断のよりどころ

　免疫抑制薬は，移植後のHCVのウイルス複製を加速させる．HCV感染レシピエントは，HCV非感染レシピエントに比べて，死亡，腎喪失が多い[1]．死亡は，心血管疾患，敗血症，肝疾患によるものである．また，HCV感染レシピエントは，HCV非感染レシピエントに比べて，HCV関連腎炎や糖尿病発症が多い．

1. 2010年以前

　インターフェロンをベースとした時代の治療レジメンを示す[2]（図1）．
　インターフェロンにより，拒絶反応が惹起され腎喪失が増えるため，腎移植前にHCV治療をする必要があった．しかし，非CKD患者であっても，genotype1に対するペグインターフェロン＋リバビリン治療により，治療後6ヵ月でRNA消失（SVR; sustained virological response）するのは40〜50%と低く，さらに透析患者では33〜39%のSVRしかなく，治療の副作用からドロップアウトする割合も多かった．インターフェロン治療終了後28日以降でないと腎移植することができない．

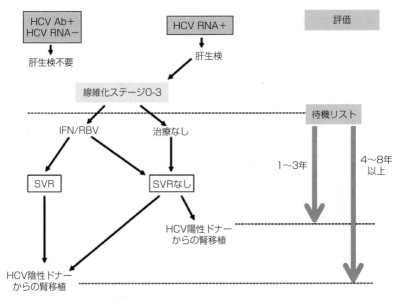

図1 インターフェロンをベースとした時代の抗HCV治療
(Sawinskiら, 2015)[2]

献腎移植待機中に治療する時は，待機をいったんインアクティブとしなければならず，予定して治療できる生体腎移植と違い，移植を受けるチャンスを奪うことにもなっていた．SVR を達成できなくても腎移植にすることにより生命予後は改善するため[3]，HCV 陽性のまま腎移植をしたレシピエントは多く，HCV 陽性透析患者の1％のみが抗 HCV 治療を受けているだけであった．2010 年までは，ペグインターフェロン＋リバビリン治療しかなかった．

2．2011 年以降

　HCV 培養が出来るようになったことにより，2011 年から direct-acting antiviral agents（DAAs）が登場した．HCV 治療は，ペグインターフェロン＋リバビリン＋DAAs のインターフェロン節約レジメンになり，HCV 治療は一変した[4]．

3. 2014年以降

2014年からインターフェロンを使わないDAAsのみの治療が始まり，2015年にはガイドラインとして治療レジメンになった（図2，3）.

初回治療である非CKD患者のSVRは，90〜95％となった．治療の副作用からドロップアウトする割合が少なくなり，治療期間も短くなった．腎移植候補者や腎移植レシピエントも，DAAsをベースとした治療レジメンの恩恵を受けことができるようになった．内服薬であるため頻回に注射に受診しなくてよく，インターフェロンフリーのため，拒絶反応惹起のリスクもなく，腎移植後の治療が可能となっ

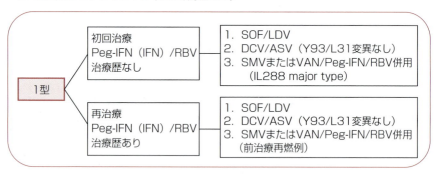

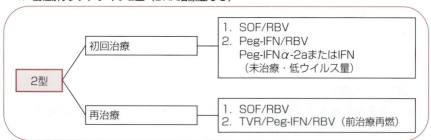

Peg-IFN：ペグインターフェロン，RBV：リバビリン，SOF：ソホスブビル，LDV：レジパスビル，ASV：アスナプレビル，SMV：シメプレビル，VAN：バニプレビル，TVR：テラプレビル

図2　DAAs初回治療

（日本肝臓学会：C型肝炎治療ガイドライン，第4版，2015）[5]

た．しかし，カルシニューリン阻害薬との相互作用は注意すべき点である．治療コストが高いのも問題になるかもしれない．

　生体腎移植であれば，SVR を確認後に移植を予定する．献腎移植候補者であっても，DAAs ベースの治療レジメンでは，治療期間が短く，治療中も待機をインアクティブにする必要がない．欧米では，治療せず HCV RNA 陽性のままにして，待機年数が短くなる HCV RNA 陽性ドナーから献腎移植をして，その後に DAAs にて HCV 治療をすることもされている[2]（図4）．

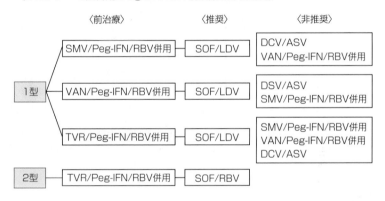

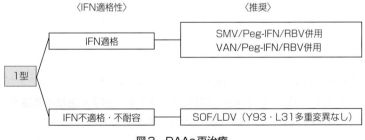

図3　DAAs再治療

(日本肝臓学会：C型肝炎治療ガイドライン，第4版，2015)[5]

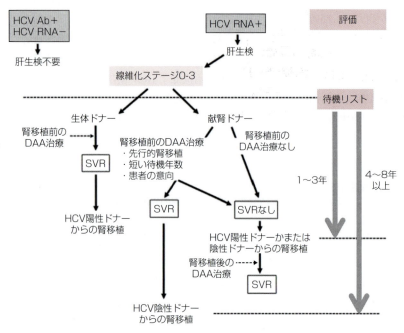

図4　DAAsをベースとした抗HCV治療

(Sawinskiら, 2015) [2]

■実際の対応

　移植後の免疫抑制薬によりHCVのウイルス複製は加速し，HCV感染レシピエントは，HCV非感染レシピエントに比べて，死亡，腎喪失が多いということを腎臓内科医や透析医がきちんと理解すべきであろう．腎移植希望患者が，移植施設紹介前に治療されていることが理想である．

1. 移植施設紹介時に，HCV RNA 陽性に対して治療がされていないことが判明した場合，生体腎，献腎移植候補者に関わらず，HCVに対する治療を考慮する．

　HCVは7個のgenotypeがあり，そのうちの6つが研究されている．北米やヨーロッパでは1aが多い．本邦ではインターフェロンが効きにくい1bが70～85％とほとんどで，2aが10～15％，2bが5％である．使用するDAAsもそれぞれ違う [2]．

genotype が欧米と違うこと，使用可能な DAAs が本邦と少し違うこと，CNI との相互作用を考慮し，腎機能により補正をすれば使用可能な DAAs が，本邦では禁忌となり使用できないことの 3 つは，本邦で HCV RNA 陽性患者の腎移植を予定する時に，頭に置いておくべきであろう[2]．

① genotype 1 に対して

日本肝臓学会は，インターフェロンを使用できない患者には，ダクラタスビル（ダクルインザ®）/アスナプレビル（スンベプラ®）併用のインターフェロンフリー療法（初回治療の非 CKD 患者では，SVR 89.1％），遺伝子変異があればソホスブビル（ソバルディ®）/レジパスビル（ハーボニー®）（本邦では 2015 年 7 月に承認），インターフェロンを使用できる患者には，シメプレビル（ソブリアード®）＋ペグインターフェロン＋リバビリン併用か，バニプレビル（バニヘップ®）＋ペグインターフェロン＋リバビリン併用のインターフェロン節約療法を推奨している[5]（図3）．

・リバビリンは Ccr 50 mL/分以下の患者には禁忌である．

・ソホスブビルも eGFR 30 mL/分/1.73 m^2 より低い患者の使用は禁忌である．そのため，移植前の治療はダクラタスビル/アスナプレビル併用のインターフェロンフリー療法に限られる（HCV RNA 5.0 ログコピー/mL 未満の低ウイルスであればペグインターフェロン単独療法も可能）

・ダクラタスビルは CNI との相互作用がないため，レシピエントにも使用することができるが，アスナプレビルはシクロスポリン（CYA）使用レシピエントには禁忌である．

・バニプレビルも CYA 使用レシピエントには禁忌である．

・アスナプレビルやバニプレビルの CYP 代謝に対する影響は小さい．

・CYA は OATP（有機アニオン輸送ポリペプチド）1B1 を阻害するため，アスナプレビルやバニプレビルの肝臓への取り込みが減少し，HCV 治療効果が減弱するためである．

移植後はインターフェロン使用しにくいため，HCV genotype 1 を有するレシピエントに対しては，①プログラフ（TAC）かグラセプター（GFK）で腎移植を施行するか，移植後に CYA から TAC または GFK へのコンバージョンを予定して，ダクラタスビル/アスナプレビルによる HCV 治療を考える．②または，CNI はどちらでも構わないソホスブビル/レジパスビルによる治療を考える．

② genotype 2 に対して

日本肝臓学会は，インターフェロンを使用できない患者には，ソホスブビル（ソバルディ®）/リバビリン併用のインターフェロンフリー療法（初回治療の非CKD患者では，SVR 98％），インターフェロンを使用できる患者には，HCV RNA 5.0 ログコピー/mL 以上の高ウイルスでペグインターフェロン＋リバビリン，5.0 ログコピー/mL 未満の低ウイルスでペグインターフェロン単独療法を推奨している．

・ソホスブビルは eGFR 30 mL/分/1.73 m^2 より低い患者の使用は禁忌である．

・リバビリンも Ccr 50 mL/分以下の患者には禁忌である．そのため本邦では，移植前のインターフェロンフリー療法は現実的には難しい（低ウイルスであればペグインターフェロン単独療法も可能）[5]．

・ソホスブビルは CNI と相互作用がないため，レシピエントにも使用することができる．腎移植を先行させて，移植後にインターフェロンフリー療法をせざるを得ない．

③本邦での genotype 1 と 2 に対する初回治療と，初回治療不成功時の治療レジメンを示す（図 2，3）．

初回治療に失敗した状態で，腎移植を希望する可能性があるが，その時の治療は難しい．肝臓内科を密に相談しながら治療を進めていく．これは 2015 年 9 月時点のガイドラインである．抗 HCV 薬はどんどん新しいものが出てきている．近い将来にまたガイドラインは改正されるであろう．

2. DAAs によりウイルス排除ができない場合

肝病変進展予防あるいは肝発がん予防を目指してウルソデオキシコール酸や強力ネオミノファーゲンシー® で肝庇護療法を行う．C型慢性肝炎で肝庇護療法の適応になるのは，AST，ALT 値が異常を示す時である．

3. インターフェロンフリーの DAAs によって SVR が得られた場合

インターフェロンによる SVR と同程度の肝発癌抑制効果が得られるかどうかについて，現時点でエビデンスがない．SVR から 5〜10 年経過するまでは，肝臓エコーや腫瘍マーカーによる肝がんのスクリーニングの継続が必要である．高発がんリスクである高齢かつ線維化を有する患者では特に注意が必要である[5]．

提示症例への対応

　HCV RNA 陽性で genotype 1 と判明した．HCV RNA は 6.7 ログコピー /mL であった．遺伝子検査にて変異遺伝子を認めなかったため，ダクラタスビル / アスナプレビル併用のインターフェロンフリー療法を開始した．SVR を確認した後に，妻から生体腎移植を施行した．

参考文献

1) Roth D, Gaynor JJ, Reddy KR, et al: Effect of kidney transplantation on outcomes among patients with hepatitis C. J Am Soc Nephrol 22: 1152-60, 2011.
2) Sawinski D, Bloom RD: Novel Hepatitis C Treatment and the Impact on Kidney Transplantation. Transplantation 99:2458-66, 2015.
3) Bloom RD, Sayer G, Fa K, et al: Outcome of hepatitis C virus-infected kidney transplant candidates who remain on the waiting list. Am J Transplant 5: 139-44, 2005.
4) Liang TJ, Ghany MG: Current and future therapies for hepatitis C virus infection. N Engl J Med 368: 1907-17, 2013.
5) 日本肝臓学会：C 型肝炎治療ガイドライン（第 4 版），2015，
　https://www.jsh.or.jp/files/uploads/HCV_GL_ver4_Sept01_final.pdf.

| コンサルト 42 | B 型肝炎キャリアの移植は可能か |

2 型糖尿病からの透析歴 2 年の 42 歳，女性．44 歳の夫から血液型適合生体腎移植を希望している．BMI 27 で 20 年の糖尿病歴があり，糖尿病治療開始時に HBV キャリアと判明したが，今までにインターフェロン等の HBV に対する治療歴はない．初診時採血にて s 抗原陽性，e 抗原陽性，e 抗体陰性，HBV DNA 9.3 ログコピー /mL，genotype C であった．母親が HBV キャリアであったことから，出生時の垂直感染により HBV キャリアとなり，現在も e 抗原セロコンバージョン前の高ウイルス状態と推測された．肝生検はしていないが，AST/ALT は 30U/L 以下であった．CT 画像でも肝癌や肝硬変は否定されている．腎移植候補者として，腎移植は可能か？

回答 s 抗原陽性，s 抗原陰性（オカルト HBV）にかかわらず，術前 HBV キャリアであっても，最近の抗ウイルス療法の進歩により長期予後は良好であり，そのまま腎移植可能である．
s 抗原陽性キャリアに対する腎移植後は，ウイルス複製増加による肝線維化を抑えるため，移植後の抗ウイルス療法が必要である．肝臓内科と協力しながら，術後の定期的なフォローをしていく．

■判断のよりどころ

腎移植を予定する患者で HBV 感染が問題となるのは，本邦ではまだ多数を占める出生時の垂直感染にて s 抗原陽性 HBV キャリアとなった患者が CKD となった時，成人急性肝炎後のオカルト HBV となった患者が CKD 患者となった時，透析導入後に HBV 感染により，s 抗原キャリアやセロコンバージョンしてオカルト HBV になった時などである．

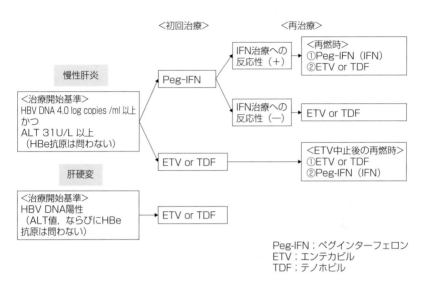

図1 抗ウイルス療法の基本方針
(B型肝炎治療ガイドライン, 2015)[1]

1. s抗原陽性キャリア

　HBV持続感染者に対する抗ウイルス療法の治療目標は、肝炎の活動性と肝線維化進展の抑制による慢性肝不全の回避ならびに肝細胞癌発生の抑止、およびそれらによる生命予後ならびにQOLの改善である。この治療目標を達成するために最も有用なsurrogate markerはHBs抗原であり、抗ウイルス療法の長期目標はHBs抗原消失である。RNAウイルスであるHCVと違い、DNAウイルスであるHBVは治療により体内から排除することができない。本邦のガイドラインを示す（図1）[1]。

　HBe抗原陽性の無症候性キャリアは治療対象にはならない。HBe抗原陽性慢性肝炎の治療対象は、HBV DNA 4.0ログコピー/mL以上、かつALT 31 U/L以上の症例である。

・免疫抑制薬は、移植後のHBVのウイルス複製を加速させる。以前は、HBs抗原陽性レシピエントは、HBs抗原陰性レシピエントに比べて、死亡と移植腎喪失のリスクが高かった。しかし、最近の免疫抑制療法と抗ウイルス療法を反映した2001～2007年までのデータからは、肝不全が増加するものの患者生存と腎生着は変わりない[2]（図2, 3）。そのため、HBVキャリアのCKD患者であっても、生命

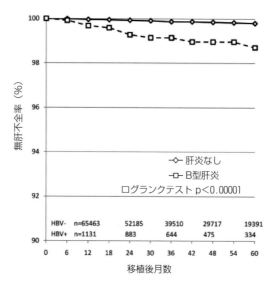

図2 HBs抗原陽性と陰性レシピエントの肝不全の比較
(Reddyら，2011)[2]

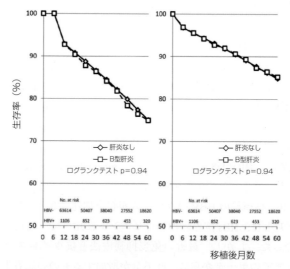

図3 HBs抗原陽性と陰性レシピエントの腎喪失と患者死亡の比較
(Reddyら，2011)[2]

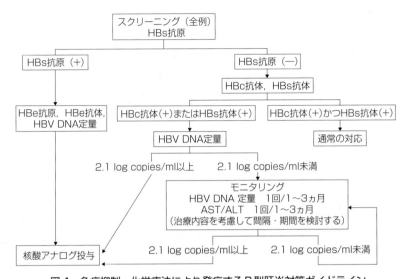

図4　免疫抑制・化学療法により発症するB型肝炎対策ガイドライン
(日本肝臓学会：B型肝炎治療ガイドライン，第2.1版，2015)[1]

予後を考えれば透析より腎移植を選択すべきであろう．なお，ABO不適合やDSA（抗ドナー抗体）陽性腎移植の前処置としてのリツキシマブは禁忌である．脾摘が必要である．

・HBVキャリアに対して抗ウイルス療法を開始する至適時期に関するデータはほとんどない．しかし，腎移植直後は免疫抑制薬が多いことから，移植時から治療を開始すべきである．ラミブジン（ゼフィックス®）は長期使用による耐性が問題であり，現在ではエンテカビル（バラクルード®）を移植腎機能に合わせて使用する．エンテカビルにてウイルス量がコントロールできないときは，2014年から使用できるようになったテノホビル（テノゼット®）を併用する[1]．

・術後のモニターはきちんとする必要がある．抗ウイルス療法中のレシピエントは肝機能とHBV-PCRを3～6ヵ月毎にフォローする[3]．PIVKA-2やAFPの癌マーカーや半年ごとの腹部超音波も必要である．拒絶などで免疫抑制療法を強化する時は注意が必要である．また，術後に血液疾患などの合併時にリツキシマブを使用せざるを得ないときには注意が必要である（図4）．

2．s抗原陰性キャリア（オカルトHBV）

　最近の免疫抑制療法の強化は，今まで軽視されていたオカルトHBVからの再燃も注意する必要がある．術前にHBc抗体をチェックすることにより，オカルトHBV患者を把握しておくことが重要である．

・現在の腎移植後免疫抑制薬において，オカルトHBVからの術後の再燃は5％以下である[4]．またABO不適合やDSA陽性腎移植の時に使用されるリツキシマブ使用によりオカルトHBVレシピエントからの肝炎発症，肝不全，劇症肝炎も報告されている[5]．HBVワクチンが定期接種になっていなかった本邦（2016年10月から定期接種）では，CKD患者がオカルトHBVである割合は欧米に比べてかなり多いため注意が必要である．オカルトHBVであるレシピエントの術後フォローに関して，

　①HBc抗体のみ（HBs抗体消失）や免疫抑制強化時は予防投与．

　②HBU-PCRが陽性から増加した時にHBV-PCRをモニターして，抗ウイルス療法開始

　③HBs抗体のみを移植を1年間モニターする．

などと言われているが，理想的なアプローチに関するデータは今のところなく，予防投与も奨励されていない[3]．実際は，移植後再燃が起こりやすい2〜6ヵ月に再燃することが多い．

・肝機能が動けば，s抗原とHBV-PCRとチェックすることはもちろんであるが，当院では移植後6ヵ月でHBV-PCRをチェックすることにしている．s抗原陽性キャリアと違い，術後から抗ウイルス療法は通常しない．そのため，対応が遅れると肝不全や劇症化することがあることを頭に置いておくべきであろう．

■実際の対応

　移植腎が機能している限り，免疫抑制薬を生涯服用しないといけない腎移植後は，抗ウイルス薬が耐性を獲得した時は，いつでも再活性化のリスクがある．今のところエンテカビルに対する耐性はほとんど報告されていないが，今後の耐性を考えて，当院ではHBV DNA 4.0ログコピー/mL以上となったらエンテカビルを開始している．HBV DNA 4.0ログコピー/mL以上は肝硬変と肝細胞癌の危険因子である．

・当院では，s抗原陽性キャリアでも抗ウイルス療法なしの患者がいるため，HBU-PCRとAST/ALTを移植後1ヵ月毎にチェックすることにしている．当院ではいっ

たん始めたエンテカビルは，生涯内服としている．

・HBe 抗原がセロコンバージョンしていないレシピエント候補者に対しては，移植時の免疫抑制薬により感染の増悪，進行性肝疾患，肝細胞癌発生がさらに加速する可能性がある．当院では，術前にエンテカビルを数ヵ月開始して，ウイルス量低下を確認してから腎移植を施行している．

提示症例への対応

　術前にe抗原がセロコンバージョンしていない高ウイルス量であったため，移植6ヵ月前からエンテカビルを腎機能調整して開始した．ウイルス量が HBV DNA 9.3 ログコピー /mL から 4.9 ログコピー /mL へ下降したのを確認してから移植を行った．

　移植後は移植腎機能でエンテカビルの投与量を再調整した．術後も肝機能障害，肝不全，劇症化，肝癌発症なく経過した．4 ログコピー /mL 台で安定していたウイルス量は，術後 25 ヵ月で 5 ログコピー /mL を超えるようになってきた．術後30 ヵ月で 7.95 ログコピー /mL である．今後は，エンテカビル＋テノホビル（テノゼット®）併用も考慮して HBV DNA 4.0 ログコピー /mL 未満を目指す予定である．

参考文献

1) 日本肝臓学会．B 型肝炎治療ガイドライン（第 2.1 版），2015/5. https://www.jsh.or.jp/files/uploads/HBV_GL_ver2.1_May11.pdf.

2) Reddy PN, Sampaio MS, Kuo HT, et al: Impact of pre-existing hepatitis B infection on the outcomes of kidney transplant recipients in the United States. Clin J Am Soc Nephrol 6: 1481-7, 2011.

3) Levitsky J, Doucette K: Viral hepatitis in solid organ transplantation. Am J Transplant 13 （Suppl）4: 147-68, 2013.

4) Knoll A, Pietrzyk M, Loss M, et al: Solid-organ transplantation in HBsAg-negative patients with antibodies to HBV core antigen: low risk of HBV reactivation. Transplantation 79: 1631-3, 2005.

5) Sera T, Hiasa Y, Michitaka K, et al: Anti-HBs-positive liver failure due to hepatitis B virus reactivation induced by rituximab. Intern Med 45: 721-4, 2006.

コンサルト
43

移植前後での予防接種はどのようにすればいいのか

32歳, 女性. 10年前に母から先行的腎移植している. 移植前の水痘帯状疱疹 IgG 抗体は陰性, HBs 抗体陰性であった. HBV ワクチン接種歴はない. HB ワクチンを2回接種して抗体獲得したため, 移植2ヵ月前に3回目を接種して HBs 抗体価は 120 mIU/mL となった. また移植2ヵ月前に水痘ワクチン接種をした. 水痘ワクチン接種後の抗体価は測定していない. 移植後順調に経過して, 26歳で結婚した. 夫は HB キャリアであった. まずやるべきことは?
その後29歳で妊娠出産し, 現在3歳になる息子がいる. その息子が保育園で水痘に罹患した. どのように対応したらよいか電話があった.

回答 　不活化ワクチンは移植前後ともに接種できる. 移植前の不活化ワクチンは, 移植の2週間までに済ませておく[1]. 移植後の生ワクチンは禁忌である. 免疫抑制療法開始の4週前までに済ませておく[1].

■判断のよりどころ

1. 移植前準備

　ワクチンで罹患や重症化を抑えることができる疾患に関しては, 移植前に積極的に接種すべきである. 本邦で接種可能なワクチンを示す (図1). 水痘ワクチンは 2014年10月から定期接種となった.

①生ワクチン

　移植後の生ワクチンは禁忌であるため, 抗体価をチェックして抗体が未獲得, または腎不全下で抗体価が低くなっているものに対しては移植前にワクチンを接種する.

　生ワクチンは免疫抑制療法開始の4週前までに済ませておかなければいけな

定期接種	任意接種	トラベルワクチン
四種混合 三種混合＋不活化ポリオ ヒブ 小児用13価肺炎球菌 HPV 日本脳炎	インフルエンザウイルス B型肝炎	A型肝炎 コレラ 狂犬病
MR 水痘 BCG	流行性耳下腺炎 ロタウイルス	黄熱 天然痘

三種混合（DTP）；ジフテリア，破傷風，百日咳　　　　　　HPV；ヒトパピローマウイルス
四種混合（DTP-IPV）；ジフテリア，破傷風，百日咳，不活化ポリオ　　MR；麻疹風疹混合
ヒブ；インフルエンザ菌b型

図1　本邦で接種可能なワクチン（2015/10/1現在）

い[1]．最近の先行的腎移植の増加によりワクチン接種に使える時間は少なくなってきている．異なる接種部位であれば，複数ワクチンの同時接種は可能である．

② HBV ワクチン

ほとんどの国においてユニバーサルワクチンとなっている HBV ワクチンは，ようやく 2016 年度中に定期接種になる予定である．来年度以降の新生児は，将来 HBV 抗体を獲得している可能が高いが，現段階での腎移植希望者は，医療関係者以外ほとんどワクチネーションされていない．移植後の新規 HBV 感染は，免疫抑制薬によりセロコンバージョンが期待できなく，ほぼ100％が s 抗原陽性キャリアーになってしまうことが問題である[2]．

HBV 感染の生存率に対する影響は，透析患者では小さいが，腎移植後は，ウイルス複製亢進による進行性肝疾患のリスクが増加する．ワクチンが唯一の予防方法であるが，HBV ワクチンは，腎機能が悪化すると抗体獲得率が極端に悪くなるワクチンである[3]（図2）．

不活化ワクチンであるため，移植後も接種可能であるが，移植後の抗体獲得率はさらに低下する．よって，移植希望の腎不全患者や移植後 HBV 感染を防ぐためにも，CKD ステージ早期からの積極的なワクチン接種が必要である．腎移植後は 10 mIU/mL 未満で追加接種し，抗体値を 100 mIU/mL 以上に上昇させることが推奨されている[4]．

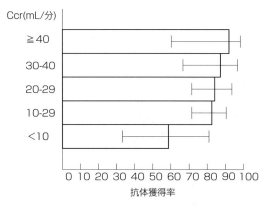

図2 腎機能とB型肝炎ワクチンの抗体獲得率
(DaRozaら, 2003)[3]

③肺炎球菌ワクチン

 小児に対して定期接種となっている13価肺炎球菌結合型ワクチン（PCV13）であるが，成人には今まで23価肺炎球菌莢膜多糖体ワクチン（PPSV23）接種が推奨されていた．2012年にACIP（米国予防接種諮問委員会）は，成人腎移植レシピエントの侵襲性肺炎球菌感染症を抑えるために，今まで推奨していたPPSV23に代わって，PCV13を推奨している[5]．

 5年おきのPPSV23接種をしていた患者は，このガイドラインの変更に伴い，PPSV23接種から1年以上経過した時にPCV13を接種する．その後，8週以上経過した時にPPSV23接種し，以降は5年おきにPPSV23接種する．今後新規の腎移植予定患者に対しては，PCV13から接種開始するべきであろう[5]．

2．移植後

 小児領域では移植後の生ワクチン接種可能とする報告もあるが，ワクチン株が播種する心配から，成人では移植後の生ワクチンは禁忌であることが原則である[1]．そのため，不活化ワクチンを接種していくことになる．免疫抑制薬が維持量となる移植後3〜6ヵ月に接種するのが一般的である．インフルエンザワクチンだけは移植後1ヵ月で接種可能である[1]．

 レシピエントへ接種をすることに加えて，家族へのワクチン接種をすすめることも重要である．毎年のインフルエンザワクチンはもちろん，風疹や麻疹が流行した

本邦において，生ワクチンが接種できないレシピエントを守るためにも，風疹や麻疹抗体を持っていない家族への接種は是非とも必要である．家族が生ワクチンを接種した後は，そこからの感染にも気を付ける必要がある．

生ワクチンを受けた人から周りの人へのワクチン株の伝播は，経口ポリオを除いてほとんどない．生ワクチンであった経口ポリオは，現在は不活化ワクチンとなったために心配がいらない．また，移植後2ヵ月以内のレシピエントは，ロタウイルスワクチン接種から4週間以内の乳幼児のオムツを扱うのを避ける必要がある[1]．

3. 暴露時の対応

一番の問題は，水痘への暴露である．明らかな暴露とは，家族内の接触や，室内で遊び友達などとの面と向かっての持続性接触（外来），2から4ベッド以内の同室，感染したスタッフや患者との面と向かった接触，感染していると考えられる訪問者との面会（入院）である．

術前にヘルペス・ゾスターウイルス（VZV）IgG を獲得したレシピエントが水痘に暴露した時の対策は必要ではない．

移植前に抗体獲得できなかった時は，暴露後の予防投与を考える．暴露から10日以内に，感染の程度は抑えるために VZV 高抗体価のグロブリン製剤を使用するのが良い．しかし，本邦には VZV 高抗体価のグロブリン製剤はないため，バラシクロビル（バルトレックス®）の予防内服を明らかな暴露から3日目から22日目まで行う．

■ 実際の対応 ·······

・移植希望者には初診時に，水痘，麻疹，風疹，おたふくの IgG 抗体を測定する．陰性であれば免疫抑制薬開始まで4週間を確認した後にワクチン接種を行う．
・肺炎球菌ワクチンは，移植前に PCV13 か PPSV23 をいつ接種したか確認する．接種歴がないなら，移植まで2週間を確認した後に，PCV13 を接種．インフルエンザワクチンを除いて，待つことができる不活化ワクチンは免疫抑制薬が維持量となる移植後3〜6ヵ月に接種するのが一般的であるため，PCV13 接種後8週ではなく，移植後6ヵ月後に PPSV23 を接種している．
・以降は5年おきに PPSV23 接種する．PPSV23 を1年以内に接種している腎移植希望患者に対しては，PPSV23 接種から1年以上経過した時に PCV13 を接種する．接種予定日が移植6ヵ月以内であれば，6ヵ月時に接種している．その後は移植後

8ヵ月でPPSV23を接種する．以降は5年おきにPPSV23接種する．

・残念なことであるが，本邦の腎移植希望患者が，HBVワクチンにより抗体獲得した状態で受診することはほとんどない．

・ビームゲン®10μを1ヵ月間隔で2回接種する．皮下注より筋注（三角筋）で抗体獲得率が高い．この2回の接種は抗体を獲得する目的である．抗体を獲得していないときに6ヵ月目の3回目の接種をする意味はない．現実的には，移植希望の腎不全状態でのHBs抗体獲得はかなり難しい．

・当院では，ビームゲン®10μを1ヵ月間隔で2回接種しても抗体が獲得できない時は，2回目から1ヵ月おいてビームゲン®20μを接種する．これで抗体獲得できなければ，これ以上のHBVワクチネーションを断念している．

・外国籍の腎移植希望患者は，ほとんどHBVワクチンを獲得している．本邦以外のほとんどの国では，新生児にユニバーサルワクチンとして接種している結果である．HBVワクチンは腎機能正常時に接種すれば95％以上で抗体獲得できる．

・すべての腎臓内科医はこの知識を持ち，移植の希望の有無に関わらず，CKD早期にCKD患者全員にHBVワクチン接種をすべきである．腎移植希望が出た時の接種では間に合わないことも多い．

・移植前に抗体獲得したレシピエントに対しては，移植後6ヵ月にHBs抗体値を測定して，10 mIU/mL未満であれば追加接種している．

提示症例への対応

　移植前に120 mIU/mLであったHBs抗体価は，結婚時に32 mIU/mLへ低下していた．HBワクチン再接種して，HBs抗体価100 mIU/mL以上を確認して性交渉を許可した．

　水痘ワクチン接種は1回だけであったため，抗体獲得できていない（一次ワクチン不全）可能性があった．また，抗体獲得していても抗体価が感度以下へ低下していること（2次ワクチン不全）が十分考えられた．抗体があっても低値の時は再感染の可能性もあったため，バラシクロビル（バルトレックス®）の予防内服を，明らかな暴露から3日目から22日目まで行った．感染可能時期の息子との濃厚な接触は避けてもらい，症状が出た時はすぐに連絡してもらうように伝えたが，成人水痘は発症しなかった．

43 移植前後での予防接種はどのようにすればいいのか *231*

参考文献

1) Rubin LG, Levin MJ, Ljungman P, et al: 2013 IDSA clinical practice guideline for vaccination of the immunocompromised host. Clin Infect Dis 58: e44-100, 2014.

2) Harnett JD, Zeldis JB, Parfrey PS, et al: Hepatitis B disease in dialysis and transplant patients. Further epidemiologic and serologic studies. Transplantation 44: 369-376, 1987.

3) DaRoza G, Loewen A, Djurdjev O, et al: Stage of chronic kidney disease predicts seroconversion after hepatitis B immunization: earlier is better. Am J Kidney Dis 42: 1184-1192, 2003.

4) Barclay S, Pol S, Mutimer D, et al: The management of chronic hepatitis B in the immunocompromised patient: recommendations from a single topic meeting. J Clin Virol 41: 243-254, 2008.

5) Use of 13-valent pneumococcal conjugate vaccine and 23-valent pneumococcal polysaccharide vaccine for adults with immunocompromising conditions: recommendations of the Advisory Committee on Immunization Practices (ACIP). MMWR Morb Mortal Wkly Rep 61: 816-819, 2012.

感染症

コンサルト 44 移植前サイトメガロウイルス抗体価の測定はなぜ必要か

35歳，女性．慢性糸球体腎炎を原疾患とする腎不全のため，4年前に他院で血液透析を導入した．今回，母をドナーとする生体腎移植を希望し，当院を初診した．血清学検査ではB型肝炎ウイルス，C型肝炎ウイルス，ヒトT細胞白血病ウイルス1型は未感染，単純ヘルペスウイルス，水痘・帯状疱疹ウイルス，EBウイルス，麻疹ウイルス，風疹ウイルスは既感染パターンを呈した．本人のサイトメガロウイルス（CMV）IgG抗体（EIA値）は2.0未満で，ドナー候補である母のCMV IgG抗体価は19.2であった．

回答 　移植前抗CMV抗体を有するドナー（D+）から抗体を有さないレシピエント（R-）に対する腎移植である．CMVの初感染ではウイルスの増殖が速く，臓器浸潤性感染症の危険が高いため，移植後は頻回にCMV抗原血症の検査を行い，陽性所見が見られたら，直ちに抗ウイルス療法を開始するべきである．また本症例のようなD+/R-移植に対し，予防的に抗ウイルス療法を行う施設もある．

■判断のよりどころ

・腎移植後のウイルス感染症のうち，最も頻度が高く，時に移植腎や患者生命予後を左右するのがCMV感染症である．

　一般成人の抗CMV抗体陽性率は60～70％と言われている．免疫抑制療法を受けている腎移植レシピエントにCMV感染が起こる場合，（1）無症候性CMV感染（CMV血症）と（2）症候性CMV感染症に大別され，（2）はさらに，①CMV症候群（2日間以上持続する38℃以上の発熱，倦怠感，白血球減少，血小板減少，正常値の2倍以下のAST/ALT上昇）と②臓器浸潤性CMV感染症（肝炎，肺炎，消化管潰瘍，網膜炎，膵炎，腎炎など）に分けられる．

表1 CMV感染様式の定義

CMV 抗体		感染様式	感染リスク	感染症の進行	肺炎
ドナー	レシピエント				
+ (D+)	− (R−)	初感染	70〜88% 最高	56〜80%	30%
− (D−)	+ (R+)	回帰感染	0〜20% 中等度	0〜27%	まれ
+ (D+)	+ (R+)	回帰感染もし くは再感染	70% 中等度	27〜39%	3〜14%
− (D−)	− (R−)		0% 最低		

(文献1より改変)

・CMV の感染様式に関して，症例のような D+/R− 移植に見られるものを初感染，抗 CMV 抗体陰性ドナーから陽性レシピエントへの移植（D−/R+）で発症するものを回帰感染，抗 CMV 抗体陽性ドナーから陽性レシピエントへの移植（D+/R+）で起きるものを回帰感染または再感染と定義している（表1）．

特に D+/R− 移植では CMV 初感染の頻度が 80％以上と非常に高く，抗 CMV 抗体が存在しないため，ウイルスの増殖が速い．よって移植前にドナーとレシピエントの CMV 既感染 / 未感染を明らかにしておくことは，その後の対策を考える上でも重要で，全てのドナー，レシピエントに対して抗 CMV 抗体検査が推奨される．

腎移植後の CMV 感染症の検査として，抗 CMV 抗体価を測定する意義はなく，血中で CMV 抗原を検出するアンチゲネミア（抗原血症）法や real-time polymerase chain reaction（PCR）を用いた核酸同定検査（本邦では保険適用がない）が，移植後 CMV 感染症の診断に用いられる．

■実際の対応

CMV 感染症の 25％以上は移植後 30 日以内，その他の多くも 90 日以内に発症している[2,3]ことから，移植後 3 ヵ月以内は，1〜2 週に 1 度のアンチゲネミア法によるスクリーニングが勧められている．その後も原則として外来受診毎に測定を行うが，D+/R− 移植症例では，抗ウイルス療法の施行方針（早期投与法もしくは予防投与法）によって，3 ヵ月以降の対応が若干異なる．

予防投与を行った場合，抗ウイルス薬中止後に発生する（晩期発生）CMV 感染

症が問題となるため，予防投与終了後 12 週間は 1～2 週毎のアンチゲネミア法による検査が必要と考えられている．

①早期投与法（preemptive therapy）：CMV 血症の有無を注意深く観察し，R+ 移植においては，一定の CMV 血症を認めた場合に（白血球 10^5 個あたり 4～10 個などのカットオフを設けて），抗ウイルス療法を開始するもの．D+/R- 移植の場合は，アンチゲネミアが陽性と判明したら直ちに治療を開始する．

②予防投与法（prophylactic therapy）：CMV 抗原血症の出現以前から，バルガンシクロビル（経口）やガンシクロビル（静注）の投与を行うもので，D+/R- 症例の移植後に勧められている．予防投与を行う場合の治療期間は 100 日間が一般的である．

　なお，D+/R- 症例における早期投与法と予防投与法を比較したランダム化比較試験では，両治療法ともに有効であることが報告されている[4]．

　CMV 感染症の治療に用いられるバルガンシクロビル，ガンシクロビルは，腎機能が低下している患者では減量が必要である．腎移植患者のクレアチニンクリアランスが通常 30～60 mL/ 分程度であるため，バルガンシクロビルを投与する場合，450 mg，1 日 2 回を初期投与量とし，維持投与量は 450 mg，1 日 1 回とすることが多い（表 2）．

表 2　腎機能に応じたガンシクロビル，バルガンシクロビルの投与量

A．ガンシクロビルの投与量

クレアチニンクリアランス (mL/ 分)	ガンシクロビル注の用法・用量	
	初期投与量	維持投与量
70 以上	1 回 5 mg/ kg，12 時間毎	1 回 5 mg/ kg，24 時間毎
50～69	1 回 2.5 mg/ kg，12 時間毎	1 回 2.5 mg/ kg，24 時間毎
25～49	1 回 2.5 mg/ kg，24 時間毎	1 回 1.25 mg/ kg，24 時間毎
10～24	1 回 1.25 mg/ kg，24 時間毎	1 回 0.625 mg/ kg，24 時間毎

B．バルガンシクロビルの投与量

クレアチニンクリアランス (mL/ 分)	バルガンシクロビル 450 mg 錠の用法・用量	
	初期投与量	維持投与量
70 以上	1 回 900 mg，1 日 2 回	1 回 900 mg，1 日 1 回
50～69	1 回 450 mg，1 日 2 回	1 回 450 mg，1 日 1 回
25～49	1 回 450 mg，1 日 1 回	1 回 450 mg，2 日に 1 回
10～24	1 回 450 mg，2 日に 1 回	1 回 450 mg，週 2 回

（文献 5 より改変）

頻度の高い副作用としては，肝機能障害，汎血球あるいは白血球減少，全身倦怠感などがあり，注意が必要である．アンチゲネミア陽性例に対して早期投与法を開始した場合，耐性 CMV の出現を防止するために，CMV 抗原が 2 回連続して陰性であることを確認するまで，2 週間以上治療を継続する．

提示症例への対応

本症例は，移植後 55 日目の外来検査で CVM アンチゲネミアが初めて陽性となったので，入院の上，ガンシクロビルによる治療を開始した．アンチゲネミアが 200/121 個と著明高値であり，当初よりガンマグロブリンを併用した．経過中，白血球減少を認め，顆粒球コロニー刺激因子（G-CSF）製剤により白血球数を維持した．4 週間後に CMV アンチゲネミア陰性化を確認して退院した．

移植後 4 ヵ月（CMV アンチゲネミア 201/147 個），6 ヵ月（139/148 個）に CMV 血症が再発し，入院を繰り返したが，その都度，ガンシクロビル＋ガンマグロブリン投与により CMV 血症は消失した．経過中に CMV IgG 抗体価の上昇が見られ，その後 CMV 感染は起きなくなった．

参考文献

1）Pegues DA, et al: Handbook of kidney transplantation. 5th ed, 2009.
2）Small LN, et al: Preventing post-organ transplantation cytomegalovirus disease with Ganciclovir: A meta-analysis comparing prophylactic and preemptive therapies. Clin Inf Dis 43: 869-880, 2006.
3）Sun HY, et al: Prevention of posttransplant cytomegalovirus disease and related outcomes with valgaciclovir: A systemic review. Am J Transplant 8: 2111-2118, 2008.
4）Reischig T, et al: Valganciclovir prophylaxis versus preemptive valganciclovir therapy to prevent cytomegalovirus disease after renal transplantation. Am J Transplant 8: 69-77, 2008.
5）平田純生他編：透析患者への投薬ガイドブック，改訂 2 版，pp570-572，じほう，東京，2009.

コンサルト 45 　移植後ウイルス腎症にはどのようなものがあるか

糖尿病性腎症のため血液透析を5年間受けていた67歳，男性．妻をドナーとする血液型不適合生体腎移植を受けた．移植後早期の経過は安定していたが，8ヵ月後より特に自覚症状なく血清Cr値が徐々に上昇した（ベースライン血清Cr値1.2〜1.3 mg/dL → 1.8 mg/dL）．超音波検査では移植腎の水腎症や尿管の拡張は認めず，入院して移植腎生検を行うことになった．外来担当医からは移植後3ヵ月目から尿にウイルス感染細胞が出はじめ，その後も持続しているとの説明を受けた．

回答　BKウイルス腎症を疑う経過である．ただし，移植後1年以内に血清Cr値の上昇を認めた場合，急性拒絶反応の可能性もあるため，移植腎生検による鑑別が必須である．

■判断のよりどころ

・腎移植後のウイルス感染症のうち，移植腎を直接障害する，あるいは尿管狭窄を起こすウイルスとしてBKウイルスが最も重要である．特に，腎移植後2年以内はBKウイルス感染の可能性を常に念頭に置かなくてはならない．BKウイルス感染の危険因子は，高齢レシピエント，男性レシピエント，糖尿病，尿管ステント留置，献腎ドナー，女性ドナー，HLAミスマッチ，血液型不適合移植，拒絶反応の既往など数多く報告されている（表1）．本患者は複数のリスク因子を持っており，移植腎機能障害の発症時期も移植後1年未満である．

・BKウイルスは幼少期に水・食物などを介して初感染し，成人の抗体陽性率は約90％といわれている．初感染時は風邪様症状と共に一時的なウイルス血症を呈し，ウイルスは尿路（腎盂，尿管，膀胱粘膜）に潜伏感染する．既感染者が腎移植ドナーとなり，移植腎に乗ってレシピエントに持ち込まれたBKウイルスは，免疫抑

45 移植後ウイルス腎症にはどのようなものがあるか   237

表1　BK ウイルス再活性化の危険因子

レシピエント因子	ドナー因子	ウイルス側の因子
強力な免疫抑制療法 抗体製剤の投与 タクロリムスを含むレジメン 急性拒絶反応の既往 HLA-B44，HLA-DR15 をドナー / 　レシピエントが保有しないこと ABO 血液型不適合移植 尿管ステント留置 BK ウイルス抗体陽性ドナーから陰性 　レシピエントへの移植 BK ウイルス特異的 T 細胞の減少 高齢レシピエント 男性レシピエント 人種（白人，アジア人） サイトメガロウイルス感染 移植腎機能発現遅延 糖尿病 維持期の副腎皮質ステロイド投与	過灌流障害 献腎ドナー HLA-C7 を保有しないドナー BK ウイルス抗体陽性 高力価 BK ウイルス抗体陽性 女性ドナー 人種（アフリカ系アメリカ人）	ウイルスゲノム多様性による 　病原性増強

(Pham ら，2014 より改変) [1]

制療法下で再活性化する．現在のところ有効かつ安全な抗ウイルス療法は確立しておらず，免疫抑制薬の減量が最も効果的な治療法とされている．

　また，ウイルス腎症に進展する前にウイルス尿症，ウイルス血症が数ヵ月前から持続していることが多いため，尿細胞診や血漿を用いた BK ウイルスの核酸同定検査（polymerase chain reaction；PCR 法，本邦では保険適応外）によってウイルスの再活性化を早期に察知する試みがなされている．尿細胞診や血漿 PCR 検査を定期的に行い，ウイルス腎症の一段階前の BK ウイルス血症に対して先行的に治療を行うことが米国移植学会（AST）ガイドラインで推奨されている（図 1）．

・移植腎の実質に感染が広がり，血清 Cr 値の上昇を認めた場合は間髪を入れず移植腎生検を行う．急性 T 細胞関連型拒絶と時に鑑別が難しい場合があるが，SV40 large-T 抗原に対する抗体が BK ウイルスの large-T 抗原と交差反応を示すことを利用し，同抗体を用いた免疫組織染色を行って病理診断する．スクリーニングが普及した現在でも BK ウイルス腎症を完全に予防することは困難で，その頻度は腎移植症例の 1〜3％といわれている．

・その他に移植腎を直接障害しうるウイルスとしてアデノウイルスがある．ただし

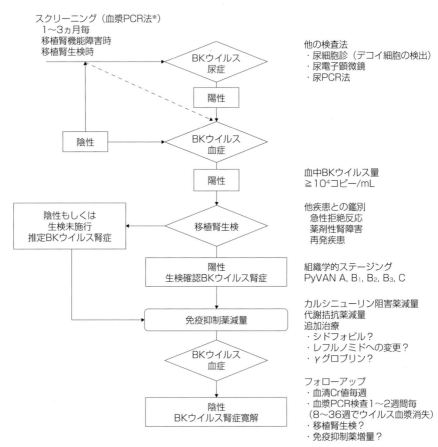

図1 BKウイルス感染のスクリーニング，診断，治療のフローチャート
＊BKウイルスDNAのPCR検査は本邦では保険適応外であり，ほとんどの施設で尿細胞診をスクリーニングに用い，尿中デコイ細胞陽性が持続した場合に血漿PCR検査を追加している（Hirschら，2013より改変）[2]．

BKウイルス感染よりさらに稀で，発熱や出血性膀胱炎など移植腎外の症状が先行するため，アデノウイルス感染を疑うことは比較的容易である．BKウイルス感染と比較し自覚症状は強いが，免疫抑制薬減量や他の保存的治療を行った後の移植腎機能に関する予後は良好である．

■実際の対応

・移植腎生検で病理診断された場合はもちろん，血漿 PCR 検査により 10,000 コピー/mL 以上のウイルス血症を認めた場合，病理診断の結果によらず「BK ウイルス腎症と推定される状態」として治療の適応と考える[2,3]．AST ガイドラインでは主に2 つの治療法を推奨し，治療オプションにも言及している[3]．国内承認薬およびシドフォビル，レフルノミドに関する内容を記載すると以下のようになる．

> 方法 1：最初にカルシニューリン阻害薬を 25〜50％減量，次いで代謝拮抗薬を 50％減量，さらに必要な場合は後者を中止する．
>
> 方法 2：最初に代謝拮抗薬を 50％減量，次いでカルシニューリン阻害薬を 25〜50％減量，さらに必要な場合は前者を中止する．
>
> その他：タクロリムストラフ値を 6 ng/mL 未満にする．
> シクロスポリンの場合，トラフ値を 150 ng/mL 未満にする．
> ミコフェノール酸モフェチルの 1 日投与量を 1000 mg 以下にする．
> タクロリムスを低用量シクロスポリンに変更する．
> ミコフェノール酸モフェチルをレフルノミドに変更する．
> シドフォビル，γ グロブリン，フルオロキノロンを追加する，等．

・Mammalian target of rapamycin（mTOR）阻害薬のうち，シロリムスは国内未承認であるが，エベロリムスが本邦では心移植・腎移植において適応を取得している．同薬剤を投与した腎移植患者でウイルス感染症が少ないというデータが主に欧州から発表されており，BK ウイルス血症・腎症の治療としてミコフェノール酸モフェチルをエベロリムスに変更する治療オプションも考えられる．ただし，現在のところ免疫抑制薬減量（方法 1 と 2）以外の治療法では十分なエビデンスが集積されていない．なお，治療開始後は定期的に血清 Cr 値を測定し，適宜血漿 PCR 検査を追加して，血中 BK ウイルスの消失を目標に治療を継続する．

感染症

提示症例への対応

　入院後移植腎生検を行い，同時に BK ウイルスの PCR 検査を提出した．移植腎生検では通常の組織染色に加え SV40 large-T 抗原の免疫組織染色を行った．病理組織では核内封入体を伴う尿細管上皮細胞と周囲の炎症所見を認め，SV40 large-T 抗原染色が陽性であった．PCR 検査の結果 15,000 コピー /mL の BK ウイルス血症が確認された．BK ウイルス腎症の診断でミコフェノール酸モフェチルを減量（1000 mg/ 日 → 500 mg/ 日），同時にタクロリムスも減量（トラフ値 5.0〜5.5 ng/mL → 3.5〜4.0 ng/mL）した．血清 Cr 値は 1 ヵ月後 2.0 mg/dL，2 ヵ月後に 2.4 mg/dL まで上昇したが，その後は緩徐に低下した．血中 BK ウイルスは消失，尿中デコイ細胞の陽性所見はその後も持続している．診断から 1 年後の血清 Cr 値は 1.7 mg/dL であり，移植腎機能障害が残存した．

参考文献

1）Pham PT, Schaenman J, Pham PC: BK virus infection following kidney transplantation: an overview of risk factors, screening strategies, and therapeutic interventions. Curr Opin Organ Transplant 19: 401-412, 2014.

2）Hirsch HH, Randhawa P, and the AST Infectious Disease Community of Practice:BK polyomavirus in solid organ transplantation. Am J Transplant 13: 179-188, 2013.

3）Hirsch HH, Randhawa P, and the AST Infectious Disease Community of Practice:BK virus in solid organ transplant recipients. Am J Transplant 9（Suppl 4）: S136-146, 2009.

移植後内科合併症管理

コンサルト 46 移植後高血圧にどのような降圧薬が有効なのか

> 腎硬化症に伴い末期腎不全となった68歳，男性．1年前に生体腎移植を受けた．移植前よりカルシウム拮抗薬およびARBを内服している．現在の血圧は125/75 mmHgにコントロールされている．移植後高血圧にはどのような降圧薬が有効なのだろうか．
> 現在，降圧薬の変更は行っていない．免疫抑制剤はタクロリムス，ミコフェノール酸モフェチル，ステロイドの3剤を内服しており，腎機能は安定している．移植腎のエコーにて移植腎動脈の狭窄は認めていない．また，蛋白尿も認めていない．

回答 腎移植患者の血圧目標は130/80 mmHg未満である．第一選択薬はRAS阻害薬あるいはカルシウム拮抗薬である．

■判断のよりどころ

本邦の腎移植後内科・小児科合併症の診療ガイドライン2011[1]では，腎移植患者の血圧目標は130/80 mmHg未満，降圧薬の第一選択薬はACE阻害薬，ARBとしている（表1）．このガイドラインは2011年のもので若干古いことが指摘されるが，腎移植後内科・小児科合併症の診療ガイドラインとしては最新のものである．

表1 腎移植後高血圧の管理

① CKD-T症例である腎移植レシピエントの目標血圧は，収縮期血圧／拡張期血圧130/80 mmHg未満である〔推奨グレードB〕
② 降圧薬の第一選択薬はACE-I, ARBである〔推奨グレードB〕

（腎移植後内科・小児科系合併症の診療ガイドライン2011）[1]

46 移植後高血圧にどのような降圧薬が有効なのか　*243*

表2　CKDにおける降圧目標と第一選択薬

		降圧目標	第一選択薬
糖尿病なし	蛋白尿なし	130/80以下	RAS阻害薬 カルシウム拮抗薬 利尿薬
	蛋白尿あり		RAS阻害薬
糖尿病あり			

（CKD診療ガイド2012，日本腎臓学会編）[2]

　腎移植患者も CKD 患者であることから，通常の CKD のガイドラインが参考になる．CKD 診療ガイド 2012[2] では，その降圧目標は 130/80 mmHg 以下となっており，糖尿病患者や蛋白尿を認める患者においては RAS 阻害薬を降圧薬の第一選択薬とし，それ以外の場合は RAS 阻害薬，カルシウム拮抗薬，利尿薬のいずれかを降圧薬の第一選択薬とすることとしている（表2）．

　実地臨床の場において欧米とは異なり利尿薬を第一選択薬とすることはほとんどない．また 130/80 mmHg "未満" と "以下" の違いも考えなくて良い．

■ 実際の対応

　腎移植後はさまざまな理由により高血圧が発症しやすくなっている．血圧 140/90 mmHg 以上を高血圧とすると約 60〜80％の症例に移植後高血圧が認められ，高血圧は最も頻度が高い腎移植後合併症である．適切な血圧管理は生命予後のみならずグラフト予後のためにも重要である（表3，図1）[3,4]．

・治療としては，まず生活習慣の是正を行う必要がある．

　生活習慣の是正では，塩分制限，カリウム摂取，禁煙，体重管理などがポイントとなる．塩分制限が高血圧治療において重要なことは腎移植患者においても同様である．なお，腎移植患者の中には移植前にカリウム制限をしていたことから，カリウム摂取を十分に行えていない患者もおり適切な指導が必要となる．

・生活習慣の是正を行っても降圧目標を達成できない場合には，薬剤による降圧療法を行う．降圧療法において禁忌となっている薬剤はなく，その副作用（表4）に注意すれば全ての降圧薬が使用可能である．

　最も重要なことは降圧療法により十分な血圧コントロールを図ることである．アンジオテンシン変換酵素阻害薬（ACE 阻害薬），アンジオテンシン受容体拮抗薬

表3 移植後高血圧と予後

	グラフトロス		死亡	
	相対危険度 (95%信頼区間)	P	相対危険度 (95%信頼区間)	P
収縮期血圧 (/10 mmHg)	1.12 (1.08-1.15)	<0.0001	1.18 (1.12-1.23)	<0.0001

(Kasiske BLら, 2004)[3].

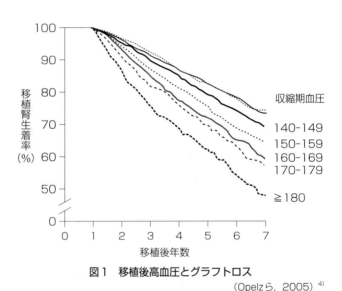

図1 移植後高血圧とグラフトロス

(Opelzら, 2005)[4]

(ARB), カルシウム拮抗薬は, 腎移植患者において特に使用頻度が高い降圧薬である. ただし, 移植直後の腎機能が安定するまではACE阻害薬, ARBは使用がためらわれることが多く, 移植後臨床経過に合わせて使用薬剤を選択していくこととなる.

・ACE阻害薬やARB使用開始後に急性腎障害をみとめた場合には, 移植腎動脈の狭窄を鑑別する必要がある.

また他の薬剤との相互作用にも注意が必要である. 中でもカルシウム拮抗薬はCNIの血中濃度を上昇させることが知られている. 施設によっては非ジヒドロピリジン系カルシウム拮抗薬であるジルチアゼムをCNIの使用量を減らす目的にて使

46 移植後高血圧にどのような降圧薬が有効なのか　*245*

表4　腎移植後高血圧に対する降圧薬とその注意点

薬剤	注意点
ACE阻害薬・ARB	血清Cr値上昇，高カリウム血症，ヘモグロビン低下，妊婦禁忌，空咳（ACE阻害薬のみ）
カルシウム拮抗薬	CNIの濃度上昇，動悸，顔面紅潮
利尿薬	尿酸上昇，脂質代謝異常，耐糖能悪化
α遮断薬	起立性低血圧
β遮断薬	徐脈，インポテンス
中枢性降圧薬	インポテンス

（腎移植後内科・小児科系合併症の診療ガイドライン2011より一部改変）[1]

用している．このため不用意に投薬を中止すると急性拒絶反応を惹起することがある．

提示症例への対応

　提示された腎移植患者は移植前よりカルシウム拮抗薬およびARBを内服しており，現在の血圧は125/75 mmHgと管理目標を達成している．なお，蛋白尿を認めていないことより，今後降圧薬の減量が可能となるのであればARBの中止も可能である．現在，移植腎のエコーにて移植腎動脈の狭窄を認めてはいないが，治療抵抗性の高血圧が出現した場合には移植腎のエコーを再度施行する必要がある．

参考文献

1) 腎移植後内科・小児科系合併症の診療ガイドライン2011. 日本臨床腎移植学会ガイドライン作成委員会，日本医学館，pp1-82, 2011.

2) CKD診療ガイド2012. 日本腎臓学会編，pp1-160, 2012.

3) Kasiske BL, Anjum S, Shah R, et al:Hypertension after kidney transplantation. Am J Kidney Dis 43:1071-81, 2004.

4) Opelz G, Döhler B: Collaborative Transplant Study. Improved long-term outcomes after renal transplantation associated with blood pressure control. Am J Transplant 5:2725-31, 2005.

> コンサルト
> # 47
> # 移植後糖尿病に対する適切な血糖降下薬はなにがよいか

> 63歳，男性．IgA腎症由来の末期腎不全で妻からの血液型適合腎移植後施行．術後2ヵ月で急性細胞性拒絶反応の診断にて，ステロイドパルス療法を行い，その後の腎機能は安定している．移植後4ヵ月での維持免疫抑制薬はステロイド（メドロール®4 mg），ミコフェノール酸モフェチル（セルセプト®1000 mg），タクロリムス（グラセプター®6 mg）である．尿糖に気がついた移植内科医が血糖プロファイルを調べたところ，HbA1cが7.0%，空腹時血糖168 mg/dLであった．体重は移植前ドライウエイトより5 kg増加していた．

> **まとめ** 長期にわたる移植後生命予後・腎予後を改善するために，メタボリックシンドロームの1つである糖代謝異常の診断，治療について知識を深める必要がある．基本的には非移植患者と同様なアプローチ（生活習慣の改善・経口血糖降下薬，インスリン）であるが，移植特有のアプローチとしては拒絶反応のリスクを鑑みて免疫抑制薬（特にステロイドとカルシニューリン阻害薬）の調整も考慮する．

■判断のよりどころ

1. 移植後糖尿病とは

NODAT（new-onset diabetes after transplantation）は移植後新規発症糖尿病であり，腎移植後に発症した糖尿病を意味し，移植前からの糖尿病を除外して考えている．一方で，PTDM（post-transplant diabetes mellitus）は移植後糖尿病であり，移植後に糖尿病と診断されることと，移植前からの糖尿病も包含している点で異なる．

移植後の糖尿病の診断と治療についての国際コンセンサス会議で，NODATはしばしば誤解を招く用語であり，PTDMへ用語を変える推奨がなされている[1]．本項では，移植後の変化をより強調するためにNODATの病態と，PTDMの診断・治療

についての解説を行う.

2. 移植後の耐糖能障害の原因

　膵臓 β 細胞の機能低下とインスリン抵抗性が主因である. その原因として糖尿病の既存要因と移植関連要因があり表1にまとめた[2]. しかし, 移植後の糖尿病はインスリン作用不全／分泌低下のみで発症する単一疾患と考えるよりは, その他の脂質代謝異常・高血圧・肥満も含めたメタボリックシンドロームの1症候および連関としてとらえることが重要であり, 総合的な内科的アプローチが必要とされている (図1)[2].

　またNODATの発症の危険性が最も高いのは, 免疫抑制薬の投与量が多い移植後3ヵ月間 (発症率は10〜30％)[3] と抗拒絶治療後であると報告されている. カルシニューリン阻害薬 (CNI) の中でもタクロリムスはシクロスポリンと比較してNODAT発症が有意に多いことがELITE-Symphony studyなどで報告されている[4]. しかしタクロリムスはシクロスポリンと比較して, 生着率や急性拒絶反応発症率が有意に良好であるために, NODAT発症および予防の際のCNI conversionはriskとbenefitを考えて行う必要がある[4].

3. PTDMの弊害

　PTDMは生着率[3]・生存率[3]・CVDリスク[5] を悪化させることが複数の研究で報告されている. 移植後心筋梗塞の発症のリスクとして, 既存の糖尿病や糖尿病性腎症を原疾患とするレシピエントより, NODATのレシピエントの方がHazard ratioが高いことは興味深い[5].

表1　NODATの発症要因

	既存要因	移植関連要因
修正不可能なもの	年齢 男性 非白人 家族歴	移植腎のインスリン代謝
修正可能なもの	肥満 運動不足 C型肝炎	移植後体重増加 ステロイド CNI

（腎移植後内科・小児科系合併症の診療ガイドライン2011）[2]

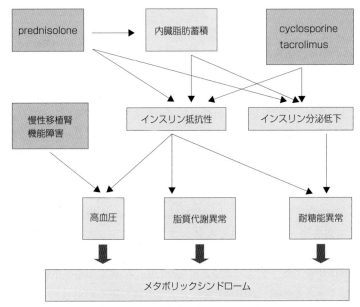

図1 腎移植後メタボリックシンドロームの成因
(腎移植後内科・小児科系合併症の診療ガイドライン2011)[2]

表2 腎移植後発症糖尿病：スクリーニングと発症後の検査

	空腹時血糖	75gOGTT
移植後1ヵ月以内	毎週	
移植後1年以内	3, 6, 12ヵ月目	3〜6ヵ月で施行
移植後1年以降	少なくとも年1回	年1回

(腎移植後内科・小児科系合併症の診療ガイドライン2011)[2]

4. PTDMの診断

・移植後早期（図2の〜45日まで）では約90％のレシピエントが高血糖を経験するとされているために，この時期では糖尿病の診断やスクリーニングを行うには時期尚早であろう．

・最新の国際ミーティングでの推奨としては，PTDMの診断・スクリーニングには空腹時血糖は感度が低く（比較的空腹時血糖は保たれる）空腹時血糖のcut offを血糖値100 mg/dLとした方がよいこと，移植後早期はHbA1cが正常であることで

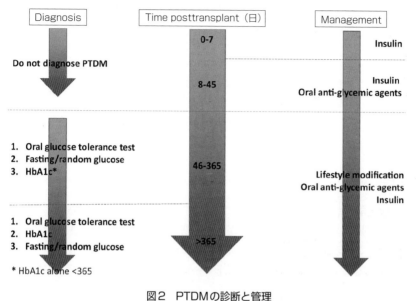

図2 PTDMの診断と管理

(Sharifら, 2000)[1]

PTDM を否定してはならないこと（貧血や腎機能のダイナミックな変化のため），しかし HbA1c が 6.5％以上であると疑陽性の可能性が少ないことなどを挙げている[1]。

また少数の報告ではあるが，PTDM を予想する HbA1c の cut-off 値は移植後 3 ヵ月で HbA1c：6.2％，12 ヵ月で 6.5％であると報告されている[6]。以上に留意しながら，毎年，HbA1c・空腹時血糖や経口ブドウ糖負荷試験を行い，スクリーニングを行う（図2）[1]。

・KDIGO clinical practice guideline では，PTDM のスクリーニングに糖尿病のないすべてのレシピエントに（つまり NODAT を診断するために）空腹時血糖，経口ブドウ糖負荷試験，HbA1c を，移植後期間に合わせて行っていくことを推奨している。また免疫抑制薬の増量後にもスクリーニングを行うことも推奨している[8]。

本邦の内科系合併症のガイドラインでも PTDM のスクリーニングについて推奨を示している（表2）[2]。診断基準としては，上記空腹時血糖を 100 mg/dL とした方がよいということを考慮して，米国糖尿病学会（ADA）のガイドラインを参考にするのが望ましい（表3）。

表3　米国糖尿病学会（ADA）の診断基準

糖尿病	糖尿病の臨床症状かつ，随時血糖≧200 mg/dL もしくは空腹時血糖≧126 mg/dL もしくは OGTT にて 2 時間血糖≧200 mg/dL もしくは HbA1c≧6.5%	
Pre-diabetes	空腹時高血糖	空腹時血糖 100〜126 mg/dL
	耐糖能障害	空腹時血糖＜126 mg/dL かつ 2 時間値 140〜200 mg/dL
	糖尿病のリスク増加	HbA1c： 5.7〜6.4%
正常	空腹時血糖＜110 mg/dL かつ，2 時間値＜140 mg/dL かつ，HbA1c＜5.7%	

■実際の対応

1．移植後早期

　移植後早期はステロイドの投与量が多い時期であり，また術後侵襲のために高血糖を認めることが多い．そのために最も確実でかつ安全性の高い，インスリンを第一に使用することを考える．血糖コントロールの管理が容易であれば，経口血糖降下薬での管理も可能であろう．

　実際に，移植後超早期から，血糖値≧140 mg/dL 程度から基礎インスリン相当の注射を行う介入にて血糖を厳格にコントロールした群と，血糖値≧200 mg/dL となった時から通常の管理（インスリンやスルホニルウレア薬）をした群では，前者の群が移植後 1 年での PTDM の発症のリスクを73％も減少させるとしている．また，1 年の時点で全例糖尿病治療薬を使用しておらず，ほとんどの症例において移植後 4 ヵ月程度でインスリンを含む糖尿病治療薬を中止できていたことが報告されている[9]．

2．移植後長期

・移植後数ヵ月後，おそらく退院後からは，生活習慣の改善＞経口血糖降下薬＞インスリン治療という順番で考えていく（図2）．前述したように，移植後早期はこの順番は逆になる．

・まずは生活習慣の改善を中心に行い，移植後経過で免疫抑制薬の最適化が行われれば，自然軽快の可能性も十分にある．しかし，生活習慣の改善というのは難しく，看護師・コーディネーター・栄養士・理学療法士など他職種で取り組まなければならない．

　また，移植後期間が経過すれば拒絶反応のリスクは軽減されるために，移植関連

要因である免疫抑制薬の調整（ステロイドや CNI を適正化・減量）が大切である．前述したがタクロリムスからシクロスポリンへの変更については十分検討の上行うべきである．

・糖尿病の経口薬物治療については，移植腎機能障害や低腎機能のために使用できる経口血糖降下薬が限られている．

スルホニルウレア薬（SU 薬），ビグアナイド，α グルコシダーゼ阻害薬，チアゾリジン系（ピオグリタゾン），グリニド系，DPP-4 阻害薬が使用可能である．しかし SU 薬は腎機能による調整が必要なことやシクロスポリンとの相互作用があるために，使用に際しては，注意を要する．ビグアナイドは低腎機能の症例においては乳酸アシドーシスのリスクが上がるために禁忌である．

近年，DPP-4 阻害薬は低血糖の副作用が少なく用量調整を行えば使用しやすい薬剤であり注目を集めている．少数例ではあるが，NODAT 症例に対する DPP-4 阻害薬の 2 重盲検ランダム化比較試験が報告され，プラセボと比較して有意に経口ブドウ糖負荷試験 2 時間値血糖と HbA1c を低下させ，安全性も証明された[7]．

・近年使用可能となった，SGLT-2 阻害薬や GLP-1 受容体作動薬については現時点では安全性や効果など報告がなく，今後の報告が待たれる．

・インスリンの使用に関しては，他の経口血糖降下薬との併用で重篤な低血糖発作を呈することがあるために，併用に際しては十分に注意するとともに，糖尿病専門医へ相談することが望ましいと考える．

3. 管理目標値

治療・管理目標値としては，HbA1c を 7.0〜7.5％に設定し，6.0％以下は避けるようにしている[8]．本邦のガイドラインでは，空腹時血糖＜ 130 mg/dL，食後 2 時間値＜ 180 mg/dL，HbA1c ＜ 6.9％未満（＜ 7.0％：新しい日本糖尿病学会，糖尿病診療ガイドラインより）としており，定期的なスクリーニングと，早期発見・早期治療を推奨している[2]．

提示症例への対応

本症例では，まず移植後糖尿病（PTDM/NODAT）と診断した．移植後 4 ヵ月経過しており，まずは体重増加に対して生活習慣の改善を促した．2 ヵ月後には，体重は 2 kg 減量し HbA1c：6.8％と糖プロファイルが改善したが，随時血糖 186 mg/dL であったために，DPP-4 阻害薬を開始した．

参考文献

1) Sharif A, et al: Am J Transplant 14:1992-2000, 2014.
2) 日本臨床腎移植学会ガイドライン作成委員会編集：腎移植後内科・小児科系合併症の診療ガイドライン 2011.
3) Kasiske BL, et al:Am J Transplant 3: 178-185, 2003.
4) Ekberg H, et al:N Engl J Med 357: 2562-2575, 2007.
5) Lentine KL, et al:J Am Soc Nephrol 16: 496-506, 2005.
6) Shabir S, et al: Transplant Int 26:315-321, 2013.
7) Haidnger M, et al: Am J Transplant 14:115-123, 2014.
8) KDIGO Transplant Work Group: Am J Transplant suppl 3:S1-155, 2009.
9) Hecking M, et al: JASN 23:739-749, 2012.

コンサルト 48　移植後高コレステロール血症にはどのようなスタチン処方が適切か

58歳，女性．原疾患は多発性嚢胞腎．糖尿病の既往なし．透析導入後に労作性狭心症に対して冠動脈ステントを留置している．透析導入から5年後に60歳の兄からABO適合生体腎移植を施行．移植後2年経過し，免疫抑制薬は1年前にステロイドは中止．現在タクロリムス，ミコフェノール酸モフェチルの2剤で維持．軽度Cr上昇のため移植腎生検を行ったところ，タクロリムスによると思われる細動脈障害を認めた．タクロリムス減量目的にエベロリムスを開始したところ，LDLコレステロール（LDL-C）の上昇を認めた．食事・運動療法は移植後より遵守されており，BMI 21.2と体重は適正．Cr 1.3 mg/dL，HDLコレステロール（HDL-C）52 mg/dL，LDL-C 138 mg/dL，中性脂肪（TG）138 mg/dL．
高コレステロール血症に対しての治療を検討する．

回答　腎移植患者のLDL-Cの管理目標は冠動脈疾患の既往があれば100 mg/dL未満[1]であり，生活習慣の改善とともに薬物療法の適応と考えられる．軽度腎機能障害のある冠動脈ステント留置患者においてはストロングスタチンの使用を考慮したいところである．アトルバスタチンはタクロリムスの血中濃度上昇にはほぼ影響を与えず[2]，本症例ではアトルバスタチンの開始を考慮する．

■判断のよりどころ

・移植後高コレステロール血症は腎移植後には高頻度で認められ，欧米では移植後1年で70〜90％にものぼると報告されているが，本邦でのまとまった報告はなく，自験例では移植後1年で35例中15例，44％であり，各種学会報告からも欧米よりは少ないものと考えられる．しかしエベロリムスが使用可能になってからはその副作用による脂質代謝異常を多く経験するようになり，今後エベロリムスの使用増加

に比例して移植後高コレステロール血症も増加してくることが予想される.

・高 LDL-C 血症に対する第一選択薬は HMG-CoA 還元酵素阻害薬（スタチン）である. スタチンの中で LDL-C 降下率 30〜40％と効果が強いものをストロングスタチンとされ, 本邦ではアトルバスタチン, ピタバスタチン, ロスバスタチンが使用可能である. これら以外のプラバスタチン, シンバスタチン, フルバスタチンがレギュラースタチンとされるが, 腎移植患者に使用する際に最も考慮しなければならないのが, タクロリムス, シクロスポリンとの相互作用である.

・タクロリムスに対してスタチンは禁忌・併用注意となってはいない. アトルバスタチンは血中濃度に影響を及ぼさないことが報告されており[2], 比較的安全に使用できると考えられている.

・シクロスポリンに対してピタバスタチン, ロスバスタチンは併用禁忌（米国ではシンバスタチンも禁忌である）, 他のスタチンも併用注意となっており, もし使用を考慮する場合はフルバスタチンが臨床上有意な相互作用を認めなかったとされてはいるが, シクロスポリンの血中濃度モニタリング下での投与が必要あろう.

・エベロリムスは移植腎障害の軽減, 癌・感染症対策に有用であるとされ, 近年頻用されるようになってきているが, 40〜50％に高コレステロール血症をきたすことが知られている. 本剤はスタチンとの相互作用はなく, アトルバスタチンについては血中濃度に影響を及ぼさないことが報告されている[3].

・レギュラースタチン, ストロングスタチンのどちらを用いるかについては, 冠動脈ステント留置の既往のある軽度〜中等度の CKD 患者においては, ストロングスタチンを用いた群のみがレギュラースタチン群に比べ有意に心血管イベントの発生率が低かったとの報告がある[4]. 一方で, 重度の CKD 患者ではストロングスタチン群とレギュラースタチン群との有意差はなく（図1）, 重度 CKD を経てから軽度〜中等度 CKD となっている腎移植患者をどう捉えるかには議論が必要なところではあるが, ストロングスタチンの積極的な使用を一考する価値はあると思われる.

・スタチンの脂質低下を介さない腎保護効果については, 尿蛋白減少効果があったという報告や, 動物実験レベルでは腎虚血再灌流障害に対してスタチンが有効であるという報告もある. しかし腎移植前にスタチンを投与してから腎移植を行った際の移植腎生着率に差異はみられず, 脂質異常合併 CKD 患者に対するアトルバスタチンの腎保護効果を検討した ASUCA トライアル[5]の2年追跡結果でもアトルバスタチン群と非スタチン群の2群間で有意な差はなく, 現時点では直接的な効果は限

48 移植後高コレステロール血症にはどのようなスタチン処方が適切か **255**

	Primary endpoint			
	Unadjusted HR (95% CI)	P value	Adjusted HR (95% CI)	P value
All patients				
Strong statin (vs. no statin)	0.27 (0.20–0.36)	<0.001	0.46 (0.33–0.64)	<0.001
Regular statin (vs. no statin)	0.42 (0.30–0.61)	<0.001	0.67 (0.46–0.98)	0.041
Mild-to-moderate CKD				
Strong statin (vs. no statin)	0.27 (0.17–0.41)	<0.001	0.50 (0.31–0.81)	0.005
Regular statin (vs. no statin)	0.35 (0.20–0.62)	<0.001	0.65 (0.36–1.18)	0.160
Severe CKD				
Strong statin (vs. no statin)	0.35 (0.17–0.72)	0.004	0.73 (0.33–1.64)	0.446
Regular statin (vs. no statin)	0.27 (0.10–0.76)	0.013	0.49 (0.17–1.43)	0.194

図1 CKDの重症度別，ストロングスタチン群とレギュラースタチン群がプライマリーエンドポイント（心血管死，非致死的心筋梗塞，虚血性心発作）に至る未調整及び調整ハザード比

(Ishiiら，2015)[4]

定的であるものと考えられる．

■実際の対応

1. 高コレステロール血症の診断

高コレステロール血症の診断基準を表1に示す．空腹時採血にて測定し，LDL-C は T-G が 400 mg/dL 未満の場合は Friedewald 式（TC—HDL-C—TG/5）で行い，TG が 400 mg/dL 以上時，もしくは空腹時採血が行えなかった場合は LDL-C の代わりに non HDL-C（TC—HDL-C）を用いて評価する．LDL-C に 30 mg/dL を加えた値を non-HDL-C の基準値とする．

2. 管理目標値

腎移植患者自体の管理目標値は定められておらず，動脈硬化性疾患予防のための脂質異常症治療ガイド 2013 年版[1] を参考とする．表2にリスク区分別脂質管理目標値を示すが，腎移植患者は CKD 患者に該当するため一次予防であればカテゴリーⅢに相当し，LDL-C 120 mg/dL 未満，二次予防であれば LDL-C 100 mg/dL 未満を目標にする．

3. 食事・運動療法

一次予防であればまずは生活習慣の改善を行い，適正な体重，体脂肪量の減少，筋力の維持・向上に努める．食事療法のみでの減量は筋肉量のみの減量になりかね

表1 高コレステロール血症の診断基準

LDL コレステロール (LDL-C)	140 mg/dL 以上	高 LDL コレステロール血症
	120～139 mg／dL	境界域高 LDL コレステロール血症[注1]
HDL コレステロール (HDL-C)	40 mg/dL 未満	低 HDL コレステロール血症
トリグリセライド (TG)	150 mg/dL 以上	高トリグリセライド血症

表2 リスク区分別脂質管理目標値

治療方針の原則	カテゴリー	脂質管理目標値（mg/dL）			
		LDL-C	HDL-C	TG	non HDL-C
一次予防 まず生活習慣の改善を行う	カテゴリーI （低リスク）	＜ 160	≧ 40	＜ 150	＜ 190
	カテゴリーII （中リスク）	＜ 140			＜ 170
	カテゴリーIII （高リスク）	＜ 120			＜ 150
二次予防 生活習慣の改善とともに薬物療法を考慮する	冠動脈疾患の既往	＜ 100			＜ 130

（脂質異常症治療ガイド，2013年版）

ず，できれば体組成計を用いて脂肪量，筋肉量を評価しつつ，管理栄養士，理学療法士とともに食事療法，運動療法を同時に行うことが重要である．

4. 薬物療法

　一次予防であれば生活習慣の改善にても管理目標値に届かない場合，二次予防であれば生活習慣の改善と同時に薬物療法を開始する．脂質の改善のために免疫抑制薬の減量を行うことが，拒絶反応やグラフトロスに至ることになってはならず，必要な免疫抑制療法は適切に行ったうえで，それでも生じる高コレステロール血症に対しては適切に治療を行うべきである．

5. 治療による期待できる効果

LDL-C 降下により心血管イベントの抑制が期待される．移植腎生着率，拒絶反応発症率については各種報告があるが一定の見解は得られていない．

提示症例への対応

提示症例は食事・運動療法施行下にても高コレステロール血症を呈しており，冠動脈ステントの既往があることから，薬物療法の適応となる．現時点では軽度 CKD 患者に相当するためストロングスタチンがレギュラースタチンよりも心血管イベントを抑制できる可能性があり，アトルバスタチンを 5 mg より開始した．今後 LDL-C が 100 未満となるように調整してゆく．

移植後高コレステロール血症はエベロリムスの使用増加に伴いさらに増加してくることが予想され，スタチンを，特に冠動脈ステントの既往のある患者にはストロングスタチンを用いた積極的な治療が心血管イベントを抑制し，生命予後を改善することが期待される．

参考文献

1）日本動脈硬化学会：脂質異常症の診断基準：動脈硬化性疾患予防のための脂質異常症治療ガイド 2013 年版，東京，杏林舎，2013.

2）Lemahieu WP, et al:Combined therapy with atorvastatin and calcineurin inhibitors: no interactions with tacrolimus. Am J Transplant 5:2236-43, 2005.

3）Wanitchanont A, et al:Effects of atorvastatin on the pharmacokinetics of everolimus among kidney transplant recipients. Transplant Proc 46:418-21, 2014. doi:10.1016/j.transproceed. 2013. 11. 121.

4）Ishii M, et al:Differential Effects of strong and regular statins on the clinical outcome of patients with chronic kidney disease following coronary stent implantation- The Kumamoto Intervention Conference Study（KICS）Registry. Circ J 79:1115-24, 2015. doi: 10. 1253/ circj. CJ-14-0789. Epub 2015 Feb 24.

5）Ueshima K, et al:Effects of atorvastatin on renal function in patients with dyslipidemia and chronic kidney disease: rationale and design of the ASsessment of clinical Usefulness in CKD patients with Atorvastatin（ASUCA）trial. Clin Exp Nephrol 17:211-7, 2013. doi: 10. 1007/ s10157-012-0676-5. Epub 2012 Sep 6.

コンサルト	移植後高尿酸血症にフェブキソス
49	タットは有効なのか

62歳，男性．原疾患は IgA 腎症．60歳の妻から夫婦間 ABO 適合生体腎移植を施行．免疫抑制薬としてステロイドは早期離脱し，現在タクロリムスとミコフェノール酸モフェチルの 2 剤で維持．これまで拒絶のエピソードはないが，ややタクロリムスの腎毒性が強く，今回 5 年目の定期検査にて入院．移植腎生検では IF/TA Ⅱのみであった．血清 Cr 値 1.8 mg/dL（eGFR 31.2 mL/分 /1.73 m^2），尿酸 8.6 mg/dL．尿中尿酸排泄量 0.6 mg/kg/ 時，尿酸クリアランス 4.1 mL/ 分であり高尿酸血症の分類は混合型．食事・運動療法は移植後より継続しており，BMI 21.1 と体重は適正，血圧は 108/72 mmHg と正常．高尿酸血症に対しての治療を検討する．

回答 腎移植患者の尿酸の目標値は 8.0 mg/dL 未満と考えられ，飲水量の確保，食事療法がしっかりなされている場合は薬物療法の適応であり，腎機能低下例では尿酸生成抑制薬が第一選択となる．アロプリノールは基本的に腎排泄のため容量調節が必要であり，少量では十分に効果が得られないことがある．

一方，フェブキソスタットは中等度の腎機能低下例にても安全かつ十分な効果があるとされており，また eGFR の増加，蛋白尿の低下も期待できることから，本症例ではフェブキソスタットの開始を考慮する．

■判断のよりどころ

・移植後高尿酸血症については大規模臨床研究がなされておらず，高いエビデンスは存在しないが，メタ解析から腎移植後高尿酸血症は移植腎機能及び移植腎生着率の独立した危険因子（図 1）であることが報告され[1]，治療の必要性が重要視されている．

・腎移植後高尿酸血症の有病率は 19％から 84％と報告によりかなりばらつきがあ

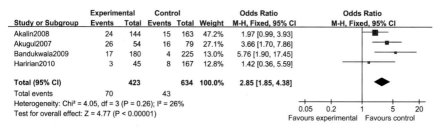

図1 移植腎喪失と高尿酸血症の未調整オッズ比

(Huangら, 2012)[1]

る. 高いものはシクロスポリン使用開始当初の濃度血中モニタリングが十分に行われていなかった時期の報告に多く, 血中濃度モニタリングによる投与量調整が行われるようになってからの最近の報告では40〜60％程度となっている.
・尿酸降下薬は尿酸生成抑制薬, 尿酸排泄促進薬に分類されており, 病型に応じて用いる薬剤を検討する.

　腎移植患者の場合は, ①単腎であることによる腎機能低下, ②シクロスポリン, タクロリムスによる腎毒性による腎機能低下, ③シクロスポリンではオーファントランスポーターであるhOAT10（SLC22A13）を介して尿酸の再吸収を促進させる, などから尿酸排泄低下型が多いため, 尿酸排泄促進薬の使用がリーズナブルではある.

　しかし, 移植腎機能が低下している場合にはプロベネシドでは効果が期待しづらくなること, またベンズブロマロンでは比較的まれではあるが重篤な肝機能障害をきたすこともあるため, 尿酸生成抑制薬を選択することが多々ある.
・尿酸生成抑制薬のアロプリノールは, 活性代謝物質のオキシプリノールが腎排泄であるため, 慢性腎臓病患者の高尿酸血症に対して使用する際には, 血中濃度が上昇し汎血球減少症, Stevens-Johnson症候群などの重篤な副作用をきたす可能性を常に考慮しなければならない. このため十分な量を使用できないこともあり, 十分に尿酸を低下させることが難しいことがしばしばあった.
・2009年からアメリカで使用が開始され, 2011年より本邦でも使用可能となったフェブキソスタットは, 軽度〜中等度の腎機能障害例においても重篤な副作用をきたすことなく, アロプリノールに比べ血清尿酸値6.0 mg/dL未満への目標達成率が高く, 腎機能保護効果が期待できる[2].

　アロプリノールとフェブキソスタットを直接比較した報告は少なく, 特に腎機能

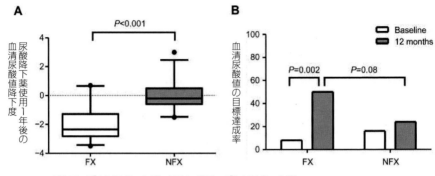

FX:フェブキソスタット群, NFX:非フェブキソスタット群

図2 移植後高尿酸血症に対して尿酸降下薬使用1年後の(A)尿酸値, (B)尿酸値の目標達成率の比較

(Sofueら, 2014より改変)[5]

低下例では,フェブキソスタットに比べアロプリノールでは十分に尿酸を下げきれないことが多く,腎機能保護効果が尿酸低下によるものか,薬剤自体によるものかはまだはっきりしていない.

・一方,重度の腎機能障害（eGFR $<$ 30 mL/分/1.73 m^2）がある場合については,使用経験が少なく安全性が確立していないため慎重投与が推奨されている.移植腎に対するものではないが,中等度～重度の腎機能低下症例に対するフェブキソスタットの多施設共同,プラセボ対照,二重盲検,ランダム化並行群間比較試験（FEATHER study）が実施されており[3],この研究結果が待たれるところである.

・移植後高尿酸血症に対しては,後ろ向きの観察研究であるが,フェブキソスタットはアロプリノールに比べ,より強い尿酸降下作用を示し（図2）,免疫抑制薬の血中濃度に影響することなく,大きな副作用も見られなかったことが本邦より報告されており[4,5],移植後高尿酸血症に対して比較的安全に使用可能と考えられる.ただしアロプリノールと同様にアザチオプリンとの併用は禁忌とされており注意が必要である.

・なお,高血圧合併例に対しては降圧薬であるロサルタンカリウムが尿酸排泄作用を弱いながらも有しており,移植腎保護機能も期待できることからこの使用を考慮する.

49 移植後高尿酸血症にフェブキソスタットは有効なのか　*261*

表1　尿中尿酸排泄量と尿酸クリアランスによる病型分類

病　型	尿中尿酸排泄量 （mg/kg/h）		尿酸クリアランス （mL/ 分）
尿酸産生過剰型	＞ 0.51	および	≧ 7.3
尿酸排泄低下型	＜ 0.48	あるいは	＜ 7.3
混合型	＞ 0.51	および	＜ 7.3

（高尿酸血症・痛風の治療ガイドライン, 第2版, 2010）[6]

■実際の対応

1. 高尿酸血症の診断

　性・年齢を問わず，血漿尿酸値が 7.0 mg/dL を超えるものを高尿酸血症とする．高尿酸血症の病型分類は，高プリン食制限下絶食飲水負荷時の EUA, CUA を測定する（表1）．また腎機能に関する補正を行うためにクレアチニンクリアランスの測定も併せて行う．

2. 生活習慣の改善

　過食，高プリン食，高脂肪食，常用飲酒，運動不足などの生活習慣があれば，まずこれを改善する．1 日尿量 2000 mL を目標に飲水を行い，尿をアルカリ化する食品の摂取が推奨されている．強い負荷の運動は無酸素運動に陥りやすく血清尿酸値を上昇させるため注意が必要である．

3. 薬物療法の開始

　生活習慣改善をしても，血漿尿酸値が 8.0 mg/dL 未満とならないようであれば，薬物療法を開始する．腎移植患者に対していかなる薬剤を使用する際にも言えることではあるが，使用経験の少ない薬剤を投与開始する際は免疫抑制薬の血中濃度の変化には十分注意する必要がある．

　降下目標値は 6.0 mg/dL 未満とするが，さらに降下すべきか，ということについてのエビデンスはない．

提示症例への対応

　提示症例は食事，運動療法施行下にても高尿酸血症を呈しており，薬物療法の適応と考えられる．腎機能低下のためベンズブロマロンでは副作用の懸念があり，アロプリノールでは投与量を抑える必要があるため，十分な尿酸低下を期待しフェブキソスタットを 10 mg より開始した．今後血漿尿酸値が 6.0 mg/dL 未満になるように調整していく．

　移植後高尿酸血症にフェブキソスタットは有用と考えられるが，今後の更なるエビデンスの蓄積が待たれるところである．

参考文献

1) Huang Y, et al:Effects of Hyperuricemia on Renal Function of Renal Transplant Recipients: A Systematic Review and Meta-Analysis of Cohort Studies. PLoS One 7:e39457, 2012.
2) Becker MA, et al:The urate-lowering efficacy and safety of febuxostat in the treatment of the hyperuricemia of gout: the CONFIRMS trial. Arthritis Res Ther 12:R63, 2010.
3) Hosoya T, et al:The effect of febuxostat to prevent a further reduction in renal function of patients with hyperuricemia who have never had gout and are complicated by chronic kidney disease stage 3: study protocol for a multicenter randomized controlled study. Trials 15:26, 2014.
4) Tojimbara T, et al: Efficacy and safety of febuxostat, a novel nonpurine selective inhibitor of xanthine oxidase for the treatment of hyperuricemia in kidney transplant recipients. Transplant Proc 46:511-3, 2014.
5) Sofue T, et al: Efficacy and safety of febuxostat in the treatment of hyperuricemia in stable kidney transplant recipients. Drug Des Devel Ther 8:245-53, 2014.
6) 日本痛風・核酸代謝学会ガイドライン改訂委員会編：高尿酸血症・痛風の治療ガイドライン，第2版，2010，メディカルレビュー社．

コンサルト 50 腎性貧血と移植後貧血はどのように管理すべきか

39歳，女性．腎移植患者．外来経過観察中に徐々に貧血が出現し，持続している．ドナーは72歳，父親で，ABO血液型適合の腎移植を8年前に施行している．7年目の定期生検ではAR（acute rejection 急性拒絶反応）を示唆する所見はなく慢性変化が主であり（Banff分類：ci1, ct1, g0, ah0, c4d陰性で軽度の慢性移植腎障害），直近の採血では，BUN 30 mg/dL，Cr 1.6 mg/dL（CKD-T stage G4A1），Hb 10.2 g/dL，Ht 36.7 %，MCV 90.5 fl，MCH 28.4 pgであった．
内服薬：メチルプレドニゾロン4 mg/日，ミコフェノール酸モフェチル1500 mg/日，シクロスポリン200 mg/日，ラベプラゾール10 mg/日，オルメサルタン10 mg/日，アトルバスタチン10 mg/日，フェブキソスタット10 mg/日，アレンドロン酸ナトリウム35 mg/週．本症例の貧血に対して何を考え，どのように対応すべきか．

回答 正球性正色素性貧血がみられている．移植患者の貧血は多岐にわたるため，貧血の鑑別をまず行う．その上で赤血球造血刺激因子製剤（ESA）製剤の投与を検討する．

■ 判断のよりどころ

1. 移植後貧血（PTA）に関するEBM

PTA（post transplant anemia）に関するEBMは非常に少なく，明確なガイドラインは示されていなかったが，2015年に日本透析学会より「慢性腎臓病における腎性貧血治療のガイドライン（案）」が発表され，移植後貧血の取り扱いに関して初めて示された．

PTAは成人男性でHb 13 g/dL未満，成人女性でHb 12 g/dL未満と定義され，発

表1 移植後貧血（PTA）の原因

移植後早期（6ヵ月以内）の貧血	・頻回の採血 ・輸液 ・周術期の出血 ・免疫抑制薬の骨髄抑制 ・溶血 ・遅発性の移植腎機能発現
移植後維持期（6ヵ月以降）の貧血	・拒絶反応 ・腎機能低下 ・降圧薬（ACE-I, ARB） ・免疫抑制薬の骨髄抑制 ・ESA 抵抗性 ・感染症 ・高齢ドナー ・悪性腫瘍

症様式が2峰性であるといわれている．Hb 値は移植後早期（移植後6ヵ月以内）に周術期の影響を受けて低値をとることが多いが，この状態は移植後3〜6ヵ月程で改善する．しかし移植後6ヵ月以降に存在する移植後維持期の貧血が多くみられ，Hb 値は主に移植腎機能とともに緩徐に低下傾向を示す．

・オーストラリアの Chadban らは，クレアチニンクリアランス（CCr）に差異のない2群（851人の移植後患者と，732人の非移植保存期腎不全患者）を比較した．その結果腎機能を合致させた上記2群で，移植後患者では貧血の有病率が約10倍程度高いことを報告した[1]．このことは，PTA が単純に腎機能によってのみ影響されるものではないことを示唆している．

・PTA の原因は多岐にわたるが，移植後早期では慢性腎不全期の腎性貧血を背景として周術期の出血，大量の輸液，免疫抑制薬による骨髄抑制，遅発性の移植腎機能発現，頻回の採血などがあり，移植後維持期の貧血は感染症，拒絶反応，免疫抑制薬による骨髄抑制，降圧薬〔アンジオテンシン変換酵素阻害薬（ACE-I），アンジオテンシン受容体拮抗薬（ARB）〕，溶血，悪性腫瘍などが原因とされる（表1）．一般に PTA とは移植後維持期の貧血を指し，その頻度は移植患者全体の30〜40％におよび献腎移植，生体間腎移植の間で差異はないとされている．

・本症例は移植後8年経過しており，まず現在の移植腎機能の把握，慢性拒絶反応の有無を確認する．拒絶反応は免疫現象であり，炎症状態に他ならない．次に免疫抑制薬の影響を考える必要がある．ミコフェノール酸モフェチル（MMF）は核酸

50 腎性貧血と移植後貧血はどのように管理すべきか　*265*

合成阻害薬であり，プリン代謝の *de novo* 系を阻害することによりグアノシンヌクレオシドプールを枯渇させ DNA 合成を抑制し貧血を惹起する.

　また，表1のように ARB，ACE 阻害薬の服薬有無，ウイルス感染症の有無，また女性に関しては過多月経も考えなければならない．移植後悪性腫瘍の有病率は健常人の約2～3倍とされており，悪性腫瘍の有無をチェックも忘れてはならない．PTA に関しても鉄欠乏性貧血は多くみられるため，鉄代謝を解析すべきである.

2. 移植後貧血（PTA）の治療に際して，治療開始の基準および Hb の治療目標値

　この領域に関しては，十分なエビデンスはさらに存在していない.

・一般に，PTA に対する ESA 使用率は10～20％程度と低いのが現状である．PTA は死亡や心血管障害のリスクになり，移植腎機能の低下と相関するといわれているが，いずれも RCT での報告ではない．これまでに米国のガイドライン（KDIGO）においても，欧州のガイドラインにおいても十分な RCT がないために，PTA に対する ESA 製剤投与に関しては示されていなかった.

・1794人の腎移植後患者を対象とした Heinze らの報告（Hb 13 g/dL 以上の ESA 使用群では死亡リスクが1以上となることが示された）[2] や，CAPRIT study（移植後患者を高 Hb 群，低 Hb 群に分けた2年間の前向き観察であり，高 Hb 群では有意に GFR が高く維持された）[3] などをもとに，2015年に日本透析医学会より「慢性腎臓病患者における腎性貧血治療のガイドライン（案）[4] が提案され，PTA における ESA 開始基準，目標とする Hb 値の設定に関しても言及されている.

　これによると Hb 11 g/dL 未満で貧血の鑑別を十分に行った上で，ESA の使用を

移植後内科合併症管理

表2　慢性腎臓病患者における腎性貧血治療のガイドライン（案）[4]

A. 『移植後貧血』において維持すべき目標 Hb 値について
　1) 腎移植患者の場合，移植後維持期の貧血治療として維持すべき目標 Hb 値は 13 g/dL 未満を提案する（2D）.
　2) 実際の診療においては，透析歴，末期腎不全に至った原疾患，個々の症例の自覚症状，心血管合併症，移植腎機能低下，免疫抑制薬の投与量を含む病態に応じ，Hb の目標値を定め治療することを推奨する（2C）.
B. 『移植後貧血』の貧血治療の開始基準について
　1) 移植後維持期の患者の場合，複数回の検査で Hb 11 g/dL 未満となった時点で貧血治療を開始することを推奨する（2D）.
　2) 臨床的に回避できない場合を除き，赤血球輸血療法による不要な抗体産生（同種感作による拒絶反応惹起）を避けるべきである（1C）.

検討するとされた.

■実際の対応

　腎移植後や保存期腎不全など腎機能障害がある患者であったとしても，その患者に新規に出現した貧血が必ずしも腎機能障害だけで説明できるとは限らない.

　貧血の原因に応じて行うべき治療方針が変わってくるため，貧血が出現した時期，貧血のパターン（小球性，正球性，大球性），使用薬剤＋免疫抑制薬の使用状況，腎機能の推移，鉄代謝，悪性腫瘍や出血性病変の合併がないかなどを確認し，貧血の原因を究明する.その結果に応じて適切な治療方法の選択を行うことがESA使用に先行すべきである.

提示症例への対応

　本症例は若年女性であり移植後より月経が再開していることから，鉄欠乏性貧血やステロイド投与に伴う消化管潰瘍などの可能性も考えられた.そのため，網状赤血球や鉄代謝，便ヘモグロビン検査など一般的な貧血精査を行ったが，明らかな異常所見は認められなかった.

　次に，移植後定期腎生検にて抗体関連型拒絶反応が認められなかったことから，MMFを減量した.その後も複数回の採血検査でHb 11 g/dL未満であることが継続したため，移植腎機能低下に伴う相対的なエリスロポエチン産生低下に伴う貧血が主体と判断し（ただし，移植後エリスロポエチン濃度と貧血に関しては相関が無いとされる報告も多い），定期的なESA製剤の投与を開始した.ESA製剤開始後には緩徐にHbの上昇を認め，現在はHb 11〜12 g/dL程度に維持出来ている.

参考文献

1）Chadban SJ, Baines L, Polkinghorne K, et al:Anemia after kidney transplantation is not completely explained by reduce kidney function. Am J Kidney Dis 49:301-309, 2007.

2）Heinze G, Kainz A, Horl WH, et al:Mortality in renal transplant recipients given erythropoietins to increase hemoglobin concentration:cohort study. BMJ 339:b4018, 2009.

3）Choukroun G, kamar N, Dussol B, et al: CAPRIT study Investigators:Correction of postkidney transplant anemia reduce progression of allograft nephropathy. J Am Soc Nephrol 23:360-368, 2012.

4）慢性腎臓病患者における腎性貧血治療のガイドライン（案）.日本透析医学会ホームページ（http://www.jsdt.or.jp/）

コンサルト 51 移植後の悪性腫瘍管理はどのようにすべきか

> 40歳, 男性. 末期腎不全にて血液透析を施行されていたが, 10年前に父をドナーとした生体腎移植術を施行され移植腎機能は安定していた. 外来通院中に肉眼的血尿を認めたため精査したところ, 腹部造影CTにて左固有腎に辺縁明瞭で内部不均一に造影される約5cm大の充実性腫瘤を認めた. この症例に対して診断及び治療をどのように考えるか.

回答 腎移植後, 固有腎に発症した腎がんの症例である. 治療は一般の腎がんに対する治療に準じるが, 腎がんは移植後発がん率の高い悪性腫瘍の1つである. 移植後にはどのような腫瘍の頻度が高くなるのかを踏まえて適切な検査体制を整える必要がある.

■判断のよりどころ

・免疫抑制薬の進歩によって腎移植の短期成績は極めて良好な時代となった. 一方で, 移植腎生着率の向上により免疫抑制薬に長期暴露されることやレシピエントの高齢化から, 腎移植患者における悪性腫瘍の発症率は増加傾向にある. 本邦における腎移植患者の死亡原因としては, 2001年以降の集計では感染症 (22.3%), 心疾患 (15.8%) についで, 悪性腫瘍 (15.4%) が2位と僅差で第3位を占めている[1].

・腎移植後の悪性腫瘍には, ①移植腎とともにドナーより持ち込まれるもの, ②レシピエントに移植前より存在していた悪性腫瘍が顕在化するもの, ③移植後新たに発症するものの3種類が考えられる.

①, ②は移植前のスクリーニングによる診断で可及的に除外されるべきものであり, 移植後の悪性腫瘍として主に問題となるのは③である. 臓器移植後に悪性腫瘍の頻度が増加する機序としては, 長期免疫抑制による腫瘍性ウイルス感染の助長, 免疫学的監視力低下による腫瘍細胞増殖, 免疫抑制薬による直接的な発がん作用が

表1　ウイルス感染症と関連する悪性腫瘍

ウイルス	悪性腫瘍
B 型肝炎ウイルス C 型肝炎ウイルス	肝がん
ヒト T 細胞白血病ウイルス 1 型	非ホジキンリンパ腫
ヒトヘルペスウイルス 8	カポジ肉腫
Epstein-Barr ウイルス	咽頭がん，非ホジキンリンパ腫，ホジキンリンパ腫
ヒトパピローマウイルス	舌がん，口腔がん，扁桃腺がん，肛門がん，腟がん，子宮頸がん，陰茎がん

[KDIGO Transplant Work Group, 2009より一部改変] [3]

報告されている [2].

・悪性腫瘍の危険因子は高齢者，白人，長期透析，長期の免疫抑制薬使用，喫煙，日光被爆などがあるが，ウイルス感染と関連のある悪性腫瘍（表1）は発がんリスクが著明に増加する傾向があると言われている.

・腎移植後の発がんリスクは一般人口と比較して2〜3倍と言われており，通常 standardized incidence rate（SIR，標準化罹患率）が用いられる（表2）. がん種別にみると，乳がん，前立腺がん，卵巣がん，脳腫瘍など腎移植後も一般人口と発がんリスクが変わらないものと，カポジ肉腫，非ホジキンリンパ腫，腎がん，皮膚がん（メラノーマ以外）など腎移植後に発がんリスクが上昇するものがある.

　地域別では欧米では皮膚がんの発症が多い一方，日本を含めたアジアでは腎がんや胃がん，PTLD（移植後リンパ増殖症）の発症が多いとされている. ここで注意すべきは発がんリスクが上昇している悪性腫瘍だけではなく，罹患者数が多いものを念頭におかなければならないことである. 図1に示すように，乳がんは腎移植後に発がんリスクが上昇するわけではないが，一般人口においてもその発がんリスクが高いために腎移植後レシピエントの罹患者数も多くなる.

　乳がん，腎・尿路系がん，子宮体がん，大腸がんなどは発症頻度の高さから見逃してはいけない悪性腫瘍と考えられる. 進行がんにおける移植患者の生存率は低く，悪性腫瘍の早期発見，早期治療が重要となってくる. そのために腎移植レシピエントにおいても一般人口と同様に悪性腫瘍のスクリーニング検査が必要である.

51 移植後の悪性腫瘍管理はどのようにすべきか　*269*

表2　腎移植患者におけるSIR及び発生率による悪性腫瘍の分類[a]

SIR	よくみられる悪性腫瘍[b]	移植患者でよく見られる悪性腫瘍（推定）[c]	まれな悪性腫瘍[d]
>5[e]	カポジ肉腫[e]（HIV 感染者）	カポジ肉腫[f]，腟がん[f]，非ホジキンリンパ腫，腎がん，皮膚がん（メラノーマ以外）[f]，口唇がん[f]，甲状腺がん，陰茎がん[f]，小腸がん[f]	眼
1〜5[e]	肺がん，大腸がん，子宮頸がん，胃がん，肝がん	咽頭がん，食道がん，膀胱がん，白血病	メラノーマ，喉頭がん，多発性骨髄腫，肛門がん[f]，ホジキンリンパ腫
リスク上昇無し[e]	乳がん，前立腺がん，直腸がん[f]		卵巣がん，子宮がん，膵がん，脳腫瘍，精巣がん

[KDIGO Transplant Work Group, 2009 より一部改変][3]

[a] 推定頻度の高い順に記載（SIR x 一般集団における発生率）
[b] 一般集団及び移植患者における発生率が10万人当たり10人以上：全世界での発生率に基づく．年齢で補正した発生率（世界人口に正規化）．
[c] 一般集団における発生率は10万人当たり10人未満であるが，移植患者における推定発生率（SIR x 一般集団における発生率）は10万人当たり10人以上．
[d] 一般集団及び移植患者における発生率が10万人当たり10人未満．
[e] Grulichら（Lancet 370: 59-67, 2007）による表から抜粋．
[f] 米国の発生率に基づく．年齢で補正した発生率（米国人口に正規化）．

■実際の対応

・すべての悪性腫瘍スクリーニングを保険診療内で行うことは難しい．腎移植外来は移植腎機能のチェック，免疫抑制薬の調整を行うのであって，がん検診をしているわけではないことを患者に理解してもらう必要がある．そのうえで，腎移植レシピエントでは発がんリスクが上昇することも説明し，定期的ながん検診の受診を勧めることが肝要である．

・がん検診には対策型検診と任意型検診がある．

　①**対策型検診**：いわゆる5大がん検診（大腸がん，胃がん，肺がん，乳がん，子宮頸がん）で市町村のほかに職域・医療保険などの保険事業として行っているケースもあり，費用は無料か一部少額自己負担で行える．これらは一般人口において有効性が確立された検査方法であり，腎移植レシピエントにおいても利用が推奨される．

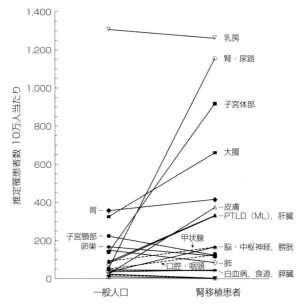

図1 一般人口と腎移植患者の臓器別がん罹患者数比較
(中島ら,2012)[4]

　②**任意型検診**：いわゆる人間ドックである．かなりの部分のスクリーニング検査を行うことができ，悪性腫瘍以外に総合的な精密検査も兼ねているので人間ドックを利用するのが理想的ではあるが，全額自己負担であるために受診率は高くない．
　そこで，5大がん検診には含まれないが腎移植後に発がん率が高くなる悪性腫瘍（腎・尿路系がん，子宮体がん，皮膚がん，PTLDなど）の早期発見をどのように行っていくかが問題となる．
　子宮体がんは子宮頸がん検診の際に医師の判断でオプションとして検査を行える場合も多く，同時検査が望まれる．
　皮膚がんに関しては患者自身に自分で注意して観察するように促すことが有効と考えられる（乳房や精巣も同様）．
　その他についてのスクリーニング検査としては，一般的には腹部の超音波検査やCT，腫瘍マーカー採血（CEA，CA19-9，AFP，50歳以上の男性ではPSAなど）を年1回，尿細胞診は適宜行うのが理想である．ただし，スクリーニング検査による介入にて腎移植レシピエントの予後を改善できるか検討したRCT（randomized

controlled trial）は無く，スクリーニング検査に関するコンセンサスや国家レベルのガイドラインも無いのが現状である．費用対効果の観点からも適切な検査計画を立てるために，エビデンスの確立が今後の課題である．

・治療は一般の悪性腫瘍に準じ，発見後は専門医へ紹介して治療にあたる．外科的手術に加え，特にウイルス感染に関連した悪性腫瘍の場合には免疫抑制薬の減量などを行う．その他の悪性腫瘍においても可能な場合には免疫抑制薬の減量を試みるが，急性拒絶反応を惹起しないように十分な注意が必要である．移植腎機能が廃絶してしまえば患者の状態はさらに悪くなり，治療オプションも限られてくるため，救命目的で免疫抑制薬を完全に中止する場合を除いては可能な限り移植腎機能の保持に努めるべきである．

・予防にまさるものはなく，禁煙，皮膚がんのリスクを減らすために紫外線予防に努めるほか，バランスの良い食事，適度な運動など生活習慣改善も役立つと考えられる．腎移植前の対応としては，肝炎ウイルスの治療，各種ワクチン接種，ヘリコバクター・ピロリ菌の除菌を行っておくことが勧められる．

・2011 年より腎移植の分野にて使用可能になった mTOR（mammalian target of rapamycin）阻害薬（エベロリムス）はシロリムスの誘導体で従来の免疫抑制薬とは異なる作用機序を持ち，用量は異なるものの根治切除不能な腎がんや乳がんに対する分子標的治療薬としても使用されており，その抗腫瘍効果が報告されている[5]．また，エベロリムスを用いた免疫抑制療法では，TGF-ß の発現を増加させて腫瘍細胞の浸潤や転移を助長させるとされているカルシニューリン阻害薬を減量できることからも，悪性腫瘍発生率の低下が期待される．

提示症例への対応

・ステージング診断で他臓器やリンパ節に転移を認めず，左腎がん（T1bN0M0）の診断にて腹腔鏡下左腎摘除術を施行した．病理学的診断結果は淡明細胞型腎細胞癌，Grade1，INFß，v0，ly0 であった．免疫抑制療法はステロイド，ミコフェノール酸モフェチル（MMF），シクロスポリンの内服を行っていたが，術後に MMF をエベロリムスへ変更し（目標トラフ値：3～8 ng/mL），シクロスポリンは約半量へ減量して（目標トラフ値：25～50 ng/mL），外来経過観察中である．

　術後，約 5 年経過した現在，腎がんの再発や転移を認めていない．本症例は症状を認めたために診断され根治的治療を行うことができたが，無症状の悪性腫瘍を発見するために定期的な検査を行う体制整備が望まれる．

参考文献

1）日本移植学会：臓器移植ファクトブック 2014.
2）Sherston SN, et al: Predictors of cancer risk in the long-term solid-organ transplant recipient. Transplantaion 97: 605-611, 2014.
3）KDIGO Transplant Work Group: KDIGO clinical practice guideline for the care of kidney transplants. Am J Transplant 9（Suppl 3）: S1-155, 2009.
4）中島一朗，他：腎移植後の悪性腫瘍．今日の移植 25:323-352, 2012.
5）Alberu J, et al: Lower malignancy rates in renal allograft recipients converted to sirolimus-based, calcineurin inhibitor-free immunotherapy: 24-month results from the CONVERT trial. Transplantation 92:303-310, 2011.

52 移植後骨作動薬の管理　*273*

コンサルト
52

移植後骨作動薬の管理

38歳，女性．母をドナーとする生体腎移植を施行した．免疫抑制薬はミコフェノール酸モフェチル，タクロリムス，メチルプレドニゾロンで導入し，血清クレアチニン 0.60 mg/dL（eGFR 88.3 mL/分/1.73 m^2）で退院した．移植時の検査で腰椎の YAM 65%と骨粗鬆症を認めたが，現時点で骨粗鬆症に対する薬物療法は行われていない．今後の骨粗鬆症の治療をどうするべきだろうか．

腎不全の原疾患はループス腎炎で，18歳からステロイド投与が開始され，36歳時に透析導入となったが，移植前までプレドニゾロン 8 mg を内服していた．移植までの間，ビタミン K やビタミン D の内服が間欠的に行われていたが，2年前の腰椎 YAM 74%であり，骨密度は低下傾向にある．

回答　骨密度の進行性の低下を認め，ステロイド投与下にあり骨折危険性が高い状態と考えられる．原発性骨粗鬆症に準じた一般的指導に加えて，薬物療法が勧められる．腎移植患者における薬物療法に関するエビデンスは乏しく，骨作動薬の使用には十分な配慮が必要である．

移植後内科合併症管理

■ 判断のよりどころ

・「慢性腎臓病に伴う骨・ミネラル代謝異常の診療ガイドライン」[1] では，尿毒症が解除され骨代謝回転も亢進することから生じる移植直後の骨密度の減少に対して，活性型ビタミン D 製剤やビスホスホネート製剤が有効とする報告がある．しかし，骨折や死亡のリスクを軽減したとするエビデンスは乏しく，むしろ骨生検所見では低回転骨を助長しかねないとの報告もあり，薬物療法の推奨は明記されていない．

・Kidney Disease: Improving Global Outcomes（KDIGO）のガイドライン[2] において

は，以下のような推奨がなされている．やはり骨密度に対する効果は示されているものの，治療介入によって低回転骨を増加させる恐れもあり，骨折や予後に関するエビデンスは乏しいことが記されている．

①移植直後より，カルシウム，リン，PTH，25(OH)D（本邦では保険収載されていない）を定期的にチェックする．

②ステロイド治療を受けているか，骨粗鬆症の一般的なリスクがある場合で，GFR が 30 mL/ 分 /1.73 m^2 以上の症例では移植後 3 ヵ月以内に骨密度を測定する．

③移植後 12 ヵ月以内では，GFR が 30 mL/ 分 /1.73 m^2 以上の症例で骨密度が低値であれば，ビタミン D もしくはビスホスホネートによる治療を考慮する．

・また，移植患者に関する記述はないが，「ステロイド性骨粗鬆症の管理と治療ガイドライン」[3] では，経口ステロイドを 3 ヵ月以上使用中あるいは使用予定の症例で，骨折危険因子をスコアで評価して 3 点以上の症例について，薬物療法を開始する．

①既存骨折：あり 7 点．

②年齢（歳）：65 歳以上 4 点，50 歳以上 65 歳未満 2 点．

③ステロイド投与量（PSL 換算 mg/ 日）：7.5 以上 4 点，5 以上 7.5 未満 1 点．

④腰椎骨密度（% YAM）：70 未満 4 点，70 以上 80 未満 2 点．

薬物療法の第一選択薬は，前向き無作為化試験にて骨密度低下抑制効果が示されているアレンドロン酸とリセドロン酸である．代替治療として，遺伝子組換えテリパラチド，イバンドロン酸，アルファカルシドール，カルシトリオールが挙げられている．

■実際の対応

・KDIGO のガイドラインにも示されるように，移植後の骨代謝においても，リン，カルシウム，PTH の管理は重要であり，まず，これらの是正を行う．

本邦で保険適応がないが，腎移植後に高カルシウム血症，高 PTH 血症が遷延する症例にシナカルセトを投与することで，血清カルシウム，PTH の値を是正すると，骨密度の改善も認めたという報告も散見される．移植後患者の骨粗鬆症の薬物治療については，骨密度がビスホスホネートやビタミン D で改善したとする多くの報告があるものの，骨折の抑制に関するエビデンスは確立していない．

・移植後の骨粗鬆症については，副甲状腺機能亢進症を含めた透析・保存期からの

52 移植後骨作動薬の管理 275

表1 骨粗鬆症治療薬の働き

	骨形成	骨吸収	骨密度	椎体骨折	非椎体骨折	大腿骨近位部骨折
CKD	↓〜↑	↓〜↑	↓	↑	↑	↑
ステロイド	↓	↑↑	↓	↑	↑	↑
抗RANKL抗体	↓	↓↓	↑	↓	↓	↓
副甲状腺ホルモン	↑↑	↓〜↑	↑	↓	↓	－
ビスホスホネート	→〜↓	↓↓	↑	↓	↓[*1]	↓[*1]
SERM	↓	↓	↑	↓	↓	－
女性ホルモン[*2]	→	↓	↑	↓	↓	－
活性型ビタミンD	↑	↑〜↓	↑	↓	↓	－
ビタミンK	↑	↓	↑	↓	↓	－
イプリフラボン	↑	↓	－	－	－	－

[*1] 原発性骨粗鬆症を対象として，アレンドロン酸，リセドロン酸が大腿骨近位部骨折を抑制するとの報告があり，これらに加えてイバンドロン酸が非椎体骨折を抑制するとの報告がある．
[*2] エストリオールについては，骨密度上昇および骨折リスク低下効果に関するエビデンスは乏しい．

持ち込みと，移植後のステロイドを主とした免疫抑制薬の影響，低栄養状態や移植後腎機能，加齢などが関連する．

　表1に示すように，ステロイド投与によって骨吸収は亢進し，骨密度が低下し，骨折のリスクが高まる．ビスホスホネートや新たに登場した抗RANKL抗体のような骨吸収を強力に抑える薬剤が，移植後の骨粗鬆症に対しても骨密度の低下を抑え，骨折のリスクを軽減させるのではと期待される．

　しかしながら，ガイドラインの中にも示されているが，骨生検の評価において骨密度を改善させる薬物治療によって低回転となってしまう症例も認めており，これら薬物治療が骨折を減らす効果があるのかは十分に検証されていない．

・移植後の骨粗鬆症については，骨生検を行ってその状態を評価して治療方針を検討するのが望ましいが，骨生検は侵襲性のある検査であり，骨代謝マーカーとその推移を注意深く評価して治療介入しているのが現状かと思われる．

　骨粗鬆症の予防と治療ガイドラインに示されるように，骨代謝マーカーは性や年齢によっても異常高値とする値が異なり，また腎機能低下例で利用可能なものも限られるため，注意が必要である[4]（表2）．

・さらに，現在本邦で使用可能な骨粗鬆症薬は多く存在するが，腎機能低下例では

移植後内科合併症管理

表2　主な骨代謝マーカーの特性

マーカーの種類		測定方法	腎機能低下 [*1]	基準上限値	MSC（%）[*2]
骨形成	BAP	CLEIA	○	14.5 μg/L	9.0
	P1NP	RIA	○	64.7 U/L	12.1
骨吸収	TRACP-5b	EIA	○	420 mU/dL	12.4
	DPD	EIA	×	7.6 nmol/mmol・Cr	23.5
	sNTX	EIA	×	16.5 nmolBCE/L	16.3
	uNTX	EIA	×	54.3 nmolBCE/mmol・Cr	27.3
	sCTX	EIA	×	0.653 ng/mL	23.2
	uCTX	EIA	×	301.4 μg/mmol・Cr	23.5
その他	ucOC	ECLIA	×	4.5 ng/mL	32.2

[*1]　○：腎機能低下例でも使用可能，×：腎機能低下によって影響を受けやすい

[*2]　骨代謝マーカーが，日差変動の平均値の2倍を超えて変化（最小有意変化minimum significant change；MSC）すれば有効と評価する.

表3　骨粗鬆症治療薬

分類	薬剤	主な商品名	腎機能低下例
抗 RANKL 抗体	デノスマブ	プラリア®	重度の腎障害は慎重投与
副甲状腺ホルモン	遺伝子組換えテリパラチド	フォルテオ®	慎重投与
	テリパラチド酢酸塩	テリボン®	慎重投与
ビスホスホネート	エチドロン酸	ダイドロネル®	重篤な腎障害は禁忌
	アレンドロン酸	フォサマック®，ボナロン®	重篤な腎障害は慎重投与
	リセドロン酸	ベネット®，アクトネル®	Ccr < 30 mL/ 分は禁忌
	ミノドロン酸	ボノテオ®，リカルボン®	重篤な腎障害は慎重投与
	イバンドロン酸	ボンビバ®	高度の腎障害は慎重投与
SERM	ラロキシフェン	エビスタ®	慎重投与
	バゼドキシフェン	ビビアント®	慎重投与
女性ホルモン	エストリオール	エストリール®，ホーリン®	慎重投与（体液貯留）
	エストラジオール	ジュリナ®，ウェールナラ®	慎重投与（体液貯留）
活性型ビタミン D	アルファカルシドール	アルファロール®	常用量を使用可能
	カルシトリオール	ロカルトロール®	常用量を使用可能
	エルデカルシトール	エディロール®	慎重投与（高カルシウム血症）
ビタミン K	メナテトレノン	グラケー®	常用量を使用可能
そのほか	イプリフラボン	オステン®	常用量を使用可能

禁忌となっている薬剤もあるため，注意が必要である（表3）.

特に新しく登場した薬剤には，腎機能低下例で血清カルシウム値の大きな変動を認めたとする報告も散見され，また薬物相互作用も十分にデータがないため注意深く使用する.

提示症例への対応

腎機能は保たれており，リン，カルシウム，PTHは管理目標内に維持されていた.移植前のステロイド治療の影響と思われるが，移植時にすでに腰椎骨密度は%YAM値が70未満となっており，ステロイドを今後も内服予定であることから，さらなる骨密度低下および骨折のリスクと考えられた.骨生検は施行しなかったが，骨代謝マーカーを測定するとTRACP-5b 956 mU/mLと骨吸収の亢進を認めていた.妊娠の希望がないことも確認できたため，ビスホスホネートの投与が望ましいと判断し，アレンドロン酸の投与を開始した.

参考文献

1) 慢性腎臓病に伴う骨・ミネラル代謝異常の診療ガイドライン．日透析医学会誌 45:301-356, 2012.
2) Kidney Disease: Improving Global Outcomes（KDIGO）Transplant Work Group:KDIGO clinical practice guideline for the care of kidney transplant recipients. Am J Transplant Suppl 3:S1-155, 2009.
3) 日本骨代謝学会ステロイド性骨粗鬆症の管理と治療ガイドライン改訂委員会編：ステロイド性骨粗鬆症の管理と治療ガイドライン2014改訂版.
4) 骨粗鬆症の予防と治療ガイドライン作成委員会編：骨粗鬆症の予防と治療ガイドライン2015年版.

一口メモ 53 移植に関わるコーディネーターはどのような仕事をするのか

1. はじめに

本邦において，移植医療にかかわる移植コーディネーター（以下 Co）とは，どのような専門性を持ったコーディネーターなのかを紹介する．

Co には主に死体臓器提供の臨床に携わる「ドナー移植コーディネーター（以下 DCo）」と，移植を受ける側の臨床に携わる「レシピエント移植コーディネーター（以下 RCo）」がいる．以下ではそれぞれの Co がどのような仕事をするのかを解説する．

2. 移植コーディネーターとは

移植医療の臨床において欠くことのできないのが臓器移植コーディネーターである．コーディネーターには主に 2 種類のコーディネーターが定義されている．それは DCo と RCo である（図 1）．以下ではそれぞれの役割や業務について紹介する．

A. ドナー移植コーディネーター

諸外国では donor coordinator や organ procurement coordinator 等と表現されている．

その業務とは，死体臓器提供において，臓器提供希望者が入院している医療機関に出向き，ドナー候補者（ポテンシャルドナー）の一次評価（図 2）をしてドナー適応を判断すること，そのご家族とお会いして臓器提供の説明と承諾

1）ドナー移植コーディネーター
　・公益社団法人日本臓器移植ネットワーク移植コーディネーター
　・都道府県の臓器財団等に所属する都道府県コーディネーター
2）レシピエント移植コーディネーター
　・各移植施設に勤務する臓器別，または全臓器を対象とするレシピエント移植コーディネーター

図 1　移植コーディネーター

> 1）以下の疾患，または状態を伴わないこと
>   ①全身性，活動性の感染症．
>   （クロイツフェルト・ヤコブ病，ウェストナイル熱）
>   ② HBs 抗原，HIV 抗原，HTLV-1 抗体陽性．
>   ③悪性腫瘍（原発性脳腫瘍および治癒したと考えられるものを除く）．
> 2）以下の疾患または状態が存在する場合は，慎重に適応を決定する．
>   ①血液生化学，尿所見等による器質的腎疾患の存在．
>   ② HCV 抗体陽性
> 3）年齢：70 歳以下が望ましい． ＊ 70 歳以上であっても腎機能が正常であれば可能．
> 4）局所的感染について．
>   人工呼吸に伴う軽度の肺感染症，膀胱留置カテーテルによる軽度の下部尿路感染症について
> は，血液培養が陰性であればドナーとしての適応がある．
> 5）腎機能について
>   入院時から最新の S-Cr 値や BUN，尿量等から適応の有無を総合的に判断する．最新の
> S-Cr 値が高値であっても，入院時の腎機能が正常であれば可能性はあるので，適応．

図2　ドナーの一次評価項目

などの手続きを行うことである．また，臓器摘出手術に立ち会い，その調整や提供された臓器の搬送，またはその手配を行う専門的実務者でもある．

1）誕生

本邦では，1990 年に厚生省（現厚生労働省）により「腎移植推進委員」として都道府県に設置されたのが初めである．

この頃の死体臓器提供・移植は腎臓と眼球（角膜）のみであり，そのあっせんは都道府県に設置された腎臓バンク等にあっせん免許が交付され，各地域の独自性をもって活動していた．

これらの経過の中，1995 年4 月に社団法人日本腎移植ネットワーク（現日本臓器移植ネットワーク）が発足され，それまで各地で取得したあっせん免許が廃止され，日本腎臓移植ネットワークに一元化された．

現在では，公益社団法人日本臓器移植ネットワーク（以下 JOT）に改組され JOT に所属する DCo と，都道府県の臓器移植財団などに所属・活動する DCo にそれぞれ「臓器あっせん委嘱状」が交付され，JOT の指揮下で臓器提供の臨床を遂行している．

移植後内科合併症管理

2) 資格要件，及び業務

JOT より委嘱され活動している DCo の資格要件は，JOT，もしくは都道府県の臓器移植推進財団等に所属することが必要で，その上で医療国家資格，あるいは 4 年制大学以上の卒業者であることとされている．さらに JOT が規定するセミナーを受講し，試験に合格することが必要な資格である．

業務としては，法律上の定義として「主たる役割は適正な移植医療の実施である．具体的には，臓器提供意思の尊重と移植を受ける機会の公平性の担保にある．」とされている．また臓器移植法のガイドラインにおいては，「臓器提供に対する国民の意思や家族の意思を，十分に尊重できるよう支援することと，国民ならびに医療機関に対する普及啓発を専門的な立場から行い，実際に臓器提供症例が発生した場合，臓器提供に関する諸活動を行う」ことと規定されている．これらを念頭においた上で適正な臓器提供を実施するための連絡調整の専門的実務者である．

役割として，臓器提供の臨床以外では，一般普及啓発と医療機関啓発を地域において担うものとしている[1]．実際には，一般啓発は都道府県行政や地域の臓器移植推進財団などが中心で行うことが多い．DCo の主たる活動は "医療機関啓発" であり，そのことで患者やご家族の臓器提供意思を十分くみ取れる医療機関開発に集中することが主業務といっても過言ではない．救急における見取り医療の一環としての臓器提供の位置づけが一般的であり，その実現の結果，提供者を増やす観点からは重要，かつ重大な任務をもって臨むべき職種でもある[2]．

B. レシピエント移植コーディネーター

1) 誕生

1990 年より，移植施設独自で発達してきた職種である．その任は薬剤師や看護師，透析技師などが担い，移植のプロセス全体を通し調整を図り，さらに移植患者のケアや退院後の健康相談などに従事していた．このような経過の中で，移植を担う他の医療機関に拡大しその数が増えていったという経過がある．

実態について，日本移植コーディネーター協議会（以下通称，JATCO）が1999 年，及び 2008 年にアンケート調査を実施している．当初の調査では 21

53 移植に関わるコーディネーターはどのような仕事をするのか *281*

レシピエント移植コーディネーター認定合同委員会

日本移植学会　日本臨床腎移植学会　日本肝移植研究会　日本心移植研究会
日本肺移植および心肺移植研究会　日本膵・膵島移植研究会　日本小腸移植研究会
日本臓器保存生物医学会　日本移植・再生医療看護学会

↓

移植関連学会認定合同委員会

図3　合同委員会の構成

認定コーディネーターの新規認定を申請する者（以下，新規申請者と略記）は，次の各号に定めるすべての資格を具えていなければならない．
1. 〈A項〉日本の医師免許もしくは正看護師免許を取得後5年以上の臨床経験を有すること．
   〈B項〉日本の医療国家資格またはそれと同等の知識を有すると認められるもので5年以上の臨床経験を有すること．
2. 申請時において日本移植学会を始めとする臓器移植に関連する学会ならびに研究会の会員として学術活動に参加していること．
3. 別に定める実績要件を満たしていること．
4. 日本移植学会および関連する学会・研究会の学術集会に3回以上参加していること，ただし日本移植学会学術集会に1回以上参加していること．
5. 日本看護協会または日本移植コーディネーター協議会の主催する研修を受講していること（計3日間以上）．
6. 合同委員会が認定する別に定めるセミナー，講習会などを1回以上受講していること（5.を含めない）．

図4　認定レシピエント移植コーディネーターの試験申請要件
（レシピエント移植コーディネーター認定制度規則）

施設31名がその業務にあたり，後の調査では診療科毎（臓器毎）62科62名が配置されるまでに至った[3]．

　こうした必要性を鑑み，日本移植学会において2008年にRCoの認定制度の立案が協議され日本移植学会認定RCoの案が完成したが，同時に「コーディネーター管理料」（現移植後患者指導料：2012年4月から施行）としての保険診療化が協議されていたことも踏まえ，中立性を考慮し，移植関連学会（図3）の合同認定にするという結論であった．2011年に第1回の認定試験が行われ54名が認定を受けたという経過である．

移植後内科合併症管理

2）資格要件，及び業務

　移植関連学会レシピエント移植コーディネーター認定合同委員会が認定する資格である．またその教育の任を担う看護協会または JATCO が開催するセミナーを受講し試験により認定されるものである．ただしセミナー受講までに，移植患者外来経験や移植手術立ち会い経験，さらに学会への論文発表など一定の実績を得ないと資格取得申請ができないハードルの高い職種である（図4）．

　主な役割はレシピエント側に立って理念と教育を打ち立てている．認定合同委員会の理念とは，レシピエント移植コーディネーターは，個々が所有する医療資格に応じ，臓器移植の全過程において移植医療チーム内外を円滑に調整し，医療チームと患者・家族の間に立って両者の支援を行う，としている．

　臓器移植を希望する患者や家族に対しては，専門的かつ総合的医療知識をもとにして，移植医療全般にわたる適切で具体的な情報を提供し，移植医療の選択を考慮する患者や家族の自発的な意思での決定を援助し，患者や家族を擁護する存在として機能し，移植医療の公平性，透明性の向上に資する存在となる．

　また紹介すべきは，単にレシピエントにまつわる業務だけではなく，患者会のサポートや家族の相談，投薬相談や社会保障についてと多岐にわたる役割が実際の場面で展開されている．

参考文献

1）秋山政人：腎移植 16. 移植コーディネーターの役割．透析・腎移植のすべて．腎と透析 76 増刊，東京医学社，2014.

2）秋山政人：献腎移植への道のり―臓器移植法改定後―新潟県における Donor Action Program―官民一体の活動―．泌尿器外科 27 臨時増刊，医学図書出版，2014.

3）中島節子，萩原邦子，添田英津子，他：レシピエント移植コーディネーターの実態調査‐日本移植コーディネーター協議会，第 3 回調査結果．日移植・再生医療看会誌，2009.5.28.

＊参考：レシピエント移植コーディネーターの認定要件など．
　日本移植学会 HP「認定コーディネーターについて」http://www.asas.or.jp/jst/

ドナー選択と
術後管理

コンサルト 54 糖尿病・高血圧症を有するドナーはドナーとなりうるか

> 68歳の父親が，34歳の透析患者である娘に腎臓を提供したいと希望している．ドナー候補の父親には糖尿病と高血圧がある．父親の最近のデータはBMI 33 kg/m^2，HbA1c 6.4%，降圧薬内服中で，血圧130/78 mmHg．網膜症はなく，微量アルブミン尿も認めていない．その他，心電図，心エコー所見に異常なく，腹部CTでは腸骨動脈に軽度の石灰化を認める．

回答 マージナルドナーの状況である．したがって，ドナーになることは，医学的には積極的適応とはならない．移植施設で十分に検討し，レシピエントとドナーに医学的リスクについて十分な情報提供を行う必要がある．

■判断のよりどころ

　生体腎移植に関するドナーの安全性は，倫理的あるいは医学的側面それぞれにおいて明確な基準のもとに判断されなければならない．倫理的安全性に関しては，WHO指導指針（1991年，2010年改訂），イスタンブール宣言（2008年），日本移植学会倫理指針の中にドナー安全性を保証するための倫理要項が記載されている．本邦の倫理指針では，ドナー選択は6親等内の血族と3親等内の姻族に限定され，「生体ドナー候補者の身体的，心理的，及び社会的擁護に最大限努めなければならない．」としている．

　一方，ドナーの医学的安全性に関しては，海外では2004年にアムステルダム・フォーラムレポート（表1）[1]が初めて発表された．そのドナー適格条件のうち，特に尿蛋白量が0.3 g/gCr以下とする点や，BMI 35 kg/m^{2}以下とする点が日本人においては緩めの基準になる可能性が懸念され，この基準をそのまま日本人ドナーに当てはめることに関して疑問がもたれていた．

　そこで，本邦では2014年に日本移植学会と日本臨床移植学会が中心となり，関

54 糖尿病・高血圧症を有するドナーはドナーとなりうるか   *285*

表1 アムステルダム・フォーラムレポートに示された主なドナー不適格条件[1]

①収縮期血圧／拡張期血圧＞140/90 mmHg.
②＞300 mg/24 時間蓄尿（血尿は禁忌事項ではないが，悪性腫瘍，泌尿器科的疾患，糸球体腎炎否定は必要）.
③BMI＞35 kg/m².
④脂質異常症.
⑤空腹時血糖（FBG）≧126 mg/dL または OGTT 時間値≧200 mg/dL.

表2 生体腎移植ドナーガイドラインに示されたドナー適応条件[2]

①年齢は 20 歳以上で 70 歳以下.
②以下の疾患，または状態を伴わないこと.
　全身性活動性感染症
　HIV 抗体陽性
　クロイツフェルト・ヤコブ病
　悪性腫瘍（原発性脳腫瘍および治癒したと考えられるものを除く）
③血圧は 140/90 mmHg 未満.
④肥満がない. 肥満があっても BMI 30 kg/m² 以下. 高値の際は 25 kg/m² 以下への減量に努める.
⑤腎機能は，GFR（イヌリンクリアランスまたはアイソトープ法，クレアチニンクリアランスで代用可）が 80 mL/分/1.73 m² 以上.
⑥タンパク尿は 24 時間蓄尿で 150 mg/日未満，あるいは 150 mg/gCr 未満，またはアルブミン尿が 30 mg/gCr 未満.
⑦糖尿病（耐糖能障害）がないこと. 早朝空腹時血糖値で 126 mg/dL 以下で HbA1c（NGSP）値で 6.2%以下，判断に迷う際には OGTT 検査を行い評価することが望ましい.
⑧器質的腎疾患がない（悪性腫瘍，尿路感染症，ネフローゼ，嚢胞腎など治療上の必要から摘出された腎臓は移植対象から除く）.

連学会と協議の上で作成された生体腎移植ドナーガイドライン（表2, 表3）[2] が発表された. 基本的には，表2 に示すような病態がないことをドナー適応条件としているが，近年，高齢化や生活習慣病の保有者の増加などから，ドナー候補に糖尿病や高血圧を有する症例も増えてきているのが現状である.

このような，いわゆるマージナルドナーの存在がクローズアップされ，生体腎移植ドナーガイドラインには表3のようにマージナルドナーの適応条件についても記載されており，これらを参照することが推奨される.

表3　生体腎移植ドナーガイドラインに示されたマージナルドナーの適応条件[2]

①年齢は 80 歳以下とするが身体年齢を考慮する.
②血圧は, 降圧薬なしで 140/90 mmHg 未満が適正であるが, 降圧薬使用例では 130/80 mmHg 以下に厳格に管理され, かつ尿中アルブミン排泄量 30 mg/gCr 未満であること. また, 高血圧による臓器障害がないこと (心筋肥大, 眼底の変化, 大動脈高度石灰化などを評価).
③肥満があっても BMI は 32 kg/m^2 以下. 高値の際は 25 kg/m^2 以下への減量に努める.
④腎機能は, GFR (イヌリンクリアランスまたはアイソトープ法, クレアチニンクリアランスで代用可) が 70 mL/分/1.73m^2 以上.
⑤糖尿病は, 経口糖尿病治療薬使用例では HbA1c が 6.5% (NGSP) 以下で良好に管理されていること. インスリン治療中は適応外である. アルブミン尿は 30 mg/gCr 未満であること.
⑥臨床的に確認できない腎疾患 (検尿異常のない IgA 腎症など) は器質的腎疾患に含めない.
⑦評価開始時は上記基準を満たさないが, 血圧管理, 糖尿病管理, BMI 是正などにより上記基準に達すれば生体腎移植ドナー候補者とすることができる.
⑧このマージナルドナー基準を逸脱する生体腎移植ドナー候補者から強い腎提供希望があったとしても, 腎提供後にドナーに不利益な腎障害などの出現する可能性が極めて高いことを十分に説明し, 腎移植が行われないように努力する必要がある.

■実際の対応

・ガイドラインがあるとしても, 糖尿病あるいは高血圧を有するドナーに対しては, 個々の患者の病状を詳細に調べ, ドナーとしての適格性をそれぞれ慎重に総合的に判断する必要がある.

・ドナーには糖尿病や耐糖能異常がないことが望ましいが, 実際には糖負荷試験を行うと, 軽度の耐糖能異常, あるいは糖尿病状態を有していることが判明するドナー候補も見られる. このような症例を全てドナーから外してしまうと, かなりの割合で生体腎移植が実施できない事態に遭遇する.

　特に, 親がドナーの場合は, ドナー年齢も考慮して, マージナルドナーとして判断し, 腎移植を行うことも許容されることがある. その際は, ドナーとレシピエントに対して, 移植後にドナーの糖尿病やその合併症が悪化する可能性について, 十分に説明し, 同意を得る必要がある.

・ドナーに糖尿病を有する場合は, 表3を参照して判断することとなる. 以下に要点を示す.

　1)　経口糖尿病治療薬使用例では HbA1c 6.5% (NGSP) 以下で良好に管理されていること.

　2)　インスリン治療中は適応外.

3）微量アルブミン尿を認めない（30 mg/gCr 未満）.

4）腎機能は GFR 70 mL/ 分 /1.73 m^2 以上.

5）肥満がある場合には，BMI は 32 kg/m^2 以下．高値の際は 25 kg/m^2 以下への減量に努める.

・高血圧についても，140/90 mmHg 以上の高血圧をドナーが有さないことが理想的ではあるが，高血圧を合併している場合は，マージナルドナーとして表 3 を参照して判断することとなる．以下に要点を示す.

1）降圧薬使用下であれば，130/80 mmHg 以下に厳格に降圧管理され，かつ微量アルブミン尿を認めない（30 mg/gCr 未満）.

2）高血圧による臓器障害がない（心筋肥大，眼底の変化，大動脈高度石灰化などを評価）.

3）腎機能は GFR 70 mL/ 分 /1.73 m^2 以上.

・これらのマージナルドナー適応条件を満たしていても，移植後の医学的リスクがないわけではなく，十分に慎重な配慮が必要なドナーであることを移植に関わる医療者は認識する必要がある．あくまでも，ドナー候補者から強い腎提供希望があり，ドナー・レシピエント双方に移植後の危険性について十分に説明を行い，理解している場合に限定されていることを再度強調しておく.

提示症例への対応

提供されたドナー候補は 68 歳で，肥満，糖尿病，高血圧を認める．幸い，糖尿病の合併症（網膜症や腎障害など）は認めず，心血管疾患を有するリスクも低い．その上で，現在の HbA1c 6.4％，降圧薬を内服した血圧 130/78 mmHg 程度，あるいはこれより良好な血糖，血圧管理であれば，マージナルドナーとしては一定の条件を満たしている.

ただし，肥満に関しては，BMI 25 kg/m^2 未満に到達するよう，可能な限りダイエットしてもらうことが望ましい．この症例の場合は，最終的に BMI 25 kg/m^2 未満に到達することができ，その後腎移植を施行した.

参考文献

1）The Ethics Committee of the Transplantation Society: The consensus statement of the Amsterdam Forum on the care of the live kidney donor. Transplantation 78: 491-2, 2004.

2）生体腎移植ドナーガイドライン 2014（http://www.jscrt.jp/pdf_file/guideline3.pdf）

コンサルト 55 移植後ドナーの管理はどのように行うべきか

ドナーである 68 歳の父親は，糖尿病・高血圧を有するマージナルドナー．34 歳の透析患者である娘に腎臓を提供後，腎機能は血清 Cr 値 0.8 mg/dL から 1.2 mg/dL に低下したが，術後 1 週間で腎機能安定したため退院の予定となった．腎臓提供前から HbA1c 6.4%，血圧は降圧薬内服にて 130/80 mmHg 前後で安定していたが，術後は 130～140/70～80 mmHg 前後でやや上昇傾向にあった．

回答 糖尿病・高血圧を有するマージナルドナーの腎提供後である．腎提供後の腎機能は，推定糸球体濾過量（eGFR）で 40～50 mL/ 分 /1.73 m^2 程度まで低下している．慢性腎臓病（CKD）の進展リスクを複数有しており，退院後も，腎臓内科を含めた専門家や関連施設との連携を行いながら定期的な外来フォローを行う必要がある．

■判断のよりどころ

・生体腎移植ガイドライン[1] では，大前提として，生体ドナー候補者の身体的，心理的，および社会的擁護に努めないといけないという点から，レシピエントと同様に腎移植手術前後から長期経過後を含め，移植移設と連携施設が責任をもって生涯にわたるフォローをすることが必要であるとしている．

・生体腎移植ドナーは，腎提供後，片腎になるため，程度の差はあるものの腎機能は低下することになるが，実際に長期の腎予後を調査した大規模研究は少ない．

　本邦からは，術後 1 年後の平均 eGFR は 47 mL/ 分 /1.73 m^2 で，全体の 94.6% が CKD ステージ 3 レベルの腎機能となり，術後 3 年後にもほぼ不変であったと報告されている[2]．

　海外からは，単施設での報告で術後ドナー CKD 罹患率は 74% であることが示さ

れ，腎提供後少なくとも5年以上追跡している報告を集めたメタ解析にて，コントロールと比較してGFRが10 mL/分低下することが示されている[3]．同研究で蛋白尿の推移についても検討され，7年間のフォローで10%の症例で300 mg/日以上の蛋白尿を認め，時間の経過とともに尿蛋白が増加したことが報告されている[3]．

　これまでの報告から，腎提供後の腎機能低下や蛋白尿出現のリスク因子として，加齢や肥満，高血圧，耐糖能異常などが示されている．これらは，CKD進展のリスク因子でもあり，ほとんどのドナーは腎提供後にCKDとなることからも，これらのリスク因子を厳格に管理する必要がある．近年増加傾向にあるマージナルドナーにおいては，特に術後の経過に十分な注意が必要であることは言うまでもない．

・また，腎提供後に血圧上昇を来すことが報告されている．正常血圧のドナーで腎提供後，少なくとも1年以上の血圧経過を観察している研究を集めたメタ解析からは，腎提供後5～10年以内にコントロールと比較して血圧が上昇することが報告されている[4]．

・このように，ドナーに検尿異常や腎機能低下などの腎障害，耐糖能異常，高血圧を始めとする病変が出現した際には，移植医は，それぞれの専門医にコンサルトし，病変が進行しないように努めなければならない．また，日本移植学会のドナー登録事業への参加や，長期間にわたるドナーの追跡を積極的に行うことが生体腎移植ガイドラインでは推奨されている．

■実際の対応

・実際には，コンサルト54で示したように高齢化に伴うマージナルドナーの増加傾向からも，腎提供前からの入念な腎機能低下リスクの評価と管理が重要となってくることを忘れてはならない．また，移植後のフォローについては，すべての症例を移植施設でフォローすることが望ましいものの，現実的には難しいのが現状である．したがって，関連施設などと連携しながら，フォロー体制を構築することが重要である．

　移植前から高齢・高血圧・肥満・耐糖能異常などを有するCKD進展の高リスク症例や，術後に著明な腎機能低下を来した症例においては，腎臓内科医を含めた各専門家と連携しながら，フォローを継続することが望ましい．

　また，術前にCKD進展のリスク因子を有さない症例においても，前述のように術後数年後に血圧の上昇を認める可能性があり，家庭血圧測定などで定期的な血圧

のモニタリングを行うことを指導・教育する.

・腎提供後のドナー管理に関するガイドラインはないものの，ドナー提供後は通常のCKDと同様に，血圧・体重・血糖・脂質などの管理を行うこととなる．それぞれの管理方法や目標に関しては，CKD診療ガイドライン[5]を参照されたい.

提示症例への対応

　糖尿病・高血圧を腎提供前から有しており，移植前からこれらのリスク管理を行うことが大前提である．腎提供後については，少なくともCKD進展の高リスク症例においては腎臓内科を含めた各専門医での定期的なフォローアップが望ましい．片腎摘後腎機能が低下し，CKDの基準を満たしており，CKD診療ガイドラインに従って厳格な血糖や降圧管理を行い，CKD教育や栄養指導なども術後早期より外来で行った.

参考文献

1）生体腎移植ドナーガイドライ 2014（http://www.jscrt.jp/pdf_file/guideline3.pdf）.

2）木戸　亮，柴垣有吾：生体腎移植ドナーの腎提供後腎機能．日腎会誌 50: 869-874, 2008.

3）Garg AX, Muirhead N, Knoll G, et al:Proteinuria and reduced kidney function in living kidney donors: A systematic review, meta-analysis, and meta-regression. Kidney Int 70: 1801-1810, 2006.

4）Boudville N, Prasad GV, Knoll G, et al:Meta-analysis: Risk for hypertension in living kidney donors. Ann Intern Med 145: 185-96, 2006.

5）CKD診療ガイドライン 2013，日本腎臓学会.

日本語索引

あ

悪性腫瘍 ……………… 267
アコモデーション …… 83
アデノウイルス ……… 237
アフェレシス療法 …… 108
アムステルダム・フォー
　ラムレポート ……… 284
アンジオテンシン受容体
　拮抗薬 …………… 243
アンジオテンシン変換酵
　素阻害薬 ………… 243
アンチゲネミア ……… 233

い

移植後ウイルス腎症 …… 236
移植コーディネーター
　………………… 278
移植後高血圧 ……… 242
移植後高コレステロール
　血症 ……………… 253
移植後高尿酸血症 …… 258
移植後骨作動薬 …… 273
移植後新規発症糖尿病 ‥ 76
移植後糖尿病 ……… 76, 246
移植後ドナー ……… 288
移植後貧血 ………… 263
移植後副甲状腺機能亢進
　症 ……………… 182
移植後リンパ増殖症 …… 268
移植糸球体炎 ……… 24

移植糸球体症 ……… 24
移植施設 …………… 8
移植商業主義 ……… 92
移植腎生検 ………… 144
移植免疫抑制薬 …… 117
異所性石灰化 ……… 184
イスタンブール宣言 …… 284
インスリン抵抗性 …… 247

え

エピソード生検 …… 144
塩分制限 …………… 243

お

オーファントランスポー
　ター ……………… 259
オカルト HBV ……… 220
オプトアウト ……… 12
オプトイン ………… 12

か

拡張能障害 ………… 7
活性型ビタミン D …… 177
活性型ビタミン D 製剤
　………………… 273
可溶性蛍光色素分子等量
　………………… 38
カリウム摂取 ……… 243
カルシウム ………… 177
カルシウム拮抗薬
　……………… 242, 244

カルシウム受容体 …… 185
カルシニューリン阻害薬
　………………… 62
間質細胞浸潤 ……… 21
感染症 ……………… 15
感染症スクリーニング
　………………… 130
冠動脈 CT ………… 190
冠動脈スクリーニング
　………………… 130
冠動脈造影 ………… 188
冠動脈病変 ………… 188

き

既存抗体 …………… 46
急性 T 細胞関連型拒絶反
　応 ……………… 22
急性拒絶反応 ……… 20
急性抗体関連型拒絶反応
　………………… 24
巨大ミトコンドリア …… 156
禁煙 ……………… 243

く

空腹時高血糖 ……… 250
空胞状変性 ………… 156
グリニド系 ………… 251
クロスマッチ ……… 33, 39

け

経口血糖降下薬 ………… 246
経口ポリオ ………………… 229
頸動脈狭窄 ……………… 192
血液型糖鎖類似抗原 …… 107
血管石灰化 …………………… 6
血漿交換（療法）
　……………… 82, 102, 202
血栓性微小血管症 ……… 40
血糖降下薬 ………………… 246
献腎移植 ……………………… 2

こ

抗 ATR 抗体 ……………… 46
抗 MICA 抗体 …………… 46
降圧薬 ……………………… 242
抗ウイルス療法 ………… 223
口蓋扁桃摘出術 ………… 206
硬化病変 …………………… 203
高カルシウム血症 …… 177
抗凝固薬 …………………… 195
高血圧 ……………………… 133
抗血小板薬 ……………… 195
抗原提示細胞 …………… 51
抗体関連（型）拒絶反応
　………………… 23, 46, 102
抗体産出抑制 …………… 82
抗体除去療法 …………… 108
コーディネーター ……… 278
骨髄幹細胞移植 ………… 43
骨折危険因子 …………… 274
骨粗鬆症 …………………… 273
骨代謝マーカー ………… 276

さ

細動脈硝子化様硬化病変
　……………………………… 156
サイトメガロウイルス
　……………………………… 232
再発性 IgA 腎症 ……… 206
三次性副甲状腺機能亢進
　症 ………………………… 183

し

脂質異常症 ……………… 134
縞状線維化 ……………… 157
集学的医療 ……………… 14
収縮能障害 ………………… 7
術前減感作療法 …… 82, 107
術前抗体除去 …………… 82
主要組織適合遺伝子複合
　体クラス I 関連鎖 A … 46
症候性 CMV 感染症 … 232
腎移植後副甲状腺イン
　ターベンション …… 183
腎移植施設 ………………… 5
腎がん …………………… 267
新規経口抗凝固薬 …… 196
心筋梗塞 …………………… 189
心血管合併症 …………… 15
心血管系疾患 ……… 89, 132
腎結石 ……………………… 184
腎性貧血 …………………… 263
腎石灰化 …………………… 184
腎代替療法 ………… 17, 125

す

膵臓 β 細胞 ……………… 247
水痘ワクチン …………… 226
ステロイド減量療法 …… 76
ステロイド性骨粗鬆症
　……………………………… 274
ステロイドパルス療法
　……………………………… 206
スルホニルウレア薬
　（SU 薬）………………… 251

せ

生活習慣病 ……………… 133
生存率 ………………………… 9
生体腎移植 ………………… 2
生体腎移植ガイドライン
　……………………………… 288
生体適合性 ………………… 6
生着率 ………………………… 9
赤血球造血刺激因子製剤
　……………………………… 263
セロコンバージョン …… 225
遷延性副甲状腺機能亢進
　症 ………………………… 183
先行的献腎移植評価基準
　……………………………… 139
先行的腎移植
　……… 120, 125, 131, 138

そ

臓器浸潤性 CMV 感染症
　……………………………… 232
臓器提供数不足 …………… 3

早期投与法·················234
臓器取引·····················92
創傷治癒遅延···············69
巣状分節状糸球体硬化症
·····························202
促進型急性拒絶反応······20

た

待機時間·······················3
対策型検診···············269
代謝拮抗薬···················72
体重管理···················243
耐糖能障害···············250
多枝病変···················188

ち

チアゾリジン系·········251
超急性拒絶反応···········19

と

糖尿病·····················133
動脈内膜炎···················22
渡航移植·····················92
ドップラー超音波·······56
ドナー移植コーディネー
ター·····················278
ドナー適応条件·········285
ドナー特異抗体···········30
ドナーの医学的安全性
·····························284
ドナーの倫理的安全性
·····························284
ドナー不適格条件······285

な

生ワクチン···············226

に

二次性副甲状腺機能亢進
症·························183
二重膜濾過血漿交換
························84, 102
ニューモシスチス肺炎··58
尿細管炎·····················21
任意型検診···············270
人間開発指数···············13
妊娠···························30

ね

ネフロン数ミスマッチ··58

の

脳梗塞·····················192
脳主幹動脈閉塞·········192

は

肺炎球菌ワクチン······228
ハイリスク症例
··················64, 102, 110
発がんリスク···········268
ハプロタイプ···············29

ひ

ビスホスホネート製剤
·····························273
脾臓摘出術···················82
ヒト白血球抗原···········28

標準化罹患率

標準化罹患率···········268
貧血·························135

ふ

夫婦間生体腎移植·········32
不活化ワクチン·········226
副甲状腺インターベン
ション···················170
副甲状腺機能亢進症····168
副甲状腺摘出術·········182
服薬ノンアドヒアランス
·······························54
フローサイトメトリー··34
プロトコル（腎）生検
··················90, 96, 144

へ

ベースライン生検·······144
ヘルペス・ゾスターウイ
ルス·····················229

ほ

傍尿細管毛細血管病変··24
ボーダーライン···········22
補正カルシウム濃度····177

ま

マージナルドナーの適応
条件·····················286
慢性移植腎症···········160
慢性活動性 T 細胞関連型
拒絶反応···················23
慢性活動性抗体関連型拒
絶反応················25, 95

慢性期の移植患者 ……… 88
慢性拒絶反応 …………… 20
慢性腎臓病 ……………… 2
慢性腎臓病骨ミネラル代
　謝異常 ………… 6, 136

む

無症候性 CMV 感染 ……232

め

メタボリックシンドロー
　ム ………………… 247
免疫学的順応 ……… 83, 103
免疫抑制薬 TDM 標準化
　ガイドライン ……… 74

も

モニタリング …………… 56

や

薬剤性細血管障害 …… 154
薬剤性腎障害 ………… 154
薬剤性尿細管障害 …… 156
薬剤溶出型ステント … 196

ゆ

輸血 …………………… 30

よ

腰椎骨密度 …………… 274

予防接種 ……………… 226
予防投与法 …………… 234

り

リン ………………… 177
リンパ球細胞傷害性試験
　………………………… 34

れ

レシピエント T リンパ球
　………………………… 51
レシピエント移植コー
　ディネーター ……… 280

欧 文 索 引

A

A 血液型抗原 ································· 80
AAMR（acute/active antibody-mediated
rejection）······························ 24
ABO 不適合 ······························· 80
accommodation ························· 103
ACE 阻害薬 ····························· 243
AFP ····································· 223
allograft glomerulopathy ·············· 24
α グルコシダーゼ阻害薬 ············· 251
AMR（antibody mediated rejection）
 ·································· 102, 110
AMR の治療方針 ······················ 112
angiotensin Ⅱ type-1 receptor ··········· 46
APC（antigen presenting cell）··········· 51
ATMR（acute T-cell mediated rejection）
 ····································· 22

B

B 型肝炎キャリア ······················ 220
B 血液型抗原 ··························· 80
Banff 分類 ························· 19, 148
BK ウイルス ··························· 236
BK ウイルス腎症 ······················ 236

C

C 型肝炎感染 ·························· 212
C4d ··································· 21
C4d 陽性基準 ··························· 25
CAAMR（chronic, active antibody-

mediated rejection）················ 24, 95
CAN（chronic allograft nephropathy）·· 160
CaSR ································· 183
CATMR（chronic, active T cell mediated
rejection）···························· 23
CHADS$_2$ スコア ······················· 197
chronic allograft arteriopathy ············· 23
CKD（chronic kidney disease）··········· 2
CKD-MBD ························· 6, 136
CMV 症候群 ·························· 232
CNI（calcineurin inhibitor）············· 62
CNI 腎毒性 ························ 68, 90
CREG（cross reactive epitope group）···· 36
CVD（cardiovascular disease）······ 89, 132

D

DAA$_s$（direct-acting antiviral agents）·· 214
de novo DSA ··························· 46
DES（drug eluting stent）··············· 196
DFPP（double filtration plasmapheresis）
 ····································· 102
DPP-4 阻害薬 ························· 251
DSA（donor specific antibody）··········· 30
DSA 陽性症例 ······················ 80, 95

E

early type of allograft glomerulitis（g）
 score ································ 24
ESA（erythropoiesis stimulating agent）
 ····································· 263

F

FCXM（flow cytometry cross-match）··· 34
FGF23（fibroblast growth factor 23）··· 177
FGFR1-Klotho 受容体···················· 183
Flow PRA screening ···················· 34
Flow PRA single antigen ················ 34
Flowcytometry 法······················· 33
Friedewald 式··························· 255

G

genotype 1 ···························· 217
genotype 2 ···························· 218
GLP-1 受容体作動薬 ···················· 251
GVHA（graft versus host disease）······· 43

H

HBV DNA ····························· 221
HBV-PCR ····························· 223
HBV キャリア ························· 220
HBV ワクチン ························· 227
HCV 抗体 ····························· 212
HDI（human development index）········ 13
HDL コレステロール ···················· 253
HLA（human leukocyte antigen）········· 28
HLA 抗原 ······························ 6
HLA タイピング ······················· 28
HLA ミスマッチ ······················· 28
HMG-CoA 還元酵素阻害薬 ············· 254

I

IC（informed consent）·················· 120
IF/TA（interstitial fibrosis and tubular
atrophy without any specific etiology）
·· 160
IL-2（interleukin-2）···················· 51
intact PTH ···························· 182
intimal arteritis（v）score ················ 22
isometric cytoplasmic vacuolization ····· 156

L

LABScreen PRA ······················· 34
LABScreen single antigen ················ 34
large-T 抗原···························· 237
LCT（lymphocyte cytotoxicity test）（法）
······································ 33, 34
LDL コレステロール ···················· 253
L-FABP································· 57

M

MESF 値（molecules of equivalent soluble
fluorochrome）························· 38
MHC class I-related chain A ············· 46
MHC class I 抗原 ······················ 52
MICA/MICB ··························· 48
MMF（mycophenolate mofetil）·········· 72
mononuclear cell interstitial inflammation
（i）score ···························· 21
mTOR 阻害薬 ·························· 70
MVI ·································· 98

N

NAG ································· 57
NOACS（non-vitamin K antagonist oral
anticoagulants）······················ 196
NODAT（new-onset diabetes after
transplantation）··················· 76, 246
non-HLA 抗原·························· 6

novel oral anticoagulant agents ·········· 196

O

organ trafficking ······························ 92

P

PEKT（preemptive kidney transplantation）
　···································· 120
peritubular margination of inflammatory
　cells（ptc）score ·················· 24
persistence HPT（persistence
　hyperparathyroidism）················· 183
PEX（plasmapheresis）················· 102
PI（pulsatility index）····················· 57
PIVKA-2 ······························· 223
PMP（per million population）············· 9
PRA screening ·························· 34
preemptive therapy ····················· 234
pre-formed antibody ···················· 46
prophylactic therapy ···················· 234
PTA（post transplant anemia）··········· 263
PTDM（post-transplant diabetes mellitus）
　···························· 76, 246
PTLD（post-transplant lymphoproliferative
　disorder）························· 268
PTX（parathyroidectomy）············· 182

R

RAS 阻害薬 ······················· 242
renal physician ·························· 2

RI（resistance index）····················· 57
RRT（renal replacement therapy）······· 125

S

s 抗原陽性キャリア····················· 221
SAB（single antigen beads）·············· 34
SGLT-2 阻害薬 ·························· 251
single antigen ·························· 34
SIR（standardized incidence rate）······· 268
striped formed fibrosis ·················· 157
SV40 large-T 抗原 ······················ 240
SVR（sustained virological response）··212

T

T 細胞関連拒絶反応 ···················· 51
tHPT（tertiary hyperparathyroidism）··· 183
TMA（thrombotic microangiopathy）····· 40
transplant commercialism ················ 92
transplant glomerulitis ·················· 24
transplant surgeon ····················· 6
travel for transplantation ················ 92
tubulitis（t）score ····················· 21

V

VDR ································· 183
VZV ································· 229

W

WHO 指導指針 ························· 284

薬物索引

あ行

アザチオプリン ……………………… 73
アロプリノール ……………………… 258
インスリン …………………………… 246
インターフェロン …………………… 212
エベロリムス ………………………… 53, 67
エンテカビル ………………………… 223

か行

ガンシクロビル ……………………… 234

さ行

サイモグロブリン …………………… 51
シクロスポリン ……………………… 62
シドフォビル ………………………… 239
シナカルセト ………………………… 173, 184
スタチン ……………………………… 254
ストロングスタチン ………………… 254

た行

タクロリムス ………………………… 62
デオキシスパーガリン ……………… 51

は行

バシリキシマブ ……………………… 53
バラシクロビル ……………………… 229
バルガンシクロビル ………………… 234
ピオグリタゾン ……………………… 251
ビグアナイド ………………………… 251
フェブキソスタット ………………… 258
プロベネシド ………………………… 259
ペグインターフェロン ……………… 212
ベンズブロマロン …………………… 259
ボルテゾミブ ………………………… 48, 98

ま行

ミコフェノール酸モフェチル ……… 72

ら行

ラミブジン …………………………… 223
リツキシマブ ………………………… 48, 82, 98
リバビリン …………………………… 212
レグパラ® ……………………………… 184
レフルノミド ………………………… 239

こんな時どうすれば!?

腎移植コンサルタント

2016年5月1日 第1版第1刷 ©

監　修　深川雅史　FUKAGAWA, Masafumi
編　集　西　慎一　NISHI, Shinichi
発行者　宇山閑文
発行所　株式会社 金芳堂
　　　　〒606-8425 京都市左京区鹿ヶ谷西寺ノ前町34番地
　　　　振替　01030-1-15605
　　　　電話　075-751-1111(代)
　　　　http://www.kinpodo-pub.co.jp/
印　刷　亜細亜印刷株式会社
製　本　株式会社 兼文堂

落丁・乱丁本は直接小社へお送りください．お取替え致します．

Printed in Japan
ISBN978-4-7653-1671-2

JCOPY <(社)出版者著作権管理機構 委託出版物>
本書の無断複写は著作権法上での例外を除き禁じられています．複写される
場合は，そのつど事前に，(社)出版者著作権管理機構（電話 03-3513-6969,
FAX 03-3513-6979, e-mail：info@jcopy.or.jp) の許諾を得てください．

●本書のコピー，スキャン，デジタル化等の無断複製は著作権法上での例外
を除き禁じられています．本書を代行業者等の第三者に依頼してスキャンや
デジタル化することは，たとえ個人や家庭内の利用でも著作権法違反です．